# 新编皮肤性病学

主编 党 林 等

河南大学出版社
HENAN UNIVERSITY PRESS

·郑州·

图书在版编目（CIP）数据

新编皮肤性病学 / 党林等主编 .— 郑州：河南大学出版社，2021.3
ISBN 978-7-5649-4595-4

Ⅰ.①新… Ⅱ.①党… Ⅲ.①皮肤病学②性病学 Ⅳ.① R75

中国版本图书馆 CIP 数据核字（2021）第 041266 号

**责任编辑**：聂会佳
**责任校对**：张雪彩
**封面设计**：陈盛杰

| | |
|---|---|
| 出版发行： | 河南大学出版社 |
| 地　址： | 郑州市郑东新区商务外环中华大厦 2401 号 |
| 邮　编： | 450046 |
| 电　话： | 0371-86059750（高等教育与职业教育出版分社） |
| | 0371-86059701（营销部） |
| 网　址： | hupress.henu.edu.cn |
| 印　刷： | 广东虎彩云印刷有限公司 |
| 版　次： | 2021 年 3 月第 1 版 |
| 印　次： | 2021 年 3 月第 1 次印刷 |
| 开　本： | 880 mm × 1230 mm　1/16 |
| 印　张： | 12.5 |
| 字　数： | 405 千字 |
| 定　价： | 75.00 元 |

（本书如有质量问题，请与河南大学出版社营销部联系调换）

# 编委会

**主　编**　党　林　马珊珊　周　瑾　朱　周
　　　　　张明爽　刘晓雪　王远志　陈赵慧

**副主编**　李　振　张森茂　张　果　程　欣

**编　委**（按姓氏笔画排序）

　　　　马珊珊　青岛市第八人民医院
　　　　王远志　海南省人民医院
　　　　朱　周　江苏省南通市第三人民医院　南通大学附属南通第三医院
　　　　刘晓雪　湖北省襄阳市襄州区人民医院
　　　　李　振　黄河三门峡医院
　　　　张　果　河南中医药大学第一附属医院
　　　　张明爽　深圳市第三人民医院
　　　　张森茂　河南省中医药研究院附属医院
　　　　陈赵慧　新疆医科大学第二附属医院
　　　　周　瑾　深圳市第二人民医院（深圳大学第一附属医院）
　　　　党　林　深圳市人民医院
　　　　　　　（暨南大学第二临床医学院，南方科技大学第一附属医院）
　　　　程　欣　河南中医药大学第一附属医院

# 前 言

皮肤病学不仅是一门前沿的基础学科,更是一门临床实践学科。随着社会不断的进步,皮肤病学的发展也日新月异,尤其是分子生物学和医学免疫学等学科的研究方法得到了非常大的促进。同时,皮肤病的发病率近几年也不断上升,皮肤病逐渐成为临床工作的热门病种之一,为了普及皮肤疾病的专业知识,进一步促进皮肤疾病的诊断与防治工作,我们参阅了大量的资料,也包括国内外最新、最权威的文献资料,并结合自身多年的临床工作经验,编写了此书。

本书详细阐述了皮肤的解剖功能和基本病理、皮肤病的临床表现、皮肤病的诊断、皮肤病的药物治疗、皮肤病的物理治疗、皮肤病的外科治疗、皮肤美容技术、皮肤病的中医治疗、细菌性皮肤病、病毒性皮肤病、过敏性或变态反应性皮肤病、红斑、丘疹、鳞屑性皮肤病、性传播疾病及皮肤附属器疾病。本书内容既有现代皮肤病研究的深度和广度,又有实际临床应用的价值;既有前人研究的成果和总结,又有编者自身的学术创见。希望此书能够成为一本系统、全面地指导皮肤科临床工作的参考书,成为广大皮肤科医师的良师益友。

由于本书编者众多且大家文笔不尽一致,再加上皮肤性疾病领域新技术的更新较快,书中难免存在疏漏之处,希望广大读者予以批评和指正,以便再版时修订。

编 者
2021 年 3 月

# 目　录

**第一章　皮肤的解剖功能和基本病理** ...................................................................................1
　第一节　皮肤的解剖学 ...................................................................................1
　第二节　皮肤的组织学 ...................................................................................1
　第三节　皮肤的功能 ...................................................................................6
　第四节　表皮病理 ...................................................................................13
　第五节　真皮病理 ...................................................................................15
　第六节　皮下组织病理 ...................................................................................16

**第二章　皮肤病的临床表现** ...................................................................................17

**第三章　皮肤病的诊断** ...................................................................................23
　第一节　皮肤病史 ...................................................................................23
　第二节　体格检查 ...................................................................................25
　第三节　实验室检查 ...................................................................................27

**第四章　皮肤病的药物治疗** ...................................................................................36
　第一节　外用药物治疗 ...................................................................................36
　第二节　全身治疗 ...................................................................................39

**第五章　皮肤病的物理治疗** ...................................................................................49

**第六章　皮肤病的外科治疗** ...................................................................................52
　第一节　常见皮肤外科手术 ...................................................................................52
　第二节　常见手术并发症及处理 ...................................................................................78

**第七章　皮肤美容技术** ...................................................................................81
　第一节　激光与光美容技术 ...................................................................................81
　第二节　强脉冲光及射频技术 ...................................................................................91

**第八章　皮肤病的中医治疗** ...................................................................................96
　第一节　皮肤病的中医辨证方法 ...................................................................................96
　第二节　皮肤病的中医施治方法 ...................................................................................101

**第九章　细菌性皮肤病** ...................................................................................105
　第一节　毛囊炎 ...................................................................................105
　第二节　疖与疖病 ...................................................................................106
　第三节　痈 ...................................................................................106
　第四节　脓疱疮 ...................................................................................107

第五节　麻风病 ............................................................................................................. 109
　　第六节　金葡菌性烫伤样皮肤综合征 ............................................................................. 113

# 第十章　病毒性皮肤病 .............................................................................................................. 116
　　第一节　单纯疱疹 ............................................................................................................. 116
　　第二节　水痘和带状疱疹 ................................................................................................. 119
　　第三节　手足口病 ............................................................................................................. 122

# 第十一章　过敏性或变态反应性皮肤病 .................................................................................. 128
　　第一节　荨麻疹 ................................................................................................................. 128
　　第二节　湿疹 ..................................................................................................................... 132
　　第三节　接触性皮炎 ......................................................................................................... 137
　　第四节　药疹 ..................................................................................................................... 141
　　第五节　特应性皮炎 ......................................................................................................... 145

# 第十二章　红斑、丘疹、鳞屑性皮肤病 .................................................................................. 148
　　第一节　单纯糠疹 ............................................................................................................. 148
　　第二节　玫瑰糠疹 ............................................................................................................. 148
　　第三节　石棉状糠疹 ......................................................................................................... 149
　　第四节　红皮病 ................................................................................................................. 150
　　第五节　多形红斑 ............................................................................................................. 151
　　第六节　离心性环状红斑 ................................................................................................. 153
　　第七节　银屑病 ................................................................................................................. 153
　　第八节　副银屑病 ............................................................................................................. 158

# 第十三章　性传播疾病 .............................................................................................................. 160
　　第一节　概述 ..................................................................................................................... 160
　　第二节　生殖器疱疹 ......................................................................................................... 165
　　第三节　梅毒 ..................................................................................................................... 166
　　第四节　尖锐湿疣 ............................................................................................................. 169

# 第十四章　皮肤附属器疾病 ...................................................................................................... 175
　　第一节　汗腺疾病 ............................................................................................................. 175
　　第二节　痤疮及相关疾病 ................................................................................................. 178

# 参考文献 ...................................................................................................................................... 193

# 第一章

# 皮肤的解剖功能和基本病理

## 第一节 皮肤的解剖学

皮肤似一件无缝的紧身衣覆盖身体表面，在口、鼻、眼、肛门、外生殖器及尿道口等处与黏膜相移行，是人体最大的器官。成人的皮肤面积 $1.5 \sim 2\ m^2$，新生儿约 $0.21\ m^2$。皮肤的平均厚度为 $0.5 \sim 4\ mm$（不包括皮下脂肪组织），眼睑部最薄，掌（跖）最厚，其重量占体重的 16%。

皮肤表面有很多纤细的皮沟（grooves）将皮肤划分为细长略隆起的皮嵴（ridges），其中有很多凹陷的斑点即为汗孔的开口。一些较深的皮沟将皮肤表面划分成三角形或菱形的皮野（skin field）。皮嵴以指端屈面最为明显，呈涡纹状，形成指纹，其形态终身不变。在法医方面可用于鉴别人体，在遗传病研究中也有价值。

皮肤颜色因人种、年龄、性别及部位不同而有差异，人体肛门周围、外阴部及乳晕部皮肤颜色较深。

掌（跖）、唇红、乳头、龟头及阴蒂等处无毛发，称无毛皮肤，有较丰富的被囊神经末梢。其他部位有长短不一毛发，称有毛皮肤，被囊神经末梢较少。硬毛粗硬有髓质，色深；毳毛细软无髓质，色淡。指（趾）伸侧末端有坚实的指（趾）甲。

皮肤的腺体有大、小汗腺和皮脂腺。人体有 200 万 ~ 500 万个小汗腺，几乎遍布全身，以面部及掌（跖）部最多；成人期顶泌汗腺（大汗腺）见于腋、乳晕、脐、生殖器和肛门等处。除掌（跖）与指（趾）屈面外，皮脂腺也分布于全身，但头皮、前额、鼻翼、躯干中部、腋窝、外阴部等处异常丰富，因此称为皮脂溢出区。大部分皮脂腺开口于毛囊，与毛囊、毛发共同构成毛 – 皮脂单位（pilosebaceous unit）。眼睑（睑板腺）、唇红及颊黏膜、包皮、乳晕等处皮脂腺直接开口于皮肤，称为游离皮脂腺。

## 第二节 皮肤的组织学

皮肤由表皮、真皮和皮下组织构成，并与其下组织相连。

### 一、表皮

表皮（epidermis）由外胚层分化而来，属于复层鳞状上皮（stratified squamous epithelium）。表皮主要由两类细胞组成，即角质形成细胞（keratinocyte）和树枝状细胞（dendritic cell）。

#### （一）角质形成细胞

其特点为可产生角蛋白（keratin），胞内含有张力原纤维（tonofibril），有桥粒结构。因最终形成角蛋白，故称角质形成细胞，是表皮的主要细胞，占表皮细胞的80%以上。由深层至浅层，角质形成细胞又分为5层，即基底层、棘细胞层、颗粒层、透明层和角质层。

1. 基底层

基底层（basal cell layer）位于角质形成细胞最下层，呈矮柱状或立方状，共长轴与表皮下基底膜垂直。胞质内游离核糖体较丰富，苏木精-伊红（HE）染色呈嗜碱性。核卵圆形、偏下，核仁明显。基底细胞常含有黑素颗粒，呈帽状分布于核上方。基底细胞具有活跃的增殖能力，核分裂象常见，产生新的角质形成细胞向表层演变。因此，该层又称生发层。

表皮下基底膜带（subepidermal basement membrane zone，BMZ），基底细胞与真皮交界而呈波浪状，是由向真皮伸入的表皮脚和向表皮突入的真皮乳头互相镶嵌而成的。用过碘酸-雪夫染色（PAS染色），该处可见 0.5～1.0μm 厚的紫红染色带，提示含有中性黏多糖。在HE染色中很难辨认，此带称表皮下基底膜带。在电子显微镜（简称电镜）下，此带可分4层：①胞膜层（plasma membrane），由基底细胞的胞质膜组成。②透明层（lamina lucida），宽 20～40 nm，其中含有板层素、大疱性类天疱疮抗原等。③基板层（basal lamina），宽 30～60 cm，是上皮细胞的产物，含Ⅳ型胶原的较致密的细丝状或颗粒状物质，电子束不能透过，故亦称致密层（lamina densa）。④网状层（reticular lamina），是成纤维细胞的产物，由Ⅶ型（亦为获得性大疱表皮松解症抗原）、Ⅰ型和Ⅲ型胶原构成的网状纤维交织形成。基底膜带的功能除使表皮、真皮紧密连接外，还有渗透屏障作用。表皮内没有血管，营养物质交换可通过此膜进行。

一般情况下，基底膜带不能通过相对分子质量 >40 000 的大分子。只有当损伤时，炎症细胞、肿瘤细胞及大分子物质可通过基底膜带进入表皮。基底膜带结构异常或破坏可导致表皮、真皮分离，形成表皮下大疱。

基底细胞与相邻的基底细胞或棘细胞之间通过桥粒（desmosome）相连接。在电镜下，相邻细胞连接处，细胞膜内侧有板状致密结构，即附着板（attachment plague）。胞质中张力细丝（tonofilament）呈放射状附着于附着板上，并似发夹状折回胞质，起支持和固定作用。附着板处细胞间宽 20～30 nm 的缝隙内有低密度的丝状物，并有较致密的跨膜连接。基底细胞向表面移动时，桥粒会发生相应的解离和重建。

桥粒由两组蛋白质构成，一组是跨膜蛋白，位于桥粒芯（desmosomal core），主要由桥粒芯糖蛋白（desmoglein，Dsg）和桥粒芯胶蛋白（desmocollin，Dsc）构成，形成桥粒间电子透过的细胞间接触区；另一组是胞质内的桥粒斑（desmosomal plaque）蛋白，主要由桥粒斑蛋白（desmoplakin，Dp）和桥粒斑珠蛋白（plakoglobin，PG）构成，是盘状附着板的组成部分。桥粒结构破坏使角质形成细胞间分离，形成表皮内水疱。

基底细胞基底面的膜内侧有一增厚的斑，称为半桥粒（hemidesmosome），其为桥粒结构的一半，半桥粒与基板层间有 7～9 nm 基底层下致密板，许多锚细丝（anchoring filament）由基底穿过。基底层下致密板连接于半桥粒附着斑，把半桥粒与基板层连接起来。在这一半桥粒结构中含有类天疱疮抗原-1 和抗原-2（BPAg1 和 BPAg2）、整合素（integrin）等蛋白。这一结构破坏即形成表皮下大疱。网状层中的锚原纤维（anchoring fibril）含Ⅶ、Ⅰ和Ⅲ型胶原纤维，从基板层伸向真皮，与弹力纤维紧密连接，使表皮和真皮的结合非常牢固。

表皮基底细胞的分裂周期约19天，正常情况下约30%的基底层细胞处于核分裂期，部分基底细胞可停于DNA合成前期而不进入分裂周期，只有当表皮受到刺激时才回复至分裂周期。新生基底细胞进入棘细胞层，然后到颗粒层的最上层，约需14天，再通过角质层脱落又需14天，共为28天，这即为表皮细胞的更替时间（turn over time）。

2. 棘细胞层

棘细胞层（prickle cell layer）位于基底细胞层上方，一般由 4～10 层细胞组成。细胞为多边形，核圆、较大，细胞间有许多短小的胞质突起似棘状，因此称棘细胞。越向表面细胞趋向扁平，分化越好。相邻棘细胞的突起以桥粒相连，胞质内有较多张力细丝，成束分布，附着于桥粒上。浅部的棘细胞胞质内散在分布直径为 100～300 nm 的包膜颗粒，称角质小体或 Odland 小体。

3. 颗粒层

颗粒层（stratum granulosum）位于棘细胞层上方，由 3～5 层梭形细胞组成。其特征是细胞内可见不规则的透明角质颗粒（keratohyaline granules），在 HE 染色中呈强嗜碱性。胞质内板层颗粒增多，且迁移至细胞边缘，渐与胞膜融合，以胞吐方式释放酸性黏多糖和疏水磷脂，形成多层膜状结构，增强细胞间的粘连，阻止下层细胞间隙内的组织液外渗。

4. 透明层

透明层（stratum lucidum）仅见于掌（跖）部表皮，位于颗粒层上方。为几层扁平细胞，核与细胞器均已消失，呈嗜酸性。胞质中透明角质层颗粒液化成角母蛋白（eleidin）与张力细丝融合在一起，有防止组织液外渗的屏障作用。

5. 角质层

角质层（stratum corneum）由数层至十数层扁平角质细胞组成，核及细胞器均已消失，HE 染成伊红色。胞质中充满由张力细丝和匀质状物质结合而成的角蛋白（keratin）。细胞膜增厚、皱褶，邻近细胞边缘相互重叠，胞间充满板层颗粒释放的脂类物质。角质层的形成与脱落保持均衡状态。角质层细胞虽已角化死亡，但对皮肤具有重要的保护作用。

(二) 树枝状细胞

细胞的形态相似，按其功能和结构不同可分 4 类。

1. 黑素细胞

黑素细胞（melanocyte）有合成黑素的功能。在胚胎期从神经鞘发生，移至皮肤，分散在基底层细胞间（约占 1/10）、毛发和真皮结缔组织中，HE 染色很难辨认。因硝酸银染色呈阳性，多巴（3，4- 二羟苯丙氨酸）反应阳性。黑素细胞有细长树枝状突起，一个黑素细胞通过树状突起可与大约 36 个角质形成细胞接触，形成表皮黑素单位（epidermal melanin unit）。电镜下，胞核圆形，因无张力细丝而胞质清亮，无桥粒。能合成黑素的膜性细胞器称为黑素小体（melanosome）。黑素小体内富含酪氨酸酶，能使酪氨酸转化为黑素（melanin）。充满黑素的黑素小体又称黑素颗粒，其成熟后移入黑素细胞的突起中，通过胞吐方式释放，邻近角朊细胞以吞噬方式将黑素颗粒摄入胞内。日照可促进黑素细胞生成。黑素能吸收紫外线，使角朊细胞、朗格汉斯细胞等免受辐射的损伤。

2. 朗格汉斯细胞

朗格汉斯细胞（Langerhans cell）来源于骨髓，HE 染色表现为透明细胞，氯化金染色显示树枝状突起。ATP 酶染色阳性，DOPA 反应阴性。细胞表面有 C3 受体，IgG 和 IgE 的 Fc 受体，具有 II 类主要组织相容性复合体抗原（MHc-II）及 CD4、CD45、S-100 等抗原。正常皮肤内朗格汉斯细胞是唯一能与 CD1a 结合的细胞。电镜下，胞核有深切迹，胞质清亮，无张力细丝、黑素小体和桥粒结构，有特征性的 Birbeck 颗粒，其剖面呈杆状或网球拍状。目前认为 Birbeck 颗粒是由朗格汉斯细胞吞噬外来抗原时，胞膜内陷形成的。它主要分布于表皮中上部，亦存在于真皮、口腔黏膜、食管、淋巴结、胸腺及脾脏等处，数量占表皮细胞的 3%～5%。主要功能为摄取、处理和传递抗原给皮肤或局部淋巴结内的 T 淋巴细胞（简称 T 细胞），参与免疫反应，故又称表皮内的巨噬细胞；并且对体内的突变细胞及肿瘤抗原进行免疫监视，使机体保持稳定的内环境，局部或全身应用皮质类固醇激素和紫外线照射可使朗格汉斯细胞减少，功能受损。

3. 麦克尔细胞

麦克尔细胞（Merkel cell）的来源有认为来自神经嵴，另有认为是变异的角质形成细胞。它具有短指状突起，分布于毛囊附近的表皮基底层细胞之间。麦克尔细胞与角质形成细胞间有桥粒相连，核不规则，胞质中有许多电子密度高的有包膜颗粒，直径 50～100 μm，多集中在靠近神经末梢一侧，推测其可能是一种感觉细胞，感受触觉或其他机械性刺激。

4. 未定型细胞

未定型细胞（indeterminate cell）位于表皮最下层，仅能通过电镜识别，来源及功能尚不明了。

## 二、真皮

真皮（dermis）从中胚层分化而来，由胶原纤维、网状纤维、弹力纤维、细胞和基质组成。真皮浅层为乳头层，较薄，形成乳头状隆起突向表皮，其有丰富的毛细血管、毛细淋巴管及游离的神经末梢、触觉小体等。真皮深层为网状层，浅深层相互移行，无明显界限。网状层内除有较大的血管、淋巴管、神经外，还有肌肉和皮肤附属器等结构。真皮除物质交换，参与代谢外，还有感觉、抗拉力等保护作用。

### （一）胶原纤维

胶原纤维（collagen fibers）为真皮结缔组织的主要成分。在乳头层，胶原纤维较细，排列疏松，方向不一。而网状层的胶原纤维较粗，相互交织成网。其成分为Ⅰ和Ⅲ型胶原蛋白，HE染色呈浅红色。胶原纤维由胶原纤维（fibrils）和微原纤维（microfibrils）组成，后者平行排列形成节段性横纹。胶原纤维韧性大，抗拉力强，但无弹性。

### （二）网状纤维

网状纤维（reticular fibers）的纤维细小，有较多分枝，交织成网。主要由Ⅲ型胶原蛋白构成，表面有较多的酸性黏多糖，分布于乳头层、皮肤附属器、血管、神经周围及基底膜带的网板层等处。HE染色中不能分辨，用银染呈黑色，又称嗜银纤维。电镜下，纤维上可见横纹。

### （三）弹力纤维

弹力纤维（elastic fibers）比胶原纤维细，折光性强，由弹力蛋白（elastin）和微原纤维（microfibril）构成。分布于真皮和皮下组织中，使皮肤具有弹性，对皮肤附属器和神经末梢起支架作用。HE染色很难识别，用醛品红染色可为紫色。

### （四）细胞

真皮内常驻细胞有成纤维细胞、吞噬细胞、肥大细胞、真皮树枝状细胞、朗格汉斯细胞，还有黑素细胞和来自血液的细胞。成纤维细胞可产生纤维和基质。

### （五）基质

基质（ground substance）是无定形匀质状物质，充填于上述纤维和细胞间。主要成分为蛋白多糖（proteoglycan），它以透明质酸长链的支架，通过连接蛋白结合许多蛋白质分子形成支链，这些支链又与许多硫酸软骨素等多糖形成侧链，使基质形成分子筛主体构型，具有许多微孔隙，有利于水、电解质、营养成分和代谢产物的交换，而较大分子物质，如细菌等被限制在局部，有利于吞噬细胞消灭。

## 三、皮下组织

皮下组织（subcutaneous tissue）位于真皮下方，其间无明显的分界。主要由疏松结缔组织和脂肪小叶构成。皮下组织内含有汗腺、毛根、血管、淋巴管和神经等。

由表皮衍生的皮肤附属器（cutaneous appendages）包括毛发，皮脂腺，大、小汗腺和指（趾）甲等，由外胚层分化而来。

1. 毛发

由角化的表皮细胞构成杆状物，可分长毛、短毛和毳毛3种。

毛发（hair）露出皮面的部分称毛干。在毛囊内的部分称毛根（hair root）。毛根末端膨大呈球状，称毛球（hair bulb）。位于毛球内凹入部分为毛乳头（papilla），它含结缔组织、血管和神经末梢，为毛球提供营养。毛母质是围绕毛乳头周围的上皮细胞团块，是毛根和内根鞘的发源地。

毛发的横断面可分3层：中心为毛髓质（medulla），是毛的主轴，由2~3层皱缩的立方形角化细胞构成，毛发末端及毳毛无髓质；其外为毛皮质（cortex），由几层梭形角化细胞构成，胞质中含有黑素颗粒及较多纵行纤维，有抗拉力作用；最外层为毛小皮（cuticle），为一层鳞状角化上皮细胞，排列成叠瓦状，游离缘向表面。

毛囊由表皮下陷而成，由内、外根鞘和结缔组织鞘三部分组成：①内根鞘自内向外分为鞘小皮、赫胥黎层（Huxley layer）和亨利层（Henle layer），鞘小皮与毛小皮互相锯齿状交叉镶嵌，使毛发固定在皮肤内。②外根鞘由数层细胞组成，含有糖原，胞质透明。③结缔组织鞘内层为玻璃膜，相当于表皮的基底膜。中层为较致密的结缔组织，外层为疏松结缔组织，与真皮结缔组织无明显分界线。

自毛囊口至皮脂腺开口部称漏斗部，皮脂腺开口部至立毛肌附着部称为峡部，立毛肌附着处以下称为下部。立毛肌附着的毛囊壁肥厚称毛隆起。

毛发的生长分生长期和休止期相互交替，退化期为这两期的过渡期。不同部位的毛发各期长短不一，头发生长期平均为 2~6 年，休止期约 4 个月，退行期为数周，且头发的生长是不同步的。头发有 10 万根以上，90% 处于生长期。正常人每日可脱落 50~100 根头发，同时有等量头发再生，生长速度每天 0.27~0.4 mm。毛发与表皮呈钝角，有一束平滑肌连接毛囊和真皮乳头，称为立毛肌。它受交感神经支配，收缩时使毛竖起，形成"鸡皮疙瘩"。毛发生长受神经及内分泌控制和调节，肾上腺皮质激素增多，可引起多毛；睾酮能使躯干、四肢、颈部和阴部毛发生长；甲状腺素缺乏使毛发干燥，甲状腺素过剩时毛发细软。

2. 皮脂腺

皮脂腺（sebaceous gland）位于毛囊与立毛肌之间，立毛肌收缩可促进皮脂的分泌。皮脂腺由腺泡和导管构成，导管为复层鳞状上皮，大多开口于毛囊漏斗部，主要分布在颊黏膜，唇红部，妇女乳晕，大、小阴唇，眼睑，包皮内侧等。皮脂腺不与毛囊相连，导管直接开口于皮肤表面。腺泡外层是一层较小的幼稚细胞，它不断增殖、分化、成熟，胞质中充满脂滴，形成分泌细胞。皮脂腺是全浆分泌腺。皮脂（sebum）含有角鲨烯和蜡酯，皮脂中的部分三酰甘油（甘油三酯）在毛囊腔中被细菌分解成非酯化脂肪酸（游离脂肪酸）。新生儿期前额部皮脂分泌较多，儿童期分泌减少，青春期又增多，女性 20 岁左右，男性 30~40 岁达高峰。

皮脂腺的发育和分泌受内分泌系统控制，雄激素或长期应用皮质类固醇激素可使皮脂腺肥大、增大、分泌增加，雌激素可降低皮脂腺的活性。摄入过多的糖和淀粉类食物可使皮脂分泌增多。皮肤表面的皮脂对皮脂腺有一种压力，抑制皮脂腺的分泌。因此，过勤的洗涤，反使皮脂分泌过多。

表皮和毛囊常栖息表皮葡萄球菌、痤疮丙酸杆菌、糠秕孢子菌和蠕形螨，这与皮脂分泌较多的患者产生痤疮有很大的关系。

3. 小汗腺

小汗腺（eccrine gland）为单管状腺体，由分泌部和导管部组成。分泌部盘曲成丝球状，由单层矮柱状细胞组成，分泌部外方围绕一层肌上皮细胞，呈梭形。导管部，即汗管由真皮深部上行，螺旋状上升，直接开口于乳头之间的表皮汗孔，又称外泌汗腺。掌、跖、腋、额部分布较多，背部较少。

4. 顶泌汗腺

顶泌汗腺（apocrine gland）为大管状腺体，分泌部位于皮下脂肪层，腺腔大，由单层立方形上皮细胞构成，分泌时连同细胞部分顶部胞质一起脱落，故它属顶质分泌腺，又称顶泌汗腺。顶泌汗腺导管由 2 层细胞构成，多开口于毛囊的皮脂腺入口上方，少数直接开口于皮肤表面，主要分布在腋窝、乳晕、脐周、肛周、包皮、阴阜和小阴唇。分泌活动主要受性激素影响，青春期分泌旺盛。

5. 指（趾）甲

由多层紧密的角化细胞构成，外露部分称甲板，覆盖甲板周围皮肤称甲皱襞，伸入近端皮肤中的部分称甲根，甲板下皮肤称甲床，甲根下的甲床称甲母质，是甲的生长区。指甲（nail）每日生长约 0.1 mm，趾甲生长速度为指甲的 1/3~1/4。

6. 皮肤血管（blood vessels of the skin）

深在性动脉分支穿过肌层形成细动脉，通过皮下脂肪组织和真皮，直达真皮乳头层。途中形成 3 个主要血管丛：①皮下血管丛，位于皮下组织的深部，水平走向，分支营养周围组织，该丛为皮肤内最大的血管丛，分支最多，动脉多而静脉少。②真皮下部血管丛，位于皮下组织上部，营养汗腺、汗管、毛乳头和皮脂腺等。③乳头下血管丛，位于乳头下部，水平走向，营养真皮内皮肤附属器，此处血管较多，具有储血功能。真皮下血管丛与乳头下血管丛之间有垂直走向的血管相连通，形成丰富的吻合支。

指（趾）、耳郭和鼻尖等处皮肤中有较多的动静脉吻合，亦称血管球，有丰富的交感神经分布，有调节体温的作用。

7. 皮肤淋巴管

皮肤淋巴管（lymphatics of the skin）起源于真皮毛细淋巴管，起端为盲端，由一层内皮细胞和少量网状纤维构成。在乳头下层和真皮深部分别汇集成浅、深淋巴管。

8. 皮肤肌肉（muscles of the skin）

皮肤的平滑肌有立毛肌、动静脉肌层、血管球细胞、阴囊内膜、乳晕部肌肉等，而表情肌和颈阔肌属横纹肌。

9. 皮肤神经

皮肤有丰富的感觉神经和运动神经，分别来自脑脊神经和交感神经的节后纤维。皮肤神经支配呈节段性。

感觉神经末梢按结构分3类：①末端变细的游离神经末梢，分布于皮肤浅层和毛囊周围，能感觉痛、温、触和震动感，有多种功能。②末端膨大的游离神经末梢，如麦克尔触盘感受触觉等。③有被囊的神经末梢，种类较多，外面有结缔组织被囊包裹，如触觉小体、环层小体、克劳泽小体和梭形小体等。

皮肤的感觉呈点状分布，可分别找到触点、冷点、热点和痛点，推测不同的感觉可能由不同的神经末梢完成的。如环层小体感觉压觉、克劳泽小体为冷觉、游离神经末梢为痛觉和温觉等。近年来发现在不同性质感觉点下，有同样的游离神经末梢，因而提出多觉型感受器的概念，即多觉型感受器能接受不同性质的刺激，引起不同类型的感觉。也有学者认为皮肤神经（nerves of the skin）分布呈网状，同一皮区接受不同神经末梢的分支，相互间通过一定形式联系。当不同刺激作用于该皮区时，神经末梢进行初步分析，产生时空上不同组合的神经冲动，传入中枢，引起不同的感觉。

神经纤维的粗细以及有无髓鞘可影响神经传导功能，直径为 1 ~ 5μm 的有髓细纤维，传导速度为 5 ~ 30 m/s，主要传导痛、冷和部分痒觉；直径 0.2 ~ 1.5μm 的无髓细纤维传导速度为 0.2 ~ 2 m/s，主要传导温、灼痛和部分痒觉。

皮肤的运动神经由不同的神经和介质所支配，如面神经支配面部横纹肌；肾上腺素能纤维支配立毛肌，血管，血管球和大、小汗腺的肌上皮；胆碱能纤维支配小汗腺分泌细胞等。

## 第三节 皮肤的功能

皮肤除有防护、吸收、分泌、排泄、感觉和调节体温等生理功能外，还参与各种物质的代谢。目前，还发现皮肤是一个重要的免疫器官，除积极参与免疫反应外，还具有免疫监视的功能，使机体有一个稳定的内环境，能更好地适应外环境的各种变化。

### 一、皮肤的防护作用

皮肤是人体最大的器官，它完整地覆盖于身体表面，一方面防止体内水分、电解质和营养物质的丧失；另一方面可阻抑外界有害的或不需要的物质侵入，可使机体免受机械性、物理性、化学性和生物性等因素的侵袭，达到有效的防护，保持机体内环境的稳定。

1. 机械性损伤的防护

皮肤的屏障主要是角质层，它柔韧而致密，保持完整性，有效地防护机械性损伤。经常摩擦和受压的部位，角质层增厚，甚至形成脱胀，增强对机械性刺激的耐受，如掌、跖部。真皮部位的胶原纤维、弹力纤维和网状纤维交织如网，使皮肤具有一定的弹性和伸展性，抗拉能力增强。皮下脂肪具有软垫、缓冲作用，能抵抗冲击和挤压。皮肤的创伤通过再生而修复，保持皮肤的完整性，完成抗摩擦、受压、牵拉、冲撞、挤压等机械性损伤的作用。

2. 物理性损害的防护

皮肤角质层含水量少，电阻较大，对低电压电流有一定的阻抗能力。潮湿的皮肤电阻下降，只有干燥皮肤电阻值的1/3，易受电击伤。皮肤对光线有反射和吸收作用，角质层的角化细胞有反射光线和吸收较短波长紫外线（波长为 180～280 nm）的作用。棘细胞和基底细胞可吸收较长波长紫外线（波长为 320～400 nm），黑素细胞对紫外线的吸收作用特强。黑素细胞受紫外线照射后可产生更多的黑素，并传递给角质形成细胞，增强皮肤对紫外线照射的防护能力。所以，有色人种对日光照射的耐受性比白种人高。

3. 化学性刺激的防护

皮肤的角质层是防止外来化学物质进入体内的第 1 道防线。角质细胞具有完整的脂质膜，胞质富含角蛋白，细胞间有丰富的酸性糖胺聚糖，能抗弱酸、弱碱的作用。但这种屏障能力是相对的，有些化学物质仍可通过皮肤进入体内，其弥散速度与化学物质的性质、浓度，在角质层的溶解度及角质层的厚度等因素有关，角质层的厚薄与对化学物质的屏障作用成正比。

正常皮肤表面有脂膜，pH 值为 5.5～7.0，偏酸性。但不同部位的皮肤 pH 值亦不相同，pH 值自 4.0～9.6 不等。皮肤对酸和碱有一定的缓冲能力，可以防护一些弱酸或弱碱性物质对机体的伤害。

皮肤长期浸泡浸渍、皮肤缺损引起的糜烂或溃疡、药物外用时间较长和用量较大，均能促使化学物质的吸收，甚至引起中毒。

4. 微生物的防御作用

角质层的致密和角质形成细胞间通过桥粒结构互相镶嵌状排列，能机械地防护一些微生物的侵入。角质层的代谢脱落，同时也清除一些微生物的寄居。皮肤表面干燥和弱酸性环境对微生物生长繁殖不利。正常皮肤表面寄居的细菌，如痤疮杆菌和马拉色菌可产生酯酶，进一步将皮脂中的三酰甘油分解成非酯化脂肪酸，对葡萄球菌、链球菌和白假丝酵母（白念珠菌）等有一定的抑制作用。青春期后，皮脂腺分泌某些不饱和脂肪酸，如十一烯酸增多，可抑制真菌的繁殖，所以，白癣到青春期后会自愈。真皮成分组成分子筛结构能将进入的细菌限于局部，有利于白细胞的吞噬消灭。

5. 防止体液过度丢失

致密的角质层，皮肤多层的结构和表面的脂质膜可防止体液过度蒸发。但角质层深层含水量多，浅层含水量少，一些液体可通过浓度梯度的弥散而丢失。成人 24 小时内通过皮肤丢失的水分为 240～480 mL（不显性出汗）。如角质层全部丧失，水分经皮肤外渗丢失将增加 10 倍或更多。

## 二、皮肤的吸收作用

皮肤虽有上述的防护功能，但皮肤还是可以通透一些物质。事实上，皮肤具有吸收外界物质的能力，如长期外用糖皮质激素除局部产生萎缩和毛细血管扩张外，还可产生全身性影响。这一吸收功能在皮肤病外用药物治疗作用上有着重要的意义。皮肤的吸收作用主要通过以下 3 条途径：①透过角质层细胞。②角质层细胞间隙和毛囊。③皮脂腺或汗管。如果角质层，甚至全表皮丧失，通过真皮则几乎完全可通透性，吸收更完全。影响皮肤吸收的因素主要如下。

1. 皮肤的结构和部位

由于角质层厚薄不一，不同部位的皮肤吸收能力有很大差异。一般，吸收能力阴囊＞前额＞大腿屈侧＞上臂屈侧＞前臂＞掌（跖）。黏膜无角质层，吸收能力较强。婴儿皮肤角质层较薄，吸收作用较成人强。因此，在外用药时，应多加留意。

皮肤的损伤、糜烂或溃疡等可降低屏障机制，经皮吸收增加。尤其当损伤面积较大时，可因大量吸收而造成严重后果。如硼酸溶液长期大面积湿敷，可因大量吸收而导致患者死亡。

2. 皮肤角质层水合程度

皮肤浸渍时可增加吸收，塑料薄膜封包用药比单纯搽药的吸收系数高出 100 倍，这种方法可以提高疗效，但也增加中毒的可能。这与封包后局部温度升高，汗液和水分蒸发减少，角质层含水量增加，使吸收增加有关。因此，封包式湿敷、外用软膏或塑料薄膜封包用药可以增加吸收，提高疗效，但要警惕不良反应的产生。

3. 物质的理化性质

完整的皮肤只吸收很少的水分和微量的气体。水溶性物质，如维生素 C、维生素 B 族、葡萄糖、蔗糖等不易被皮肤吸收，电解质吸收也很少。脂溶性物质如维生素A、维生素D、维生素K、性激素及大部分糖皮质激素可经毛囊、皮脂腺吸收。对油脂类物质吸收也较好，对油脂类吸收的规律一般为羊毛脂＞凡士林＞植物油＞液状石蜡。某些物质，如汞、铅、砷等的化合物可能与皮脂中的脂肪酸结合变成脂溶性，被皮肤吸收。增加皮肤渗透胜的物质如二甲基亚砜、丙二醇、氮酮、乙醚、氯仿等有机溶剂可增加皮肤的吸收作用。表面活性剂能使皮肤湿润、乳化和增溶，使物质与皮肤紧密接触，增加吸收率。药物的剂型也影响皮肤的吸收，软膏及硬膏可促进药物吸收，霜剂次之，粉剂和水粉剂很少吸收。物质的相对分子质量与皮肤吸收率之间无明显关系，某些大分子的物质，如汞、葡萄糖等也可透过皮肤吸收。物质浓度与皮肤吸收率成正比，但某些物质，如碳酸浓度高时引起角蛋白凝固，继而使皮肤通透性降低。

4. 外界环境

环境温度升高使皮肤血管扩张、血流加速，加快物质弥散，使皮肤吸收能力增强。环境湿度增大时，角质层水合程度增加，皮肤对水分的吸收增强。

## 三、皮肤的感觉作用

皮肤的感觉可以分为两类：一类是单一感觉，皮肤内的多种感觉神经末梢将不同的刺激转换成具有一定时空的神经动作电位，沿相应的神经纤维传入中枢，产生不同性质的感觉，如触觉、压觉、痛觉、冷觉和温觉；另一类是复合感觉，即皮肤中不同类型感觉神经末梢共同感受的刺激传入中枢后，由大脑综合分析形成的感觉，如干、湿、光、糙、硬、软等。另外有形体觉、两点辨别觉、定位觉、图形觉等。这些感觉经大脑分析判断，做出有益于机体的反应；有的产生非意识反应，如手触到烫物的回缩反应，免使机体进一步受到伤害。借助皮肤感觉作用，使人类能积极地参与各项生产劳动。

瘙痒是皮肤或黏膜的一种引起搔抓欲望的不愉快的感觉。瘙痒产生的机制尚不完全清楚，有人认为痒与痛由同一神经传导，或痛的阈下刺激产生瘙痒，搔抓至疼痛，可减轻或抑制瘙痒。临床上应用拍打局部来解除瘙痒，也是一个例证。但也有矛盾的情况，某些化学物质如吗啡可使疼痛消失，但可诱发或使瘙痒加剧。中枢神经系统的功能状态对瘙痒有一定的影响，精神安定或转移注意力，可使瘙痒减轻；但焦虑、烦恼或对痒过度注意时，瘙痒加重。

目前已发现许多因素与瘙痒有关，如机械性刺激、电刺激、酸、碱、植物的细刺、动物的纤毛及毒刺、皮肤的微细裂隙、代谢异常（如糖尿病、黄疸等）、变态反应和炎症反应的化学介质（如组胺、蛋白酶、多肽等）均可引起瘙痒。为解除瘙痒感觉，必须避免上述各种刺激。

## 四、皮肤的分泌和排泄作用

皮肤的分泌和排泄功能主要通过汗腺和皮脂腺完成的。

1. 小汗腺的分泌和排泄

小汗腺周围分布着丰富的节后无髓交感神经纤维，支配小汗腺分泌和排泄活动，神经末梢释放神经介质主要是乙酰胆碱，后者作用于腺体透明细胞分泌出类似血浆的超滤液，再通过导管对$Na^+$的重吸收，变成低渗性汗液排出体外。在室温下，只有少数小汗腺处于分泌活动状态，无出汗的感觉（又称不显性出汗）。当气温高于30℃时，分泌性小汗腺增多，排汗明显，称为显性出汗。大脑皮质活动，如恐慌、兴奋等可引起掌、趾、额、颈等部位出汗，称为精神性出汗。进食辛辣、热烫食物可使口周、鼻、面、颈、背等处出汗，称为味觉性出汗。

正常情况下，汗液呈酸性（pH 4.5～5.5），大量出汗时，pH可达7.0左右。汗液为无色透明，水分占比为99.0%～99.5%，其他为无机物如氯化钠、氯化钾、乳酸和尿素等，与肾脏排泄物部分相似，因此，汗液的分泌和排泄可部分代替肾脏功能。此外，部分药物如灰黄霉素、酮康唑亦可通过汗液分泌，发挥局部抗真菌作用。排出的汗液与皮脂形成乳状脂膜，对皮肤有保护作用。汗液使皮肤表面偏酸性，可抑制某些细菌的生长。通过汗液排泄可有效地散热降温，以维持体温恒定。

2. 顶泌汗腺的分泌和排泄

感情冲动时顶泌汗腺的分泌和排泄有所增加，肾上腺素类药物能刺激它的分泌，于晨间分泌稍高，夜间较低。顶泌汗腺液中除水外，还有脂肪酸、中性脂肪、胆固醇等。有些人的顶泌汗腺可分泌一些有色物质，呈黄、绿、红或黑色，使局部皮肤或衣服染色，故称为色汗症。顶泌汗腺分泌在许多动物中有性吸引及标记其活动范围的作用，在人类的意义尚不清楚。

3. 皮脂腺的分泌和排泄

皮脂腺是全浆分泌，即整个皮脂腺细胞破裂，胞内物全部排入管腔，然后分布于皮肤表面，形成皮面脂质，润滑皮肤；另一方面脂膜中的非酯化脂肪酸对某些病原微生物生长起抑制作用。皮脂腺分泌直接受内分泌系统的调控，雄激素、长期大量应用糖皮质激素可使皮脂腺增生肥大，分泌活动增加。雌激素可抑制皮脂腺的分泌活动。此外，药物 13-顺维 A 酸等亦可抑制皮脂分泌，用于痤疮等治疗。皮脂腺的分泌活动受人种、年龄、性别、营养、气候及皮肤部位等因素影响。

皮脂腺分泌的产物称皮脂，它含多种脂类混合物，如甘油三酯、蜡酯、角鲨烯、胆固醇脂、胆固醇和非酯化脂肪酸等，其中非酯化脂肪酸是由毛囊中痤疮丙酸杆菌、弓拉色菌等微生物所产生的脂酶将三酰甘油分解而成的。禁食可使皮脂分泌减少及皮脂成分改变，其中蜡酯和三酰甘油明显减少。

## 五、皮肤的体温调节作用

皮肤对体温的调节作用，一是作为外周感受器，向体温调节中枢提供环境温度的信息；二是作为效应器，是物理性体温调节的重要方式，使机体温度保持恒定。皮肤中的温度感受器细胞以点状分布于全身，可分热敏感受器和冷敏感受器，感受环境温度的变化，向下丘脑发送信息，使机体产生的血管扩张或收缩、寒战或出汗等反应。皮肤表面面积很大，成人可达 2 m²，为吸收和散发热量提供有利条件。皮肤血管的分布也有利于体温的调节，在真皮乳头下层形成动脉网，皮肤毛细血管异常弯曲，形成丰富的静脉丛，手、足、鼻、唇和耳部等皮肤有丰富的血管球。这些血管结构的特点使皮肤的血流量变动很大，一般情况下，皮肤血流量仅占全身血流量的 8.5%（约 450 mL/min），但在热应激或血管完全扩张的情况下，皮肤血流量可增加 10 倍；在冷应激时，交感神经功能加强，血管收缩，皮肤血流暂时中断。皮下脂肪层广泛分布静脉丛，在收缩与完全扩张时血流量可相差 40~100 倍。另外，动脉与静脉丛之间由动静脉吻合相连。在热应激时，动静脉吻合开通，皮肤血流量增加而散热随之增多，有效地调节体温。

体表热量的扩散主要通过皮肤表面的热辐射、空气对流、传导和汗液的蒸发。皮肤含有丰富的小汗腺，汗液蒸发可带走较多热量，每蒸发 1 g 水可带走 580 cal 热量。在热应激时，大量出汗可达 3~4 L/h，散热的量为平时的 10 倍。在外界温度高于或等于皮温时，辐射、传导和对流等方式散热不起作用，则出汗是机体散热的唯一途径。另外，在寒冷环境中，减少出汗和皮下脂肪组织的隔热作用，能减少热量散失，保持恒定的体温。

## 六、皮肤的代谢作用

### （一）糖代谢

皮肤中糖类物质主要为糖原、葡萄糖和黏多糖等。皮肤含葡萄糖的量为 60~81 mg%，为血、糖浓度的 2/3，表皮中含量最高。在糖尿病时，皮肤中糖含量更高，易被真菌和细菌感染。人体表皮细胞具有合成糖原的能力，在表皮细胞的滑面内质网中存在合成糖原所需要的酶，主要通过单糖缩合及糖醛途径合成。人体皮肤的糖原含量在胎儿期最高，成人后达低值。它们主要分布于表皮颗粒层及以下的角质形成细胞、外毛根梢细胞、皮脂腺边缘的基底细胞和汗管的上皮细胞等处。

皮肤中的糖主要是提供能量所需，此外，可作为黏多糖、脂质、糖原、核酸和蛋白质等生物合成的底物。皮肤的葡萄糖分解提供能量通过有氧氧化及无氧糖酵解两条途径。在皮肤中，无氧糖酵解是人体各组织中最快的，这与表皮无血管而气含量相对较低有关。

皮肤内黏多糖属于多糖，以单纯形式，或与多肽、脂肪、其他糖类结合呈复合物形式存在。其性质不稳定，易被水解。在真皮内黏多糖最丰富，角质形成细胞间、基底膜带、毛囊玻璃样膜、小汗腺分泌细胞等亦含较多黏多糖。真皮基质中的黏多糖主要为透明质酸、硫酸软骨素 B 和 C 等，多与蛋白质结合形成蛋白多糖（或称黏蛋白）。后者与胶原纤维静电结合形成网状结构，对真皮及皮下起支持、固定的作用。这些蛋白多糖属多阴离子性巨分子，对水、盐代谢平衡有重要作用。黏多糖的合成及降解主要通过酶催化完成，但某些非酶类物质亦有作用，如氢醌、维生素 $B_2$（核黄素）、维生素 C（抗坏血酸）等可降解透明质酸。某些内分泌因素亦可影响黏多糖代谢，如甲状腺功能亢进使透明质酸和硫酸软骨素含量在局部皮肤中增加，产生胫前黏液水肿。

### （二）蛋白质代谢

表皮蛋白质一般分两种，即纤维性和非纤维性蛋白质。纤维性蛋白质包括角蛋白、胶原蛋白和弹力蛋白等。角蛋白（keratin）是皮肤角质形成细胞和毛发上皮细胞的代谢产物和主要构成成分，至少有 30 种，包括 20 种上皮角蛋白和 10 种毛发角蛋白。皮肤内的胶原蛋白（collagen）主要为 Ⅰ、Ⅲ、Ⅳ、Ⅴ型。真皮内胶原纤维主要成分为 Ⅰ 型和 Ⅲ 型胶原蛋白；网状纤维主要为 Ⅲ 型胶原蛋白，基底膜带主要为 Ⅳ 型和 Ⅴ 型胶原蛋白。弹力蛋白（elastin）是真皮结缔组织内弹力纤维的主要结构成分。

皮肤内非纤维性蛋白质常与黏多糖类物质结合成粘蛋白（mucoprotein），主要分布在真皮基质和基底膜带。多种细胞内的核蛋白和细胞外各种酶，均属于非纤维蛋白质。

蛋白质水解酶参与蛋白质的分解，其可能的作用有两个方面：一是参与表皮和真皮细胞内外蛋白质的正常分解代谢，如细胞内蛋白质消化、表皮角化过程中的蛋白质分解和细胞外胶原纤维的降解等；其二是参与某些皮肤病理情况，如炎症中的趋化性肽的释放、血管通透性增高、结构蛋白的降解等。

### （三）脂类代谢

皮肤脂类包括脂肪和类脂质（磷脂、糖脂、胆固醇和固醇酯等）：前者主要存在于皮下组织，通过 β-氧化降解提供能量；后者是构成生物膜的主要成分。表皮细胞在分化不同阶段，其类脂质组成有明显差异，由基底层到角质层，胆固醇、脂肪酸、神经酰胺含量逐渐增多，而磷脂则逐渐减少。皮肤内的 7-脱氢胆固醇经紫外线照射后合成维生素 D，可防治软骨病、血液脂类代谢异常，如高脂蛋白血症可使脂质在真皮局限性沉积，导致皮肤黄瘤损害。

表皮中最丰富的必需脂肪酸是亚油酸和花生四烯酸，它们主要功能有二：一是参与正常皮肤屏障功能的形成；二是作为一些主要活性物质的前体，如花生四烯酸是合成前列腺素的前体物质。

### （四）水和电解质代谢

皮肤是人体内的一个主要贮水库，大部分水分贮存于真皮内。65 kg 体重的人，皮肤中含水约 7.5 kg。儿童皮肤含水是更高些，一般情况下，女子皮肤含水量略高于男子。皮肤的水分主要贮存于真皮内，皮肤内水分代谢受全身水分代谢活动的影响，如脱水时，皮肤可提供部分水分以补充血容量。

皮肤也是电解质的重要贮存库之一，大部分贮存在皮下组织内，包括钠、氯、钾、钙、镁、磷、铜、锌等。其中，氯和钠是含量较高的成分，主要存在于细胞间液中，对维持渗透压和酸碱平衡起着重要的作用。在某些炎症性皮肤病中，局部 $Na^+$、$Cl^-$ 及水含量增高，因此，适当限制食盐有利于炎症性皮肤病的康复。

钾、钙、镁主要分布于细胞内，钾是调节细胞内渗透压及酸碱平衡的主要物质，是某些酶的激活剂，且能拮抗 $Ca^{2+}$ 的作用；钙对维持细胞膜的通透性及胞间黏着性有一定作用；镁与某些酶的活性有关；铜在皮肤中的含量很少，但与黑素形成、角蛋白形成起重要的作用。铜缺乏时，可出现角化不全或毛发卷曲。

许多酶含有微量锌，与蛋白质、糖类（碳水化合物）、脂质和核酸代谢有关。锌缺乏时可导致多种物质代谢障碍，如婴儿的肠病性肢端皮炎等。

### （五）黑素代谢

人类皮肤可呈红、黄、棕及黑色，主要与黑素有关。黑素小体的数目、大小、形状、分布和降解方式的不同决定种族的肤色及部位的差异。

黑素细胞主要位于表皮的基底层，其树状突起可伸入马尔匹基层，并与角质形成细胞广泛联系。每个黑素细胞可将黑素小体转运至附近的 36 个角质形成细胞。不同部位的皮肤，其表皮黑素单元的活性是不同的。黑素小体被输送至角质形成细胞后，经被膜包裹形成次级溶酶体。黑种人皮肤及黑色、棕色毛发中，黑素小体较大，长 0.7~10μm，直径 0.3μm，在角质形成细胞不聚集，胞核上的帽状结构很少见，不易被酸性水解酶降解，因此色素较深。相反，白种人皮肤黑素小体相对较小，多成群，并与次级溶酶体融合形成黑素小体复合物（melanosome complex）。在角质形成细胞核上形成帽状结构，这样易被酸性水解酶降解。黑素细胞具有合成酪氨酸酶的活性,酪氨酸酶进入黑素小体后,可启动黑素的合成和贮存。黑素细胞胞浆中可见一种直径约 10 nm 的细丝,这种细丝与黑素细胞的树突及黑素小体的移动和转运有一定关系。

黑素细胞进行黑素合成的场所是黑素小体,按其分化程度可分为四期:Ⅰ期黑素小体含有无定形蛋白及一些微泡;Ⅱ期黑素小体变圆,含有许多黑素细丝和板层状物质,该两期黑素小体均无酪氨酸酶活性;Ⅲ期黑素小体为酪氨酸酶阳性,在板层上有黑素合成,黑素沉积较多使结构模糊不清;Ⅳ期黑素小体已充满黑素,电子密度较高。

黑素分真黑素(eumelanin)和褐黑素(phaeomelanin)。真黑素呈黑褐色,不溶于水,经 5,6- 二羟吲哚氧化、聚合而成;褐黑素呈黄色或红褐色,溶于碱性溶液,由半胱氨酰 -S 多巴,经一些中间反应而成,含有氮、硫。

## 七、皮肤免疫系统

免疫学飞速发展,也给皮肤性病学增加了许多新的认识、新的观点和新的检测方法,皮肤在免疫系统中的作用也有了全新的观念。1970 年 Fichtelium 提出皮肤是"初级淋巴组织",前体淋巴细胞通过皮肤分化成熟为有免疫活性淋巴细胞;1975 年 Streilein 提出"皮肤相关淋巴样组织",初步提出了皮肤内的角质形成细胞、淋巴细胞、朗格汉斯细胞和血管内皮细胞在皮肤免疫中发挥不同的作用;1986 年 Bos 提出"皮肤免疫系统"(skiniunmune system,SIS);1993 年 Niokoloff 提出"真皮免疫系统",进一步补充了 Bos 的观点。现就皮肤免疫系统概述如下。

皮肤免疫系统由两部分组成,即细胞成分及分子成分。

### (一)皮肤免疫系统的细胞成分

1. 角质形成细胞

在表皮中,角质形成细胞数量最多,它能表达 MHC-Ⅱ类抗原,在 T 细胞介导的免疫反应中起辅助效应。角质形成细胞能产生许多细胞因子,如白细胞介素 IL-1、IL-6、IL-8、IL-10、肿瘤坏死因子 α(TNF-α)等参与局部免疫反应。此外,角质形成细胞有吞噬功能,能粗加工抗原物质,有利于朗格汉斯细胞摄取和呈递抗原。最近,发现角质形成细胞分泌 IL-10 和 IL-12,在皮肤免疫应答中起很大作用。IL-12 促进 Th1 细胞发育成熟,而 IL-10 通过干扰抗原呈递细胞抑制 Th1 细胞发育,角质形成细胞通过选择性分泌 IL-10 或 IL-12 使皮肤局部 Th1 或 Th2 细胞占优势。Th1 细胞与 Th2 细胞的平衡失调,导致病理改变如遗传过敏性皮炎(Th2 细胞占优势)或银屑病(Th1 细胞占优势)。

2. 淋巴细胞

在皮肤内的淋巴细胞主要为 CD4$^+$T 细胞,其次为 CD8$^+$T 细胞,主要分布于真皮乳头内的毛细血管后小静脉丛周围。T 细胞具有亲表皮特性,且能再循环,可在血循环和皮肤器官间进行交换,传递不同的信息。T 细胞在皮肤中,通过角质形成细胞产生的 IL-1 等作用,分化成熟,并介导免疫反应。

3. 朗格汉斯细胞

它来源于骨髓的树枝突细胞,分布在表皮基底层上方及附属器上皮,占表皮细胞 3%~8%。朗格汉斯细胞表面具有 CDI、HLA-DR 抗原、Fc 受体和 C3b 受体。朗格汉斯细胞除参与角质形成细胞角化过程外,还是参与免疫反应的主要细胞,在表皮内能摄取、处理和呈递抗原,为表皮内主要的抗原呈递细胞。朗格汉斯细胞分泌许多 T 细胞反应过程中所需要的细胞因子,如 IL-1 等,并能控制 T 细胞迁移。此外,它还参与免疫调节、免疫监视、免疫耐受、皮肤移植物排斥反应和接触性变态反应等。

4. 内皮细胞

血管内大分子成分及血细胞与血管壁外物质交换及细胞外渗等均需内皮细胞积极参与。除外,血管内皮细胞还积极参与合成、分泌、炎症、修复和免疫等过程。内皮细胞形成的内皮转移通道在内吞、外排和物质交换中起重要作用。内皮细胞直接与血流接触,可受激素作用而改变功能;与循环抗体、抗原或免疫复合物接触,调节这些物质进入血管外组织,因此,内皮细胞涉及免疫反应的起始阶段。如受某些病毒感染后,内皮细胞可产生 Fc 或 C3b 受体,使免疫复合物黏附而发动免疫反应。细胞因子可诱导内皮细胞活化，后者使白细胞的黏附增加。一般，内皮细胞活化是积极和有益的现象，但在少数情况下，也可引起功能障碍，导致疾病。

另外，内皮细胞还具有很多生物合成等活性，如纤连蛋白、凝血因子、内皮素合成等，内皮细胞功能异常可导致许多合成物质的活性和功能异常，导致疾病。

5. 肥大细胞

真皮乳头血管周围，每平方毫米有7 000个肥大细胞，密度较高。肥大细胞表面有IgE Fc受体，能与IgE结合，与Ⅰ型变态反应关系密切。通过免疫和非免疫机制活化肥大细胞，使它产生和释放多种生物活性介质，如血管活性物质、趋化因子、活性酶和结构糖蛋白等，参与机体的生理或病理过程。肥大细胞不仅参与Ⅰ型变态反应，也参与迟发性变态反应。

6. 巨噬细胞

巨噬细胞主要位于真皮浅层，它参与免疫反应，处理、调节和呈递抗原，产生和分泌IL-1、干扰素（IFN）、各种酶、补体、花生四烯酸及其他产物。巨噬细胞对外来微生物的非特异性和特异性免疫反应和在炎症创伤修复中具有核心作用。

7. 真皮成纤维细胞

真皮成纤维细胞在初级细胞因子刺激下可产生大量次级细胞因子，成纤维细胞还是角质形成细胞生长因子的主要产生细胞之一，在创伤修复及IL-1存在情况下产生角质形成细胞生长因子明显增加。紫外线照射后皮肤中大部分TNF-α由成纤维细胞产生，因此，成纤维细胞在角质形成细胞分泌细胞因子间的相互作用对维持皮肤免疫系统的自稳状态非常重要。

### （二）皮肤免疫系统的分子

1. 细胞因子

细胞因子是一群具有免疫调节功能的异源性蛋白质总称。表皮内许多细胞因子主要由角质形成细胞产生，其次为朗格汉斯细胞、T细胞等。细胞因子在细胞分化、增殖和活化等方面起很大作用，不但在局部，而且产生系统性作用，以激素样形式影响全身。

（1）IL-1：除IL-1的一般作用外，在皮肤局部可促进角质形成细胞、成纤维细胞增殖，IL-1使内皮细胞和成纤维细胞产生IL-1、IL-6、IL-8，使角质形成细胞释放IL-6、IL-8等，产生旁分泌和自身分泌的效应。

（2）IL-6：具有刺激表皮增殖作用，与银屑病发病机制关系较密切。

（3）IL-8：具有加强中性粒细胞趋化活性、促进T细胞亲表皮性等作用，与银屑病及皮肤T细胞淋巴瘤的发病有关。

（4）胸腺生成素：由角质形成细胞产生的胸腺生成素使表皮内的T细胞进一步分化成熟。

（5）TNF：角质形成细胞释放TNF-α可维持朗格汉斯细胞的生长。

2. 黏附分子

黏附分子（adhesion molecules）是介导细胞与细胞间或细胞与基质间相互接触或结合的一类分子，大多为糖蛋白，少数为糖脂。按结构特点可分为4类：整合素家族（integrin family）、免疫球蛋白超家族（immunoglobulin super family）、选择素家族（selectin family）和钙黏素家族（cadherin family）。在某些病理情况下，内皮细胞的黏附分子表达增高，促使炎性细胞黏附，并游走至病变局部；同时，可使血清中可溶性黏附分子，如可溶性E-选择素、P-选择素等水平升高，这可作为监测某些疾病活动的指标。

3. 免疫球蛋白

皮肤表面和腺体分泌的免疫球蛋白（Ig）与其他部位的表面Ig相似，在清除微生物侵入中起很大作用。在病理情况下，皮肤表面可存在IgG、IgM和IgE等Ig，其中分泌型IgA是较重要的成分，在皮肤局部的特异性防御作用中非常重要。上皮细胞参与合成分泌型IgA的分泌片，在皮肤局部免疫中通过阻抑黏附、溶解、调理吞噬、中和等参与抗感染及抗过敏作用。

4. 补体

皮肤中的补体成分通过溶解细胞、免疫吸附、杀菌和过敏毒素及促介质释放等发挥非特异性和特异性免疫作用。

5. 神经肽

皮肤神经末梢受外界有害刺激后释放感觉神经肽，在损伤局部产生风团和红斑反应。神经肽包括降钙素基因相关肽（CGRP）、P 物质（SP）、神经激酶 A 等。CGRP 可使中性粒细胞聚集；SP 有趋化中性粒细胞和巨噬细胞的作用，并黏附于内皮细胞，参与免疫反应。SP 还有 T 细胞丝裂原作用，刺激 B 细胞产生 Ig 等。

综上所述，皮肤组织内含有免疫相关细胞，如角质形成细胞、朗格汉斯细胞、淋巴细胞、肥大细胞等，这些细胞分泌多种细胞因子组成网络系统。皮肤为免疫活性细胞的分化、成熟提供良好的微环境，并对免疫反应起调节作用，保持 Th1 细胞与 Th2 细胞的平衡，使机体对外界异物产生适度的免疫反应，也对内部突变细胞进行免疫监视，防止癌肿发生，以达到免疫的自稳性。因此，皮肤应被看作是免疫系统的一个部分，即皮肤免疫系统。

## 第四节 表皮病理

1. 角化过度

角化过度（hyperkeratosis）指表皮角质层比同一部位正常表皮角质层异常增厚的表现。由于角质形成过多所致者，其下方粒层、棘层亦相应增厚，如扁平苔藓；由于角质滞留堆积所致者，则其下的粒层、棘层并不同时增厚，如寻常型鱼鳞病。

2. 角质栓

角质栓（horny plug）是指表皮角质增多，在毛囊口或汗孔形成栓塞状。角质栓见于盘状红斑狼疮、毛发红糠疹、汗孔角化病等。

3. 角化不全

角化不全（parakeratosis）是指在表皮角质层内尚有残留的细胞核，在角化不全区粒层常变薄或消失。角化不全见于银屑病、亚急性皮炎等。

4. 角化不良

角化不良（dyskeratosis）是指表皮内个别细胞提前角化的现象。角化不良分良性角化不良和恶性角化不良，前者常见于毛囊角化病、家族性良性慢性天疱疮等，角化不良细胞以圆体或谷粒细胞形式出现；后者常见于 Bowen 病、鳞状细胞癌等，角化不良细胞以个别姿态出现，呈嗜酸均质化，界限清楚，有时残存固缩核。

5. 粒层增厚

粒层增厚（hypergranulosis）是指粒层厚度增加，常见于伴角化过度的皮肤病，如寻常疣、扁平苔藓等。

6. 粒层减少

粒层减少（hypogranulosis）是指粒层细胞数减少，常伴角化不全，常见于银屑病、寻常型鱼鳞病等。

7. 棘层增厚

棘层增厚（acanthosis）是指棘层厚度增加，通常由于棘层细胞数目增多（如银屑病），也可仅有棘细胞体积增大而细胞数目并未增多的情况（如尖锐湿疣）。

8. 表皮萎缩

表皮萎缩（epidermal atrophy）是指棘层变薄、表皮突变平或消失以致真皮连接处形成平坦线状，见于萎缩性皮肤病、硬皮病等。

9. 乳头瘤样增生

乳头瘤样增生（papillomatosis）是指真皮乳头向上不规则增生，使表皮呈凹凸不平的波浪形，常伴表皮增生，见于黑棘皮病、脂溢性角化病等。

10. 疣状增生

疣状增生（verrucous hyperplasia）是指表皮角化过度、粒层增厚、棘层增厚及乳头瘤样增生 4 种病变同时存在，见于疣状痣、疣状皮肤结核等。

11. 假上皮瘤样增生

假上皮瘤样增生是指棘层显著增厚，表皮突延长增厚，但细胞分化良好，无异型性，见于着色真菌病、慢性溃疡边缘等。

12. 表皮水肿

表皮水肿包括胞间细水肿和细胞内水肿两种。

（1）细胞间水肿（intercellular edema）：指棘细胞之间水肿，细胞间隙增宽，间桥拉长，状似海绵，故又称海绵形成（spongiosis），见于急性湿疹、皮炎。

（2）细胞内水肿（intracellular edema）：指棘细胞内水肿，细胞肿胀，细胞质色淡，核靠边。水肿严重时，细胞破裂，导致网状变性，见于急性皮炎、湿疹。

13. 表皮网状变性

表皮网状变性（reticular degeneration of epidermis）是指严重的细胞内水肿而使细胞破裂，形成多房性水疱，房的间隔由残留的胞壁构成，呈网状，见于带状疱疹、接触皮炎等。

14. 表皮气球变性

表皮气球变性是指由于细胞内水肿引起表皮细胞极度肿胀以及细胞棘突松解而形成的变化，细胞如气球状，结果形成表皮内水疱，见于带状疱疹等病毒性皮肤病。

15. 棘层松解

棘层松解（acantholysis）是指由于棘细胞间桥的变性，细胞间失去紧密联系而成松解状态，导致表皮内形成裂隙、水疱。棘突松解细胞不但棘突消失，而且细胞周边胞质浓缩，核周胞质水肿呈晕状，核染色质呈均质性，见于天疱疮、水痘、毛囊角化病等。

16. 绒毛

绒毛（villus）是指伸入由棘层松解而形成的裂隙或水疱中的乳头，其上覆盖一层基底细胞，见于毛囊角化病、家族性良性慢性天疱疮等。

17. 基底细胞液化变性

基底细胞液化变性轻者表现为基底细胞空泡化或破坏，细胞排列紊乱；重者基底层消失，见于扁平苔藓、红斑狼疮、皮肤异色病等。

18. 微脓疡

微脓疡（microabscess）是指表皮内或真皮乳头处有少量细胞聚集。中性粒细胞灶性聚集于乳头上表皮内称 Munro 微脓疡，见于银屑病；单核细胞和蕈样肉芽肿细胞灶性浸润于棘层内称 Pautrier 微脓疡，见于蕈样肉芽肿；嗜酸性粒细胞组成的微脓疡见于疱疹样皮炎、大疱性类天疱疮早期。

19. Kogoj 海绵状脓疱

Kogoj 海绵状脓疱是指位于表皮基底层上部的多房性脓疱，海绵状网眼中有中性粒细胞聚集，见于脓疱型银屑病。

20. 角株

棘细胞呈同心层排列，接近中心区逐渐角化，称为角株（horny pearl），见于Ⅰ级鳞癌或假癌性增生。

21. 间变

间变（anaplasia）是指瘤细胞转变为未分化的形态，细胞核大，深染，形态不规则，核仁明显，常显不典型核分裂，见于恶性肿瘤。

22. 化生

化生（metaplasia）是指组织由一种类型变为另一种类型，如钙化上皮瘤的骨化，瘢痕中的骨质形成。

23. 核固缩

核固缩（pyknosis）是指胞核皱缩、扭曲、深染、胞质变空，见于烧伤等。

24. 核碎裂

核碎裂（karyorrhexis）是指胞核碎散成小尘粒。中性粒细胞的核碎裂呈嗜碱性颗粒，称核尘（nuclear

dust），见于变态反应性皮肤血管炎。

25. 空泡化

空泡化（vacuolation）是指表皮或黏膜上皮细胞胞质变性出现的蛋白质水滴，因标本制作关系消失后留下大小不等的空泡，见于扁平疣等。

26. 色素增多

色素增多（hyperpigmentation）是指表皮基底层及真皮上部黑素颗粒增多，见于Riehl黑变病、黄褐斑等。

27. 色素减少

色素减少（hypopigmentation）是指表皮基底层内黑素颗粒减少或缺如，见于白癜风、炎症后色素脱失等。

28. 色素失禁

色素失禁（incontinence of pigment）是指黑素颗粒游离于真皮上部组织间隙中或被吞噬细胞吞噬的现象，由于基底细胞及黑素细胞损伤，黑素从这些细胞中脱落所致。色素失禁见于色素失禁症、扁平苔藓、红斑狼疮等。

29. 炎症细胞外渗

炎症细胞外渗（exocytosis）指真皮内炎性浸润细胞移入表皮，常见于皮炎、湿疹。在蕈样肉芽肿，真皮内T淋巴细胞经常有侵入表皮的现象与倾向，此特称之为亲表皮性（epidermatropism）。

30. 胶样小体

胶样小体（colloid body）又名Civatte小体，表现为嗜酸性均质性圆形或卵圆形小体，直径约10μm。可见于表皮下部或真皮上部，其形成与表皮细胞凋亡有关。胶样小体见于扁平苔藓、红斑狼疮等。

31. 表皮颗粒变性

表皮颗粒变性（epidermal granular degenration）又名表皮松解性角化过度，主要发生于生发层中上部，其特点是：①角化过度。②粒层内出现大而不规则的透明角质颗粒。③表皮细胞胞质皱缩，核周出现空泡化。④细胞境界不清，形成腔隙及表皮松解性疱，见于显性遗传性大疱性鱼鳞病样红皮病等。

## 第五节　真皮病理

1. 真皮水肿

真皮水肿（edema of the dermis）是指真皮结缔组织纤维间隙有液体潴留，纤维本身肿胀、淡染。乳头层常比网状层为明显，见于荨麻疹等炎性皮肤病。

2. 真皮萎缩

真皮萎缩（atrophy of the dermis）是指整个真皮厚度减少，是由于胶原纤维及（或）弹性纤维减少所致。通常伴有毛囊及皮脂腺萎缩或消失，见于斑萎缩、慢性萎缩性肢端皮炎等。

3. 均质化

均质化（homogenization）是指真皮结缔组织的一种无定形均匀一致的变化，组织染色呈嗜伊红，色淡，见于萎缩性硬化性苔藓、硬皮病等。

4. 玻璃样变或透明变性

玻璃样变或透明变性（hyaline degeneration）是指在组织内或细胞内出现玻璃样半透明的均质性物质，即所谓透明蛋白。苏木精-伊红染色呈均一淡红色，具折光性，见于瘢痕疙瘩等。

5. 纤维蛋白样变性

纤维蛋白样变性（fibrinoid degeneration）是指纤维蛋白渗透入通常伴有变性改变的胶原组织或沉积于受损的血管壁及其周围，使其呈现有折光的嗜伊红均质的外观，见于红斑狼疮、结节性多动脉炎等。

6. 弹性纤维变性

弹性纤维变性（elastic fiber degeneration）是指弹性纤维断裂、破碎、聚集成团、卷曲、粗细不均，呈嗜碱性变，需做特殊染色显示。弹性纤维变性见于弹性纤维假黄瘤。

7. 淀粉样变性

淀粉样变性（amyloid degeneration）是指真皮乳头内或小血管的基底膜下有淀粉样物质（一种糖蛋白）

的沉积。结晶紫染色呈紫红色，苏木精-伊红染色呈均匀一致的淡红色团块，见于皮肤淀粉样沉着症。

8. 胶样变性

胶样变性（colloid degeneration）是指组织内出现均质性嗜伊红性胶样物质，苏木精-伊红染色呈淡红色，见于胶样粟丘疹。

9. 嗜碱性变性

嗜碱性变性（basophilic degeneration）是指真皮浅层出现呈弱碱性无定形纤维团块或颗粒，苏木精-伊红染色呈灰蓝色，系胶原纤维变性所致，见于日光性角化、光化性肉芽肿、红斑狼疮等。

10. 黏液变性

黏液变性（mucinous degeneration）是指真皮纤维束间有黏液物质（主要为糖胺聚糖）聚积，导致胶原纤维束间隙增宽，苏木精-伊红染色呈淡蓝色。黏液变性见于乳液性水肿。

11. 异染性

异染性（metachromasia）是指染色后反映出来的颜色与所用的染料颜色不同的现象。如酸性糖胺聚用甲苯亚蓝染色呈紫色，色素性荨麻疹的肥大细胞颗粒经 Giemsa 染色呈紫红色。

12. 炎症浸润

炎症浸润（inflammatory infiltration）可有以下分类。

（1）一般分类：按病程可分为急性、亚急性和慢性炎症；按病理变化可分为变质性炎症、渗出性炎症和增殖性炎症。

（2）按浸润细胞性质分类：按此分类可分为非特异性炎症浸润和肉芽肿性浸润。

（3）按浸润细胞分布分类：按此分类可分为血管周围浸润、弥漫性浸润、片状浸润、袖口状浸润及带状浸润等。

13. 肉芽肿

肉芽肿（granuloma）是指主要由单核细胞、上皮样细胞、浆细胞或多核巨细胞浸润所致的一种慢性增殖性炎症表现，见于皮肤结核、麻风、肉样瘤等。

14. 坏死

坏死（necrosis）是指局部组织或细胞坏死，表现为细胞质的溶解、细胞核的固缩、碎裂和溶解。苏木精-伊红染色显示一片无结构的均质性红染区。另有两种特殊坏死。

（1）干酪性坏死（caseation）：这是一种凝固性坏死，坏死比较彻底，组织结构完全破坏，苏木精-伊红染色呈淡红色，多见于皮肤结核、树胶肿等。

（2）渐进性坏死（necrobiosis）：这是一种不完全性坏死，苏木精-伊红染色呈淡红色，仍可见到正常轮廓，无明显炎症，坏死边缘可见纤维细胞、组织细胞及上皮样细胞，呈栅栏状排列，多见于环状肉芽肿、类脂质渐进性坏死等。

15. 纤维化及硬化

纤维化（fibrosis）指胶原纤维及成纤维细胞增生，排列紊乱，见于创伤愈合形成的瘢痕；硬化（sclerosis）则以胶原纤维增生为主，纤维变粗，苏木精-伊红染色显嗜伊红均质化，见于硬皮病等。

## 第六节　皮下组织病理

1. 脂膜炎

脂膜炎（panniculitis）是指由于炎症反应而引起皮下脂肪组织不同程度的炎症浸润、水肿、液化或变性坏死。脂肪细胞变性坏死后释放出的脂质为组织细胞所吞噬，则形成泡沫细胞，见于 Weber-Christian 病等。

2. 增生性萎缩

增生性萎缩（proliferating atrophy）是指皮下组织由于炎症细胞浸润而使脂肪细胞发生变性、萎缩甚至消失，见于结节性红斑等。

# 第二章

# 皮肤病的临床表现

皮肤病的临床表现是认识和诊断皮肤病的重要依据。分自觉症状和他觉症状两类。

## 一、自觉症状

自觉症状亦称主观症状,如瘙痒、疼痛、烧灼及麻木感等。自觉症状的轻重与皮肤病的性质、严重程度和患者的感觉能力有关。

### (一)瘙痒

当皮肤神经受到轻微的刺激时发生,是"一种不愉快的皮肤感觉或引起搔抓或摩擦皮肤的欲望",属于正常的皮肤感觉范围。痒的发生与许多内外因素有关,如机械刺激及机体细胞受损释放组胺、活性蛋白酶及多肽类物质等有关。生理性瘙痒是一种足以引起搔抓的短时皮肤反应,病理性瘙痒则是一种引起剧烈搔抓的严重皮肤不适感知。瘙痒是皮肤病最常见的自觉症状,可轻可重,可阵发性、间断性或持续性,亦可局限性、泛发性或全身性。有剧烈瘙痒的皮肤病有皮肤瘙痒症、神经性皮炎、荨麻疹、疥疮及皮炎-湿疹类皮肤病。此外,某些恶性肿瘤(如恶性淋巴瘤)、甲状腺功能亢进、糖尿病、慢性肾衰以及某些肝、胆和造血系统疾病等,亦常伴有剧烈瘙痒(图2-1)。

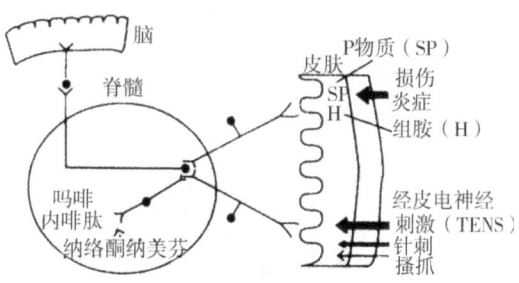

**图2-1 瘙痒的神经生理**

### (二)疼痛

疼痛是一种警戒信号,对机体具有保护作用,任何形式的物理和化学刺激到达一定强度,都能引起疼痛。疼痛常见于带状疱疹、疖肿、丹毒及结节性红斑等。接触性皮炎除瘙痒外可有烧灼感,或有胀痛。

### (三)麻木

麻木见于麻风或神经病变患者,由于末梢神经受损致感觉减退或丧失所致。

### (四)其他

某些皮肤病可伴发畏寒、发热、头痛、乏力、食欲不振及关节痛等全身症状。

## 二、他觉症状

他觉症状即皮肤损害,亦称皮损或皮疹,是可以看到或摸到的皮肤黏膜损害。皮损的性质和特点常是诊断皮肤病的主要依据。皮损分原发损害和继发损害2大类。原发损害是皮肤病理变化直接产生的最早损害;继发损害是由原发损害演变或因搔抓感染所产生的损害。但两者并不是都能决然分开的,如黄褐斑的色素沉着斑是一种原发损害,而固定性药疹的色素沉着斑则是由红斑或水疱演变而来的继发损害。脓疱性银屑病的脓疱是原发的,但湿疹的脓疱则是继发感染引起的。

### (一)原发损害

**1. 斑疹**

斑疹呈局限性皮肤颜色的改变,不隆起,不凹下。直径大于1 cm者称斑片。斑疹可分为4种。

(1)红斑:由于毛细血管扩张或充血引起,压之褪色(图2-2A)。有炎症性红斑,如丹毒;非炎症性红斑,如鲜红斑痣。

(2)出血斑:由于血液外渗至真皮组织所致,压之不褪色(图2-2B)。皮疹开始呈鲜红色,渐变为紫蓝色及黄褐色,经1~2周可消退。直径小于2 mm者称为瘀点,大于2 mm者称为瘀斑。

(3)色素沉着斑:由于表皮或真皮内色素增多所致,呈褐色或黑色(图2-2C)。人为性皮肤内注射外源性色素者称为文身。

(4)色素减退斑及色素脱失斑:由于皮肤黑色素的减少或脱失所致。前者如白色糠疹,后者如白癜风。

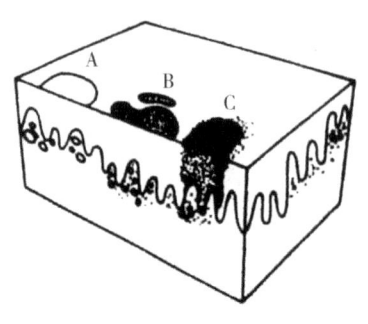

**图2-2 斑疹**

A. 红斑;B. 出血斑;C. 色素沉着斑

**2. 丘疹**

丘疹系呈局限性、隆起性、实质性损害,直径小于1 cm,病变位于表皮或真皮上部。丘疹为圆形、类圆形或多角形,表现为尖顶、平顶或圆顶,可有鳞屑,呈不同颜色(图2-3)。如扁平或稍隆起的,介于斑疹和丘疹之间者,称斑丘疹;丘疹顶端伴有小疱者称丘疱疹;伴有小脓疱者称丘脓疱疹。

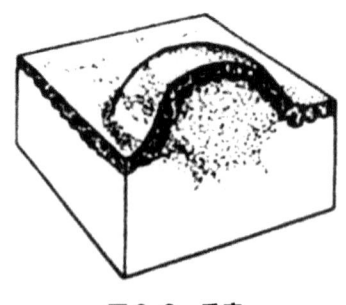

**图2-3 丘疹**

**3. 斑块**

斑块为较大的或多数丘疹融合而成的,直径大于2 cm的扁平、隆起性损害。

**4. 风团**

风团为真皮浅层水肿引起的暂时性、局限性隆起性损害(图2-4)。呈淡红或苍白色,大小不等,形态不一,周围有红晕，边缘不规则，常于数小时至 10 余小时内消退，消退后不留痕迹。常伴有剧痒，如荨麻疹。

5. 水疱

水疱为高出皮面的、内含液体的局限性、腔隙性损害。如疱内含浆液，呈淡黄色；疱内含血液，呈红色（称血疱）；疱内含淋巴液则澄清透明。损害可位于角质层下（图 2-5A）、表皮中下部（图 2-5B）或表皮下（图 2-5C）。直径小于 0.5 cm 者称小疱，大于 0.5 cm 者称大疱。

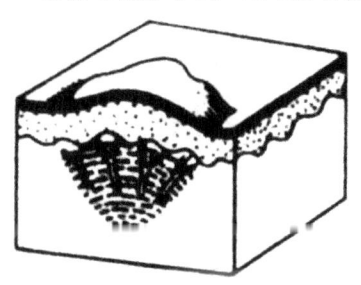

**图 2-4　风团**

A. 角质层下水疱；B. 表皮中下部水疱；C. 表皮下水疱

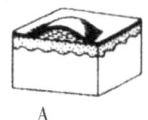 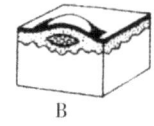 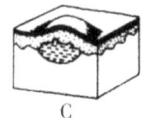

**图 2-5　水疱**

A. 角质层下水疱；B. 表皮中下部水疱；C. 表皮下水疱

6. 脓疱

脓疱系含有脓液的疱疹。疱液混浊，可稀薄或黏稠，周围可有红晕（图 2-6）。可原发，亦可继发于水疱。大多由化脓性细菌感染所致，如脓疱疮；少数由非感染因素引起，如脓疱性银屑病。

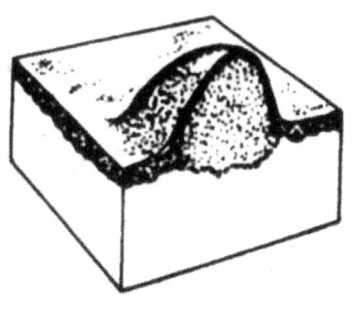

**图 2-6　脓疱**

7. 结节

结节为局限性、实质性损害，深度可达真皮或皮下组织（图 2-7）。呈圆形或类圆形，大小为粟粒样至樱桃样，有一定硬度。可由真皮或皮下组织的炎症浸润（如瘤型麻风）、代谢产物沉积（如结节性黄色瘤）、寄生虫感染（如猪囊虫病）或肿瘤等引起。结节可自行吸收，亦可破溃而形成溃疡。结节直径大于 2～3 cm 者称肿块。

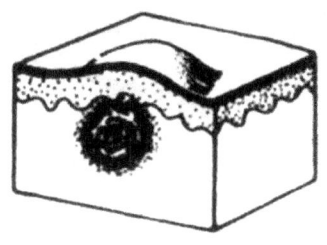

**图 2-7　结节**

8. 囊肿

囊肿为内含液体、黏稠物质和细胞成分的局限性囊性损害（图2-8）。呈圆形或类圆形，触之有弹性感。一般位于真皮或皮下组织，如皮脂腺囊肿。

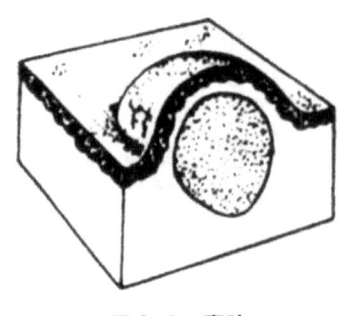

图2-8 囊肿

## （二）继发损害

1. 鳞屑

鳞屑为脱落或即将脱落的角质层（图2-9），其大小、厚薄及形态不一。有糠秕状鳞屑的，如花斑癣、白色糠疹；有大片鳞屑的，如剥脱性皮炎；呈淡黄色油腻性鳞屑的，如脂溢性皮炎；有多层银白色鳞屑的，如银屑病。

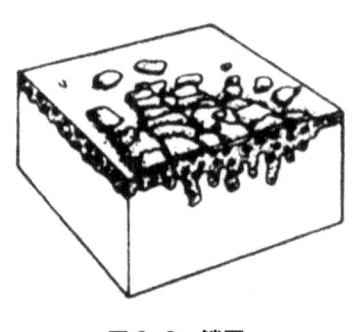

图2-9 鳞屑

2. 浸渍

浸渍为皮肤长期浸水或受潮湿所致的表皮松软变白、起皱的损害。常发生在指（趾）缝等皱褶部位。浸渍处如受摩擦，则可发生表皮脱落，形成糜烂。

3. 抓痕

抓痕为搔抓或摩擦所致的表皮或真皮浅层的缺损。表面常呈线条状或点状，可有血痂，愈合后一般不留瘢痕。常见于剧烈瘙痒性皮肤病。

4. 糜烂

糜烂为表皮或黏膜上皮的缺损，露出红色湿润面（图2-10）。常由水疱或脓疱破溃，浸渍表皮脱落或丘疱疹表皮的破损等损伤所致。因损害表浅，基底细胞未全部损害，故愈合后不留瘢痕。

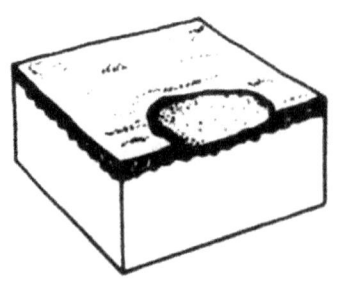

图2-10 糜烂

5. 溃疡

溃疡为皮肤或黏膜深层真皮或皮下组织的局限性缺损（图2-11）。其形态、大小及深浅，可因病因和病情轻重而异。溃疡面常有浆液、脓液、血液或坏死组织。主要是由结节或肿块破溃或外伤后而形成。溃疡愈合后可形成瘢痕。

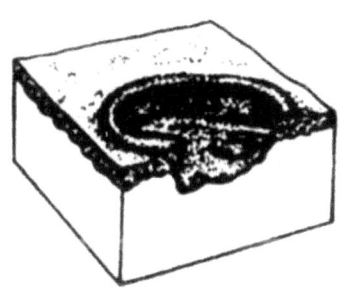

图2-11　溃疡

6. 裂隙

裂隙亦称皲裂。系皮肤的线条状裂口。深度常可达真皮，并伴有疼痛或出血（图2-12）。多发生于掌跖、指（趾）关节部位以及口角、肛周等处。常由于局部皮肤干燥或慢性炎症等引起皮肤弹性减弱或消失，再加外力牵拉而形成。

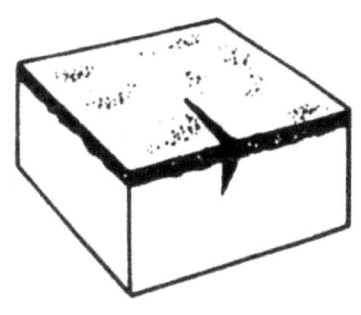

图2-12　皲裂

7. 痂

痂是由皮损表面的浆液、脓液、血液以及脱落组织等混合而凝成的附着物（图2-13）。其颜色可因内含成分不同而异。例如，浆液性痂呈淡黄色，脓痂呈黄绿色，血痂则呈棕色或黑褐色。

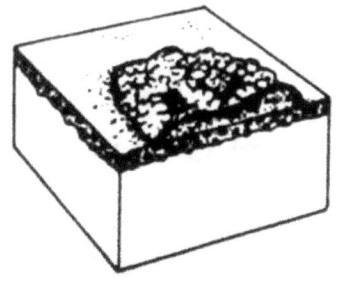

图2-13　痂

8. 苔藓样变

苔藓样变亦称苔藓化。表现为皮肤局限性浸润肥厚，皮沟加深皮嵴突起，使皮肤表面形成许多多角形的丘疹，群集或融合成片，表面粗糙，似皮革样（图2-14），系由经常搔抓或摩擦使角质层及棘细胞层增厚，真皮产生慢性炎症等改变所致。常见于神经性皮炎及慢性湿疹。

9. 萎缩

萎缩是皮肤组织的一种退行性变所引起的皮肤变薄（图2-15）。可发生于表皮、真皮或皮下组织。

（1）表皮萎缩：为局部表皮菲薄，呈半透明羊皮纸样，表面可有细皱纹，正常皮纹多消失。

（2）真皮萎缩：为真皮结缔组织减少所致，常伴有皮肤附属器的萎缩。表现为局部皮肤凹陷、变薄，但皮纹正常。

（3）皮下组织萎缩：主要由皮下脂肪组织减少所致。表现为局部皮纹正常，但凹陷明显。

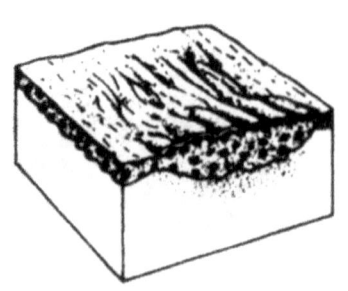

图 2-14 苔藓样变

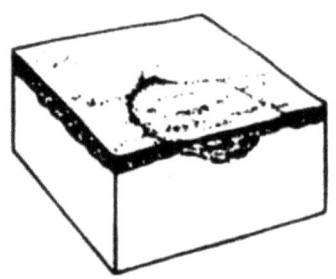

图 2-15 萎缩

10. 瘢痕

瘢痕为真皮或真皮以下组织的缺损或破坏，经新生结缔组织修复而成。表面光滑、无皮纹，亦无毛发等皮肤附属器，皮损缺乏弹性。增生明显而隆起者，称增生性瘢痕（图 2-16）；局部凹陷、皮肤变薄、柔软而发亮者，称萎缩性瘢痕（图 2-17）。

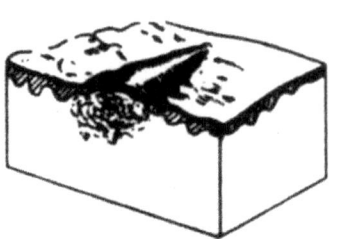

图 2-16 增生性瘢痕

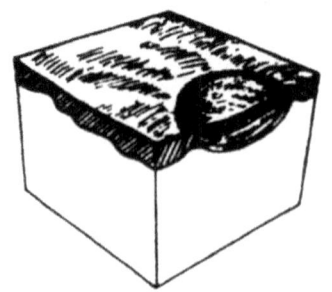

图 2-17 萎缩性瘢痕

# 第三章 皮肤病的诊断

## 第一节 皮肤病史

皮肤病虽然病种多，但某些皮肤病如痤疮和银屑病等病看一眼即可诊断。即便如此，皮肤科医生仍需要详细询问病史，以获得一个完整的疾病的发生发展史。详细询问病史不仅有助于我们评价疾病的病因，还能够增加患者对医生的信任感。况且，许多皮肤病肉眼检查不能够获得满意的诊断，就更需要完整的病史及一些相关的实验室检查来辅助诊断。

### 一、接诊患者

接诊患者是一种艺术，是每一个医务工作者必须具备的修养，临床上接触的患者林林总总，可能来自不同的地方，来自不同的文化层次和社会阶层，有男有女，有老有少。而且当今社会不同地区均存在不同程度的医患关系，患者对待医生的态度不一，同时许多皮肤病本身会给患者带来心理上不同程度的影响。因此，皮肤科医生不仅需要丰富的临床经验，还应具备一些基本的社会学和心理学等相关学科的知识。应切记医生接触的首先是人，其次才是病。

一名优秀的皮肤科医生应能够良好地控制自己的情绪，端庄、谨慎且沉着冷静，对待患者应态度温和、耐心、亲切、热情，而不应该是粗枝大叶、漫不经心、举止轻浮、态度傲慢或盛气凌人，还应能够在短暂的与患者的交流中尽可能地获得患者的信任，较好地控制患者的情绪，从而获得大量有用的、可信的、完整的病史。有经验的皮肤科医生多首先详细询问病史，与患者建立和谐的关系，获得问题的大概，再检查患者。

### 二、一般病史

#### （一）家族史

遗传性皮肤病在皮肤科比较多见。对怀疑与遗传有关的皮肤病应详细询问其家族中有多少同病者，近亲和远亲中有无同样的疾病，详细询问并获得某个疾病的家族谱系对于遗传性皮肤病的诊断和发病机制的探讨有相当重要的作用。如常见的有鱼鳞病、银屑病、雀斑、异位性皮炎和着色性干皮病等。异位性皮炎患者应详细询问家族中有无"异位性"如过敏性鼻炎、哮喘、花粉热等病史。

#### （二）地理因素

不同的地区皮肤病的病种和发病率有一定的差异，如在我国北方银屑病的发病率较高，南方气候温热潮湿皮肤癣菌感染多见。

### （三）职业

因职业所致皮肤病的发病率较高，占所有职业病的 20% ~ 70%，如手部的湿疹和接触性皮炎、农民颈、稻农皮炎和油彩皮炎等。

### （四）嗜好

如饲养猫、犬等宠物时有时会感染上癣病或丘疹性荨麻疹。饮酒对皮肤有不良的刺激。过量饮用咖啡及浓茶可加重皮肤的瘙痒。

### （五）休闲活动

在冬季出现晒斑或日光性皮肤病可见于去热带或亚热带地区旅游的患者。曾报道一例手部慢性接触性皮炎患者是由于长期接触门球球杆的橡胶所致。

### （六）社会因素

了解患者的社会活动、经济状况和文化层次，有助于针对不同的病情提出相应的治疗和预防措施，并且能够保证提出的建议可接受性和可执行性。

### （七）过去患病史

过去患病史对目前疾病的诊断有一定的价值，如白塞综合征患者的早期表现可能仅为双下肢的结节性红斑，经过几年或十几年后相继出现口腔、眼部和生殖器的损害，而表现出白塞综合征。

## 三、特殊病史

### （一）皮损初发时间

皮损发生的时间应尽可能询问得精确，其中皮肤病的加重或复发的时间也应记录。许多伴发热的发疹性疾病应尽可能详细地问清发疹在前还是发热在前，以及发疹与发热之间的关系。

### （二）皮损初发部位

皮损的初发部位在皮肤病诊断中的重要作用是显而易见的。但需注意患者可能会不提及看似不重要的或令人尴尬的损害，而更重视后续的或更可疑的皮损。如玫瑰糠疹患者的先驱斑易被患者忽略。

### （三）皮损特点

应尽可能地让患者详细描述原发疹和继发疹的形态或特征。但有时患者会将风团等损害描述为水疱，此时应加以鉴别。

### （四）皮损发展

应详细询问皮损的演变、扩大速度及扩散方式。如水痘患者多是先在胸背部起水疱，然后呈向心性发展。

### （五）病程特点

病程的长短对于疾病的诊断也很重要。如鉴别副银屑病与玫瑰糠疹时，详细询问病史可发现玫瑰糠疹的病史较短、发展快，而副银屑病则病程长。

### （六）病期

应详细询问疾病的病期。如基底细胞癌患者可能只会告诉医生溃疡发生的时间，此时应进一步问明肿瘤发生的时间。

### （七）自觉症状与全身症状

皮肤病的自觉症状主要有瘙痒、疼痛、麻木及干燥等。痒是最常见的，如夜间瘙痒加重多见于疥疮，蚁行感、虫爬样感则多见于系统性疾病所致或精神因素等。不痒的皮肤病最常见的有梅毒、麻风和真菌病如孢子丝菌病等，麻木则多见于麻风。有时皮肤病还会有全身症状如畏寒发热等。

### （八）激发因素

了解皮肤病的激发因素对于皮肤病的诊断以及治疗和防止复发都是很重要的。应尽可能地询问患者认为的激发因素。既不能无视患者的意见，也不能过分相信患者。尤其是怀疑与职业性的因素有关时，除非医生特别清楚该工作环境，否则不能轻易确定。许多疾病的发生或加重与精神因素有关，如系统性红斑狼疮、银屑病、慢性荨麻疹、痤疮和复发性生殖器疱疹患者应详细询问可能的精神诱因。而当怀疑药物疹时则应详细询问用过何药？何时使用？与皮损发生的关系等。

### （九）治疗情况

多数患者会在就诊前自行购药治疗，治疗的情况对疾病的诊断有帮助。如患者外用糖皮质激素软膏后皮损先好转后加重，多见于皮肤真菌感染。同时，就诊前曾经采用的治疗措施，效果如何，有何不良反应也应详细询问。

### （十）性生活史

对于性传播疾病患者询问性生活史于诊断及预防都有意义。

## 第二节　体格检查

### 一、全身检查

全身体检是内科医生的基本技能。皮肤科医生首先是一名合格的内科医生。毫无疑问，全面而详细的内科体格检查对皮肤病的诊断是非常重要的，尤其是系统性疾病相关的皮肤病，如系统性红斑狼疮、结节病和恶性肿瘤转移。

应常规检查患者的口腔黏膜及全身浅表淋巴结。浅表淋巴结的检查顺序为耳前、耳后、乳突区、枕骨下、颈后三角、颈前三角、锁骨上窝、腋窝、滑车上、腹股沟和腘窝。淋巴结肿大主要见于下列疾病。①感染：细菌感染、硬下疳、传染性单核细胞增多症、二期梅毒和HIV感染。②慢性炎症性皮肤病，尤其是红皮病（剥脱性皮炎）。③恶性肿瘤：淋巴瘤、黑素瘤转移。④结节病。⑤系统性红斑狼疮。

### 二、皮肤检查

皮肤的检查应包括皮肤、头发、指（趾）甲及黏膜。皮肤检查主要有肉眼检查和必要的物理检查。

#### （一）肉眼检查

肉眼检查最好在日光下做仔细检查，至少也要在明亮的日光灯下检查。同时，检查皮肤时应尽可能地暴露皮肤，了解皮损的全貌，避免出现"只见树木，不见森林"。检查患者时室温也应合适，不应太冷也不能太热。男医生在检查女患者时，应有第三者的参与。6~10倍的放大镜对于肉眼检查也很有帮助，如扁平苔藓的Wickham纹，盘状红斑狼疮的毛囊性角栓和点状凹陷。

在描述皮肤疾病的损害时应使用皮肤科的专业术语。每位皮肤科医生早期应培养正确应用皮肤科专业术语来解释和说明皮损的物理特征。皮肤科专业术语的应用不仅有助于医生之间的交流，还有助于临床医师的正确的鉴别诊断，详细和精确地记录皮损的重要变化。

肉眼检查皮肤损害的内容，主要有原发损害、继发损害，损害的性质、分布、排列、大小、边缘、形状、基底、表面、温度、内容和部位等。为避免肉眼检查时遗漏皮损的某些特征，根据临床思维的顺序，可用以下方法来对皮损进行描述。

（1）皮损的类型：患者的皮损是什么类型？斑疹、丘疹、结节还是水疱等。应区分哪些是原发损害，哪些是继发损害，不要被继发损害所迷惑。

（2）皮损的形状：不仅要认识皮损的类型，还要描述每个皮损的形状，如环形、弧形、线性、圆形、卵圆形、脐凹状、半球形或平顶等。

（3）皮损的排列：每个皮损有其独特的形状，各个皮损之间也会有一定的联系，并可能反映疾病的病理过程。皮损可以是相互独立孤立性的存在，可以是弥漫性的、群集的、疱疹样、带状疱疹样、环形、弧形、线性和网状排列。

（4）皮损的分布：首先是皮损累及的范围。皮损可以是局限性的，也可能是局部的或是播散或泛发性的。皮损播散时，应记录累及的面积。成人的一个手掌的面积约为成人全身皮肤体表面积的1%。皮损累及的面积有助于对某些疾病如银屑病等的严重程度进行评分。其次是皮损的分布模式。皮损的分布是否对称？是否位于暴露部位、受压部位还是间擦部位？最后皮损是否具有特征性的分布，如腋窝、间擦部、掌跖、神经节段、躯干和四肢。

（5）皮损的颜色：皮损的颜色变化非常多，如白色、灰色、黄色、粉红色、红色、橙色、棕褐色、紫色、蓝色、淡紫色、黑色甚至是绿色。皮肤的颜色受多因素的影响如褐色的黑素与棕黑素、红色的血红蛋白、蓝色的氧化型血红蛋白和黄色的胡萝卜素。皮肤的颜色还受皮肤的血管、温度、局部的干燥和潮湿程度等多因素的影响。

此外，皮损的颜色主要受光的散射的影响，如银屑病疏松的鳞屑由于光的散射而呈银白色，真皮深部的黑素由于丁达尔现象而呈蓝色。

许多皮肤病具有其独特颜色改变。如毛发红糠疹和胡萝卜素血症患者的掌跖部特有的橙色，黄瘤和类脂质进行性坏死的黄色，扁平苔藓的暗紫红色，皮肌炎双上眼睑特有的淡紫红色。

值得注意的是所有的红斑，无论是什么性质的均应进行玻片压诊或指诊，以判断是否为血管性的。另外，Wood灯检查有助于鉴别低色素性和无色素性的损害。

初学者在描述皮损时可能容易出现遗忘皮损的某些重要的特征性内容的现象，但如果坚持按照上述的思维模式在临床工作中反复实践，一定会大有裨益。

### （二）物理检查

（1）指诊：指诊非常简单而实用，对于诊断也有很大的价值。指诊可以起到下列作用。指诊可了解损害的硬度、细腻、萎缩、肥厚、浸润、深浅、固定或可否移动等以及疼痛与否；指诊可以了解皮损表面的温度，如急性皮炎、荨麻疹、各种感染性疾病等可出现局部温度的升高，而在冻疮、雷诺现象、系统性红斑狼疮患者可出现肢端温度降低和冰冷感。

（2）玻片压诊：玻片压诊是指借助于玻片来诊断某些皮肤病。玻片压诊主要应用于各种原因导致的红斑，压之不褪色主要见于血管性疾病如瘀点、瘀斑和贫血痣、内源性和外源性色素性疾病如文身等。在寻常性狼疮玻片压诊时可见到特征性的苹果酱色的肉芽肿结节。

（3）皮肤划痕试验：皮肤划痕试验是指用压舌板等在皮肤上轻划直线，皮肤血管受刺激后发生收缩和扩张。皮肤划痕试验阳性是指刺激后在局部首先发生红斑，1～3分钟后开始发生肿胀，3～5分钟内达到高峰。皮肤划痕试验阳性主要见于各型荨麻疹如皮肤划痕症、压力性荨麻疹、胆碱能性荨麻疹和物理性荨麻疹。

生理性的皮肤划痕试验包括白色皮肤划痕症和红色皮肤划痕症。白色皮肤划痕症是指轻划皮肤10～15秒后，该部位周围皮肤发生苍白色改变，1分钟内这种苍白色变得更为明显，通常持续3～5分钟。红色皮肤划痕症是由于强刺激后3～15秒内出现局部皮肤发生红斑，1分钟内达到高峰。

Darier征是一种特殊的皮肤划痕试验。Darier征是指用手轻轻拍打外观正常的皮肤后出现红晕和风团，见于90%的色素性荨麻疹。

（4）感觉检查：感觉检查主要是检查患者的触觉、痛觉和温度觉的存在与否。

触觉的检查方法：将少许棉花纤维做成细的纤维束，轻轻擦过皮肤，如果患者没有感知，即为触觉消失。

痛觉的检查方法：用针尖刺皮肤，如果患者感觉不痛，即为痛觉消失。

温度觉的检查方法：准备2个玻璃管，一个装冷水，一个装热水，先后分别接触患者，如果患者不能将二者区分开来，则为温度觉消失。

感觉检查主要应用于麻风患者的皮损。但在患股外侧皮神经炎时可有患处皮肤的感觉减退或消失。

（5）Wood灯检查：Wood玻璃主要由含0.9%的氧化镍的硅酸钡组成，可以让320～400nm波长的光波通过，高压汞灯经过Wood玻璃滤镜后发出360nm波长的光波。Wood灯检查主要应用于真菌感染。鉴于硬膏的基质、分泌物、汗液中的四环素、去臭剂和肥皂等可有荧光，因此应用前应先将局部患处洗净。

头癣：奥杜盎小孢子菌、犬小孢子菌和歪斜形小孢子菌等所引起的头癣在Wood灯检查下可见浅蓝绿色的荧光。但断发癣菌作为引起头癣的一个主要的致病菌却在Wood灯检查下没有荧光。

其他真菌：花斑癣（糠秕孢子菌感染）可见金黄色荧光。

细菌感染：红癣可见粉红到橙色的荧光，可能是水溶性卟啉所致，因此刚洗过的皮损可能检测不到荧光。绿脓杆菌感染的创面可见黄绿色荧光。

色素性疾病：长波紫外线进入真皮释放蓝白光。表皮黑素可吸收长波紫外线而呈白色。因此，Wood灯下色素性与非色素性损害的对比变得更不明显。但Wood灯可用于鉴别低色素性和无色素性的皮损。

卟啉病：迟发型卟啉病患者的酸化的尿、粪便，偶可在水疱中见荧光。

药物：四环素牙可见黄色的荧光。口服或外用四环素亦可见荧光。

其他：美容、药物、工业产品等中的荧光也可检测到亮橘红色。

（6）Nikolsky征：Nikolsky征又称为棘刺松解征，主要见于各型天疱疮、中毒性表皮坏死松解型药疹等，可用于鉴别天疱疮和其他一些大疱性疾病如大疱性类天疱疮和疱疹样皮炎等。

Nikolsky征阳性有3种特征：①疱顶施加压力，可见疱液向周围表皮内渗透致疱扩大。②牵拉破疱之残壁，引起周围表皮进一步剥脱。③外观正常的皮肤一擦即破。

（7）刮屑试验：刮屑试验包括3个内容即蜡滴现象、薄膜现象和点状出血征，是主要应用于银屑病的一种特异性诊断。

蜡滴现象是指用钝器轻轻刮除鳞屑，可见一层一层的疏松的鳞屑被刮下，犹如刮蜡一样。当将鳞屑全部刮除后，其下可见一红色发亮的薄膜，即为薄膜现象。轻轻刮去薄膜，可见散在的小出血点，呈露珠状，称为点状出血征，也称为Auspitz征。

（8）同形反应和针刺反应：同形反应是指外观正常的皮肤受到创伤后出现新的与原发损害类似的皮肤损害，最早应用于描述银屑病。扁平疣等病毒感染性疾病也可出现类似的现象有称之为假同形反应。皮损受到外来创伤后皮损消失则成为反同形反应。

同形反应的诱发因素众多。多种形式的物理性损伤如摩擦、压力、切割、皮肤移植、咬伤、皮肤接种试验、烧伤、寒冷和紫外线及离子的辐射等。另外，许多感染性疾病及其他皮肤病与同形反应也有相关性。

同形反应的发病机制尚不十分清楚。但在银屑病中同形反应的主要机制是表皮的损伤，导致大量的$CD4^+$淋巴细胞浸润，进一步引起局部产生细胞因子和黏附分子而参与同形反应的发生。

同形反应主要见于银屑病，研究显示20%的银屑病患者会出现同形反应，潜伏期为10~14天，而且多见于疾病的活动期。在下列疾病中也可见到同形反应，如肿瘤、毛囊角化病（Darier病）、多形红斑、Hailey-Hailey病、Kaposi肉瘤、坏疽性脓皮病、白血病、扁平苔藓、硬化性萎缩性苔藓、光泽苔藓、类脂质渐进性坏死、穿通性结缔组织病和毛囊炎、盘状红斑狼疮、血管炎、白癜风和黄瘤等。

针刺反应是指白塞病患者在肌肉、皮下和静脉注射以及针灸后该处发生粟粒大小的丘疹继而变成脓疱，反应重时可见周围的红晕和底部的小结节。针刺反应一般在针刺后第2天出现，而且只有累及真皮时才会发生，并于3~7天后消失，损害的性质与白塞病的结节性红斑和毛囊性丘疹的性质不同。因此，有学者认为将针刺反应等同于同形反应是有争议的。在64.4%的白塞病患者中可出现针刺反应，并且可以提示该病的复发，具有相当高的辅助诊断价值。

## 第三节　实验室检查

### 一、皮肤的组织病理学检查

#### （一）适应证

（1）有高度病理诊断价值的皮肤病，如皮肤肿瘤，尤其是恶性皮肤肿瘤，不仅可以明确肿瘤的性质，还可有助于判断肿瘤的恶性程度、范围及深度等。

（2）有重要病理诊断价值的皮肤病，如扁平苔藓、大疱性皮肤病、肉芽肿性皮肤病及结缔组织病等。

（3）具有病原体的皮肤病，如深部真菌病、皮肤黑热病、麻风及皮肤结核等。

（4）诊断不清，具有明确皮肤损害的皮肤病。

## （二）皮肤的选择

（1）选择充分发展的，具有代表性的典型损害。

（2）应尽量取原发损害，同时取一部分正常皮肤，以便与病变组织作对比。

（3）对水疱性及脓疱性损害，应选择早期皮损，取材时应保持疱的完整性。

（4）环形损害应在边缘取材，同时存在不止一种损害时，应各取其一部分做检查。

（5）为观察疗效，疗后的标本应在疗前取材的同一部位采取。

（6）取材最好能包括皮下组织。

## （三）取材方法

（1）取材部位应尽量选择在日后形成瘢痕不易察见处。

（2）常规消毒后，用1%～2%盐酸普鲁卡因或0.5%～2%盐酸利多卡因局麻。

（3）取材较深、较大的组织，选外科手术法，以利刀做菱形切口。刀与皮面垂直，切口方向应与皮肤纹一致。取较小组织或外科手术取材困难者，选钻孔法。根据皮损大小选择合适孔径的钻孔器，一般多采用直径4 mm的环钻。

（4）应尽量不损伤组织，避免用镊子直接夹取皮损组织，用针挑起标本或小齿镊轻夹标本边缘，将标本从底部切断。

（5）缝合切口，5～7天后拆线。

## （四）标本的处理

切下组织立即放入4%甲醛溶液（10%福尔马林）固定。怀疑有病原体者，切一半做培养，如怀疑真菌感染的皮肤病，取材的一半做组织病理检查，另一半做真菌培养。对大疱病及胶原病的皮损，取材的一半做组织病理检查，另一半做直接免疫荧光检查。

## （五）染色种类

（1）普通染色法即HE染色，适用于一般检查，最常采用。

（2）特殊染色法有：①Van Gieson染色，平滑肌纤维呈黄色，胶原纤维显示红色。②Weight染色，弹力纤维示暗蓝色至黑色。③PAS染色，真菌壁和基底膜示红色或紫红色。④结晶紫染色，淀粉样蛋白示紫红色。⑤刚果红染色，淀粉样蛋白示橙红色。⑥阿申蓝染色，酸性黏多糖呈蓝色。⑦吉姆萨染色，肥大细胞颗粒示异染色性紫红色。⑧苏丹Ⅲ染色，需做冷冻切片，脂肪示橙红色。

## （六）注意事项

（1）取材的大小、深浅应适宜，有些病变如结节红斑、硬红斑及脂膜炎，取材必须深达皮下组织。

（2）对需包括皮下组织的活检标本，应采取外科手术切除，而不宜用环钻法。

（3）有的疾病的确诊需多次取材，如蕈样肉芽肿。

# 二、真菌检查

## （一）直接检查

### 1. 标本的采取

头癣可用拔毛镊子拔取脆而无光泽或带有白色菌鞘的病损部毛发；手足癣及体股癣宜用外科圆头钝刀轻轻刮取损害部边缘或指（趾）间皮屑，花斑癣刮取褐色的皱纹皮屑；甲癣可用小刀刮取病损指（趾）甲深层碎屑。皮肤及指甲病损部位，若先经1∶10 000苯扎溴铵（新洁尔灭）洗涤后再刮取标本更好。注意取到足够量的标本，同时为防止标本污染，尽量无菌操作。

### 2. 标本片制备

取标本少许于载玻片上，加1滴10%氢氧化钾溶液，覆盖一盖玻片，置火焰上微微加热（加速角质溶化，使标本透明），轻轻加压使成薄片，驱去气泡，用滤纸吸去周围溢液。毛发标本勿加热及加压过甚，以保持其原形，利于鉴别，亦可使用真菌染色法：取洁净的载玻片，加染液（结晶酚20 g，乳酸20 mL，甘油40 mL，蒸馏水20 mL，加温溶解后，加入棉蓝0.05 g混匀即成）1滴，然后取培养物或标本少许于其中，用接种针将其推匀，加盖玻片，微微加温并稍压盖玻片除去气泡后镜检，真菌呈蓝色。

3. 显微镜检查

一般先用低倍镜检查，检查有无真菌菌丝或孢子，然后用高倍镜观察菌丝和孢子的特征。皮屑及甲屑阳性标本常可查见分支菌丝。毛发标本若为小孢子菌属感染，可见毛发外围有许多圆形小孢子，以镶嵌状排列；毛癣菌属紫色癣菌或断发癣菌感染，常可见发内有多量呈链状排列的孢子；黄癣感染，则发内常有不规则菌丝及空泡，花斑癣菌可见香蕉形短粗菌丝及成群孢子。

4. 注意事项

（1）检查真菌及孢子时，应注意与各种假菌丝，如纤维、表皮细胞间隙及气泡、油点等的鉴别。

（2）镜检找到菌丝或孢子，常可确立癣症的诊断，但1次检查阴性结果，不能完全排除，有时须做多次检查。

（3）取材前皮损最好不要涂药。

（4）除少数菌种外，大部分真菌仅根据镜下形态不能确定菌种，必要时可做进一步培养。

### （二）分离培养

1. 方法

取标本（如毛发、皮屑、甲屑、耵聍等）于70%乙醇浸泡数分钟杀死杂菌后，以无菌操作接种于葡萄糖蛋白胨琼脂斜面培养基上，置于20℃左右孵育，每周观察2～3次，通常7～14天生长良好。某些标本应分别置于37℃和25℃培养。如疑为放线菌，需用不加抗生素的培养基，且需厌氧培养，观察至少2～3周。菌落出现后，须经常观察和检查。

2. 菌种鉴定

根据菌落生长速度、大小、表面形态、质地、颜色是否产生色素、有无下沉、边缘形状、镜下结构，特别是孢子和产孢结构的特点可鉴定菌种；有时须配合其他鉴别培养基和生化反应方法决定。

3. 注意事项

（1）严格无菌操作，尽量避免污染。

（2）培养阳性即可确立癣症的诊断，阴性者须孵育3周方可报告。

（3）同时培养数管或多次培养，以确保菌种的可靠性。

### （三）滤过紫外线检查

1. 方法

在紫外线灯上装上一种含镍的紫外线滤色片，获得320～400 nm的长波紫外线。在暗室中用这种光线照射某些皮肤病的头发及皮损等，可以产生特殊的荧光，有助于这些皮肤病的诊断和治疗。

2. 临床意义

（1）头癣检查：在滤过紫外线灯下黄癣病发呈暗绿色荧光，白癣的病发呈亮绿色荧光，黑癣无荧光。

（2）其他真菌病和细菌病的诊断：在滤过紫外线灯下花斑癣菌患处皮肤呈棕黄色，红癣菌患处皮肤呈红色或珊瑚色，腋毛癣菌亦可呈现暗绿色荧光，铜绿假单胞菌（绿脓杆菌）呈黄绿色荧光。

（3）卟啉类物质的检查：呈淡红、红色或橙红色荧光。

（4）有助于色素性皮肤病的诊断：在滤过紫外线灯下，某些皮肤病的色素减退斑较易与正常皮肤的颜色相区别。

3. 注意事项

（1）这种检查必须在暗室进行。

（2）要注意外用药中无机或有机物，如凡士林、水杨酸、碘酊以及角母蛋白等亦现荧光，白发亦可呈现荧光，应注意鉴别。

（3）头癣患者检查前3天，最好停止擦药，以免误诊。

（4）检查时禁止患者眼睛直视紫外线灯，以免损伤眼结膜。

## 三、斑贴试验

斑贴试验是用于测定迟发型变态反应的一种皮肤试验方法。根据Ⅳ型皮肤变态反应原理，将可疑致敏物贴敷于患者皮肤上，从此诱发变态反应性接触性皮炎的临床症状。此试验是帮助确定皮炎湿疹类皮肤病外源性致病原因的常用辅助诊断手段之一。

### （一）试验物制备

（1）斑贴试验（斑试）标准筛选抗原系列的制备：因可引起接触性皮炎的物质很多，有些患者不能提供可疑致敏原，所以不同国家或地区根据对周围环境中常见的致敏原的调查分析，组合成斑试抗原系列并实行标准化。称为标准筛选抗原系列，供临床医生应用。我国部分地区已制备了此抗原系列。

（2）可疑物品过敏试验物的制备：①必须根据患者提供的可疑致敏物的化学性质，用梯度浓度稀释法进行斑试。如使用原接触物 0.1%～1% 浓度斑试，若阴性，再逐渐提高浓度斑试。如为刺激性物质，宜从更低浓度做起。②对日常接触物，如护肤化妆品及外用药制剂等，用原物直接斑试。③对纺织品、皮革及皮毛等，应将原物剪成碎屑，蒸馏水浸湿后直接应用。④稀释剂的选择，水溶性物质用蒸馏水，脂溶性物质宜用植物油或石蜡物。粉末则使用医用白凡士林。

### （二）应用

（1）试验部位常规选择上背部脊柱两侧正常皮肤，有时用前臂屈侧。

（2）斑贴过筛试验，将加有抗原的斑试器胶带贴于上背部脊柱两侧皮肤，并做标记。

（3）将受试物置于叠成 4 层 1 cm² 大小的纱布块上，贴敷于上背部脊柱两侧皮肤或前臂屈侧。在纱布块上盖以 4 cm² 大小的玻璃纸，然后四边用胶布固定于皮肤上。每两个斑试之间的距离至少应为 4 cm，同时应设对照。

### （三）结果判断

在贴敷斑试物后，48 小时揭除试验物，于 48 小时、72 小时和 96 小时各观察 1 次结果，必要时 1 周后再次观察结果，结果判断标准如下。

－（阴性反应）：贴敷部位无反应。

±（可疑反应）：仅有微弱的（不清楚的）红斑。

＋（弱阳性反应）：红斑、浸润、可能有小丘疹。

＋＋（强阳性反应）：红斑、浸润、丘疹及小水疱。

＋＋＋（极强阳性反应）：红肿并有大疱。

IR（不同类型的刺激反应）。

### （四）临床意义

1. 阳性反应

通常表示患者对试验物过敏。真正的变态反应，在试验物除去后 24～48 小时一般是增强而不是减弱。如果试验物除去后，反应很快消退为假阳性。

2. 阴性反应

通常表示对试验无敏感性，但亦存在假阳性。

### （五）应用范围

此试验通常用于接触性皮炎、原因不明的皮炎湿疹或继发皮炎、职业性皮肤病及特殊工种的招工体格检查。

### （六）注意事项

（1）配制的受试物质，需质地纯净、浓度精确。且由低到高使用。所用斑试物浓度对正常人应不引起反应。不用高浓度及有原发刺激的物质做试验。

（2）敷贴部位应无皮损。斑试期间不宜洗澡、饮酒或搔抓斑试部位，不宜过度活动，出汗太多可导致斑试物移位或脱落。

（3）斑贴试验宜在皮炎急性期过后 2 周以上进行。患者受试前 2 周及受试期间不要内服皮质类固醇激素，试验前 2 天及受试期间停用抗组胺类药物。

（4）观察及判断结果时应力求及时、正确且应详细记录，结果的判断应有统一标准，注意区别假阳性及假阴性反应。

（5）受试期间，若敷贴局部剧痒或刺激，应及时去除受试物，并用清水清洗，对症处理。

## 四、寄生虫检查

### （一）疥虫检查

根据疥虫在皮肤角质啃掘隧道的特性，常可在隧道的盲端或水疱中找到疥虫、虫卵或疥粪。

1. 方法

一般在手指间、腹股沟等处选择未经搔抓的皮损，用消毒针尖或刮刀类将疱挑破或把隧道盲端的小白点挑出；如未见隧道或小白点时，也可用刮刀轻轻刮出可疑角质层组织。将其置于载玻片上，加1滴10%～20%氢氧化钾溶液，覆以盖玻片，微加热，再将盖玻片压紧。用棉棒吸去周围多余溶液，用低倍显微镜检查。

2. 临床意义

镜检发现疥虫、虫卵或疥粪，即可确定疥疮诊断。疥虫检查阴性，而临床症状及体征符合疥疮，则不能除外该诊断。

### （二）毛囊虫检查

1. 方法

多选择面部鼻翼部位皮损；如果鼻部无皮损，则选择潮红、丘疹、脓疱及毛细血管扩张等症状严重处皮损。乙醇消毒后，用刮刀轻轻刮取或用粉刺挤压器挤出毛囊内的皮脂样物，置于载玻片上，加1滴10%～20%氢氧化钾溶液，覆以盖玻片上，微加热，再将盖玻片压紧，用棉棒吸去周围多余的溶液。在低倍镜下检查，注意每个视野毛囊虫条数。

2. 临床意义

毛囊虫阳性，可指导临床有效的治疗酒渣鼻及酒渣样皮炎。如果镜检中偶见毛囊虫或数量很少，可认为是正常的寄生物，不必治疗。若数量多，则须予以治疗。

### （三）阴虱虫卵检查

1. 方法

于患部体毛或皮面发现卵圆形灰色或红色的虱，或灰白色虱卵后，用针尖挑阴虱或拔下体毛，将其置于载玻片上，覆以盖玻片，用低倍镜直接观察。

2. 临床意义

发现虱或虱卵即可确定阴虱的诊断。

## 五、免疫荧光检查

### （一）方法

根据抗原-抗体反应的不同，免疫荧光检查有以下3种。

1. 直接法

用以检查患者皮肤组织中有无免疫球蛋白或补体的沉积。用特异荧光抗体直接滴加于待检标本上，由荧光素标记的抗体与抗原发生特异结合，使之呈现荧光，根据荧光分布和形态确定抗原部位和性质。此法简单，特异，能用已知抗体检查未知抗原，但一种标记抗体只能查一种抗原。直接法采用患者的病变组织，冷冻切片（4μm厚）后，作荧光染色。

2. 间接法

用以检测患者血清中是否存在某种特异抗体或自身抗体。反应中有两对抗原抗体相继起结合反应，第一抗体与抗原是相对应的特异结合，而第二对抗体（荧光抗体）则是针对第一抗体的结合体。由于第一抗体原分子常可与若干抗体分子结合，因此经两次结合反应后，灵敏度大大提高。本法常用于各种自身抗体的检测。间接法须取患者静脉血。

3. 补体结合法

本法是在间接法的基础上发展而成的，即在抗原抗体反应时加入补体，再用荧光标记的抗补体抗体进行示踪。检测妊娠疱疹患者的自身抗体时，须采用此法。

### （二）临床应用

1. 微生物学方面

多种细菌、病毒及立克次体病原的快速诊断；血清中抗微生物的抗体的检测。

2. 病理组织学方面

均采用直接法。①基底膜荧光：红斑狼疮显示颗粒状或块状崎岖不平的荧光染色，以 IgG 及补体 C3 为主。疱疹样皮炎于真皮乳头体内有颗粒状 IgA 沉积。类天疱疮、妊娠疱疹及获得性大疱性表皮松解症。显示线状 IgG 及补体 C3 沉积。线状 IgA 大疱病有基底膜带线状 IgA 沉积。②细胞间荧光于天疱疮可见表皮细胞间 IgG 沉积。③血管壁荧光于多种脉管炎可显示管壁或管周荧光染色。

3. 自身抗体测定

采用间接法，对结缔组织病，尤其是系统性红斑狼疮的诊断有很大意义，对大疱性皮肤病也有较大意义。以抗核抗体为例，实验室的观察内容介绍如下。①定性。先以低倍镜观察，再转高倍镜证实，见到亮绿色荧光且与底核形态一致者为阳性。②定量定滴度。将阳性标本作一系列倍比稀释，见到明确阳性荧光的最后一个稀释度为该患者血清的滴度。③定形态。用高倍镜甚至油镜观察，常见的荧光样式有：均质状——核染均匀一致，反映抗去氧核糖核蛋白或 DNA（去氧核糖核酸）抗体。可见于各种结缔组织病。周边状——胞核周围有较中央明显的荧光带，反映抗 DNA 抗体，主要见于 SLE（系统性红斑狼疮）。斑点状——核体内有许多小的荧光点，均匀分布，反映可溶性核蛋白抗体，主要见于硬皮病，也可见于 SLE。斑点状线状——核体内除点荧光外，还有呈线网状荧光，主要见于 SLE。

除了抗核抗体外，用间接免疫荧光法还可检测 dsDNA（双链去氧核酸）抗体等。

### （三）注意事项

（1）每次试验应该有阳性对照和阴性对照。

（2）应注意荧光抗体的质量，如荧光素与蛋白的比例（F∶P），一般以 2 左右为宜。抗体的含量决定合适的稀释度。

（3）标本应及时检查，并应避光保存，不然荧光会猝死。

## 六、皮肤划痕检查

根据真皮内可产生抗原抗体特异性反应原理，采用皮肤划痕方法来测定机体对某种致敏原是否过敏。

### （一）适应证

荨麻疹、异位性皮炎、药物性皮炎及食物过敏等。

### （二）方法

（1）选择受试的部位及局部清洁消毒与斑试相同。

（2）常规消毒皮肤后，用消毒针尖在皮肤上划长约 1 cm 的条痕，划痕深度以不出血为度，然后将试验物滴于其上。如同时用多种致敏原做试验，划痕间应有 4～5 cm 的距离。试验时应有阴性对照。

### （三）结果判断

通常 20 分钟观察结果，用消毒棉球轻轻拭去试验物，反应标准如下。

−（阴性）：无红斑或风团，与对照相同。

±（可疑）：水肿性红斑或风团，直径 < 0.5 cm。

+（弱阳性）：风团有红晕，直径等于 0.5 cm。

++（中阳性）：风团有明显红晕，直径 0.5～1 cm，无伪足。

+++（强阳性）：风团有明显红晕及伪足，直径 > 1 cm。

### （四）临床意义

阳性反应表示患者对受试物过敏，应排除假阳性反应。

### （五）注意事项

（1）受试物必须无菌及无刺激性。但受试材必须具有足以引起阳性反应的致敏原，且不能改变其性质。

（2）有皮肤划痕症者不宜做此试验。

（3）对高敏感者可有危险性，不能做此试验。

（4）对有过敏体质者，做试验时应密切观察局部及全身性反应。如有全身反应，应及时处理。因此，注射室应备好抢救药品。

## 七、红斑狼疮细胞检查

狼疮细胞是系统性红斑狼疮患者血液在体外一定条件下形成的一种具有特殊形态的细胞。

### （一）形成狼疮细胞的条件

（1）存在于患者血清丙种球蛋白中的狼疮因子。

（2）受伤或死亡的白细胞，其衰退的细胞核在红斑狼疮因子的作用下，形成一种圆形或椭圆形的均匀体。

（3）活的吞噬细胞（主要是中性多形核粒细胞）将上述的均匀体包围并吞噬后成为红斑狼疮细胞。

（4）整个过程必须在一定的温度和时间条件下才能形成。

### （二）原理

狼疮因子作用于衰退的细胞核使其成为"云雾状的均匀体"，然后被活的吞噬细胞所吞噬，而吞噬细胞的核被挤向一边，即成为典型的红斑狼疮细胞。

### （三）方法

方法有很多种，如凝血块法、去纤维法、snapper 法及改良的 snapper 法等。其中以后者较好，方法简便，不需特殊设备，观察结果容易，出结果快，用血量少（耳血即可），且阳性率不亚于其他方法而临床常用，具体做法如下。

1. 制备底物片，供给退化的细胞核

（1）用一直径 3～5 mm 的橡皮管或塑料管切成高 2～3 mm 的橡皮圈或塑料圈，将此圈放在载玻片的中心。

（2）用吸管取正常人的耳血，置于橡皮圈中，使之充满（如取静脉血，则 1 次可制备较多底物片）。

（3）将载玻片置于有湿润滤纸（或纱布）的加盖器皿中，以防血液干燥，置 37℃孵箱中 1 小时。

（4）取出后用镊子将橡皮圈轻轻夹起，载玻片上留有一层血膜，干燥后备用。

2. 红斑狼疮细胞检查

（1）将橡皮圈放在底物片有干血膜处，取患者血置于橡皮圈中干血膜上，使之充满。

（2）将上述底物片置潮湿器皿中，置 37℃孵箱中 1 小时。

（3）取出载玻片，用镊子夹去橡皮圈，同时除去血块。

（4）干燥后用 Wright 法染色，镜检。

### （四）结果

（1）阳性结果可见到：①典型的红斑狼疮细胞，中性粒细胞内含有均匀体，细胞核被挤向一边，整个细胞较正常多形核粒细胞大。②游离的均匀体。③花形细胞簇。即 1 个圆形均匀体，四周有数个中性粒细胞。

（2）1 张片中有 2 个以上典型的红斑狼疮细胞，方能报告阳性。其他形态的细胞可作为判断依据，须进一步检查。

### （五）临床意义

（1）主要用于诊断系统性红斑狼疮。检查结果阳性，结合临床大多可以确诊。若阴性，不能除外诊断，需重复送检。

（2）盘状红斑狼疮一般阴性。

（3）其他结缔组织病及过敏性药物反应等，偶见阳性，故不能单凭此阳性结果而肯定诊断。

（4）目前有更为敏捷及特异的各种自身抗体检测系统，因此红斑狼疮细胞检查已较少使用。

## 八、麻风杆菌检查

麻风杆菌检查为麻风病诊断手段之一。麻风患者以瘤型为主的皮肤和黏膜内常含有多量麻风杆菌，凡疑为麻风或确诊麻风者均应查菌。

### （一）取材部位

一般主张查6～8处，其中包括皮肤、眶上、耳垂、颧部和颌部。皮损取材应选浸润显著、色黄、红黄或红色处，必要时做鼻黏膜查菌。一般取皮肤损害6处，加两鼻孔黏膜共8处，称为标准检查法。

### （二）皮肤查菌法

取材部位以乙醇消毒后，用左手拇指与食指捏紧皮肤，使皮肤呈苍白色，右手持消毒小尖刀，在捏紧的皮肤上切开一长5 mm，深2～3 mm的切口，然后用刀尖刮取切口底部和边缘的组织液，立即涂于载玻片上成一圆形薄膜，干燥固定后抗酸染色镜检。切口用干棉球止血。

### （三）鼻黏膜菌法

取材部位以鼻中隔前下部较为适宜。取材首先用生理盐水擦净鼻腔，为防止出血，可用1：20 000肾上腺素滴鼻；为避免疼痛，可应用普鲁卡因等麻醉药。用小刀刮取少量黏膜组织，最好不含血液，然后涂片，干燥固定抗酸染色后镜检。消毒干棉球止血。

### （四）临床意义

在可疑皮损处查到革兰阴性麻风杆菌，配合病史及体征，可以确定麻风的诊断。结核样型麻风（反应期除外）查菌常阴性，故查菌阴性不能排除麻风。

### （五）注意事项

查菌时应戴手套，手术完毕后，所有器械应严格消毒。

## 九、性病检查

### （一）淋球菌检查

1. 适应证

怀疑有淋球菌感染的病例。

2. 方法

（1）用含无菌生理盐水的棉拭子，伸入男性尿道2～4 cm，轻轻转动，停留数秒钟取出分泌物；女性用无菌的脱脂棉拭子插入宫颈内1～2 cm取出分泌物；患结膜炎的新生儿取结膜分泌物；前列腺炎患者取前列腺液。

（2）直接涂片，加热固定后作革兰染色，油镜下检查。

（3）标本接种于血琼脂或巧克力琼脂平板上，置于含5%～10%的$CO_2$的环境中，35～37℃孵育24～48小时后观察结果。挑选可疑菌落作涂片染色镜检。

3. 结果

涂片染色镜检，多形核细胞内外可找到成双排列、呈肾形的革兰阴性双球菌。培养菌落在血平皿上可形成圆形、光滑、透明到灰白色的菌落，生化反应符合淋球菌特性。

4. 临床意义

直接涂片镜检阳性者可初步诊断，但阴性不能排除诊断，培养阳性可确诊。

5. 注意事项

（1）取材时棉拭子伸入尿道或宫颈口内的深度要足够。

（2）男患者最好在清晨首次排尿前或排尿后3小时以上采集标本。

（3）涂片的厚薄与固定及革兰染色时间要合适。

### （二）衣原体检查

1. 细胞培养法

为确诊的金标准，但对技术要求高且价格昂贵使临床应用受限。将每份标本接种于为McCoy单层细胞管，处理与孵育后经吉姆萨染色或直接荧光染色后镜检，查包涵体。阳性标本碘染色包涵体呈棕黑色，吉姆萨染色呈红色。

2. 衣原体抗原检测法

用商品试剂盒检测，方便简单，快速。当质控窗和结果窗均显示一条蓝带为阳性结果，阴性为结果窗无变化。阳性结果结合临床可确定沙眼衣原体感染，阴性时不能完全排除，可用细胞培养法确定。

### （三）支原体检查

1. 方法

采集标本同淋球菌检查。将标本接种到液体培养基中置烛缸内，在37℃恒温箱内培养24～72小时，每日观察颜色变化。如由黄色变为粉红色，可初步判断有解脲支原体生长。取0.2 mL培养物接种到固体培养基上，培养48小时后于低倍镜下观察，有典型"油煎蛋"状菌落者为阳性。

2. 临床意义

分离结果阳性，可诊断支原体感染。

### （四）梅毒螺旋体检查

1. 梅毒螺旋体直接检查

（1）方法：可取病灶组织渗出物、淋巴结穿刺液用暗视野显微镜检查，也可经镀银染色或墨汁负染色后用普通光学显微镜检查，或用直接免疫荧光技术检查。

（2）结果：暗视野显微镜下折光性强，菌体细长，两端尖直，沿纵轴旋转伴轻度前后运动。用镀银染色法螺旋体呈棕黑色，直接免疫荧光检查螺旋体呈绿色荧光，其他种类螺旋体不发光。

（3）临床意义：镜检阳性者结合临床症状可确诊。

2. 非梅毒螺旋体抗原血清试验

（1）性病研究实验室试验（venereal disease research laboratory test，VDRL）。①玻片定性试验：取待检血清0.5 mL加入玻片的圆圈中，用1 mL注射器装上专用针头加抗原1滴，置旋转器上振动玻片4分钟后立即观察结果。出现肉眼可见中等或大的聚合物为阳性。弱阳性：液体微浑，出现可见小的块状物。阴性：液体混浊，无块状物。②玻片定量试验：将定性试验呈阳性或弱阳性的待检血清用生理盐水作倍比稀释，按定性试验的方法操作，观察结果，确定效价。

（2）临床意义：非梅毒螺旋体抗原血清试验为筛选试验，其敏感性高而特异性低。结果为阳性时，临床表现符合梅毒，可初步诊断。定量试验是观察疗效的手段。假阳性结果常见于某些结缔组织并自身免疫性疾病患者、海洛因成瘾者、少数孕妇及老人。

3. 梅毒螺旋体抗原血清试验

有荧光螺旋体抗体吸收试验以及梅毒螺旋体血凝试验。梅毒螺旋体抗原血清试验为证实性试验，阳性结果可明确诊断。

# 第四章

# 皮肤病的药物治疗

## 第一节 外用药物治疗

在皮肤病的治疗中,外用药物疗法占有很重要的地位,它不仅可以起到积极的局部治疗作用,而且可以避免和减少药物的吸收和不良反应,运用外用药物疗法,要充分了解外用给药治疗的原理,患者机体情况,皮损的性质及特点。并应熟练掌握药物和剂型的性质、作用和方法。

### 一、外用药物的性能

常用外用药物按其性能可分为以下数种。因疾病的病因、皮损情况的不同,药物的剂量、浓度和使用方法也有所不同。

#### (一)清洁剂

清洁剂用于清除皮损部位的渗出物、鳞屑、痂和残留药物。常用的有生理盐水、1∶8 000高锰酸钾溶液、1%~3%硼酸溶液、1∶5 000呋喃西林溶液、植物油、液体石蜡等。较厚痂皮需凡士林封包,使其浸软,然后用植物油清洗下来。鳞屑多时或头部附有软膏或糊膏较多时,可用温水或肥皂水洗涤除去。糊膏有时需用植物油清洗,硬膏用乙醇或汽油除去。

#### (二)保护剂

保护剂具有保护皮肤、减少摩擦和防止外来刺激的作用。常用的有滑石粉、氧化锌粉、炉甘石、淀粉、植物油等。

#### (三)止痒剂

止痒剂通过局部皮肤清凉、表面麻醉作用或血管收缩等作用减轻痒感。常用的有5%苯唑卡因、1%麝香草酚、0.5%~2%薄荷脑、1%苯酚(注意水溶液蒸发后浓度升高,故同一部位不宜频繁应用;慎勿大量及大面积应用,以免经皮吸收引起中毒)、1%~2%盐酸达克罗宁等。抗组胺剂也可止痒,如3%异丙嗪及3%苯海拉明,但可能有接触性皮炎而较少使用。各种焦油制剂,如煤焦油、糠馏油等,虽是角质促成剂,但也有止痒作用。

#### (四)抗菌剂

抗菌剂有杀灭或抑制细菌的作用,有些抗生素易致敏而不宜外用。常用的有3%硼酸、1%~2%龙胆紫液、0.1%雷佛诺尔、5%~10%过氧化苯甲酰、0.5%~3%红霉素、1∶2 000苯扎溴铵、1%氯洁霉素、0.1%黄连素、1%四环素、2%莫匹罗星等。

### （五）抗真菌剂

抗真菌剂具有杀灭和抑制真菌的作用。常用的有：唑类如2%～3%克霉唑、1%益康唑、2%咪康唑、2%酮康唑、1%联苯苄唑；苯烯胺类如1%特比萘芬；多烯类如制霉菌素、两性霉素B；合成药如10%十一烯酸、5%～10%水杨酸、6%～12%苯甲酸、10%～30%冰醋酸、2.5%硫化硒、5%～10%硫黄等。

### （六）抗病毒剂

3%～5%无环鸟苷、5%～10%疱疹净主要用于单纯疱疹。10%～40%足叶草酯主要用于尖锐湿疣及跖疣治疗。足叶草毒素是足叶草酯的主要活性成分，药理作用更可靠，使用更安全。0.5%足叶草毒素，2次/d，用3天停4天为一个疗程，可重复4个疗程。

### （七）杀虫剂

杀虫剂有杀灭疥螨、虱、蠕形螨等寄生虫的作用。常用有5%～10%硫黄、1%γ-666霜、2%甲硝唑、25%苯甲酸苄酯、50%百部酊、5%过氧化苯甲酰等。

### （八）角质促成剂

角质促成剂能促进表皮角质层正常化，常伴有收缩血管、减轻炎性渗出和浸润的作用，适用于有角化不全的疾病，如银屑病等。常用的有2%～5%煤焦油或糠馏油、5%～10%黑豆馏油、3%水杨酸、3%～5%硫黄、0.1%～0.5%蒽林、钙泊三醇软膏（50μg/g）等。

### （九）角质剥脱剂

角质剥脱剂又称角质松解剂。使过度角化的角质层细胞松解脱落。常用有5%～10%水杨酸、10%雷锁辛、10%硫黄、20%～40%尿素、5%～10%乳酸、10%～30%冰醋酸、0.01%～0.1%维甲酸等。

### （十）收敛剂

能凝固蛋白质、减少渗出、促进炎症消退、抑制皮脂和汗腺分泌。常用有0.2%～0.5%硝酸银等配成溶液湿敷。2%明矾液和5%甲醛用于多汗症，但对皮肤有一定的刺激作用。

### （十一）腐蚀剂

腐蚀剂能破坏和除去增生的肉芽组织、赘生物。常用有30%～50%三氯醋酸、纯苯酚、硝酸银棒、5%～20%乳酸等。

### （十二）外用细胞毒性药物

0.5%～5%氟尿嘧啶软膏用于治疗扁平疣，脂溢性角化等。

### （十三）遮光剂

遮光剂能吸收或阻止紫外线穿透皮肤，有遮光和防晒作用。用于多形性日光疹、红斑狼疮、日光性荨麻疹等紫外线可加重的皮肤病。常用5%二氧化钛、10%氧化锌、5%～10%对氨基苯甲酸、5%奎宁等。

### （十四）脱色剂

脱色剂可减轻色素沉着，如3%氢醌、20%壬二酸等。

### （十五）甾体抗炎剂

甾体抗炎剂即糖皮质激素，外用可降低毛细血管通透性、减少渗出，有抗感染和止痒作用。按其作用可分低、中、强、特强效四类。低效有醋酸氢化可的松（0.5%～2.5%）、甲基泼尼松龙（0.25%～1%），中效有丁酸氢化可的松（0.1%）、地塞米松（0.1%）、曲安西龙（0.1%）、糠酸莫米松（0.1%），强效有氟轻松（0.5%）、戊酸倍他米松（0.1%）、哈西奈德（0.1%），特强效有丙酸氯倍他索（0.05%）、卤美他松（0.05%）、双醋地塞米松（0.05%）。

长期外用糖皮质激素可引起局部皮肤萎缩、毛细血管扩张、痤疮及毛囊炎等，因此面部及婴儿不宜长期外用。长期大量外用糖皮质激素，可引起全身性不良反应，需加注意。

## 二、外用药物的剂型

不同剂型具有不同的物理作用，使所含药物较好地发挥作用。治疗皮肤病应根据不同的病因及损害特点，选用合适的剂型。剂型选择不当，可能是不能获得理想疗效的原因之一，有时还可引起不良反应。

### (一) 溶液

溶液是药物的水溶液,主要作湿敷用。一般用开放性冷湿敷,方法是将 6~8 层纱布浸入溶液内,取出拧至半干,将湿敷垫置于病损处,当逐渐蒸发后再浸溶液,当湿敷垫上渗出液、结痂较多时,则更换新的湿敷垫。一般每日湿敷 2~3 次,每次 30 分钟。重度渗出性病损处可持续湿敷,但仍应定时取下湿敷,以免形成浸软。

### (二) 酊剂和醑剂

酊剂和醑剂是药物的乙醇溶液或浸液。酊剂是不挥发物质的乙醇溶液,醑剂是挥发性有机物质的乙醇溶液。酊剂或醑剂外用于皮肤之后,乙醇迅速挥发,其中溶解的药物很均匀地分布于皮肤表面,发挥其药物性能,常用的有碘酊、补骨酯酊、樟脑醑等。

### (三) 粉剂

粉剂有干燥、保护、散热的作用。适用于没有糜烂、渗出的损害。常用的有滑石粉、氧化锌粉、炉甘石粉等。

### (四) 振荡剂

振荡剂也称洗剂,是不溶于水的粉剂(30%~50%)与水混合而成。有止痒、散热、干燥及保护等作用,与粉剂类似,但附着性强。常用的有炉甘石洗剂,可用于潮红、肿胀、瘙痒而无渗出的急性皮肤损害;复方硫黄洗剂用于痤疮及酒渣鼻。有毛发的部位不宜使用,以免结成块。

### (五) 油剂

油剂一般用植物油溶解药物或混入固体药物。有清洁、保护和润滑作用。适用于渗出不多的皮炎和湿疹,常用的有 40% 氧化锌油、10% 黑豆馏油。

### (六) 乳剂

乳剂是油和水经乳化而成。有 2 种类型,一种是油包水(W/O)乳剂,称为脂,用于冬季及干燥皮肤;另一种是水包油(O/W)乳剂,称为霜,用于油性皮肤的人,较易洗去。水溶性和油溶性药物,均能加入乳剂中使用。乳剂渗透性能较好,有保护、润泽皮肤的作用。使用于亚急性、慢性皮肤炎症。外用的糖皮质激素制剂,大多数使用乳剂作为基质。乳剂与软膏比较有许多优点,如含油质低,比较清洁,容易洗去,可不用包扎,在身体各部均可使用,患者乐于接受。但乳剂所添加的药物浓度不能太高,种类也不能太多,以免破坏乳剂的性状,故不能完全代替软膏。

### (七) 软膏

用凡士林、单软膏(植物油加蜂蜡)或动物脂肪等作为基质,如加入不同作用的药物,配制成不同浓度的软膏。软膏有保护创面、防止干裂的作用。根据所含药物的性能,还可发挥各种治疗作用,是较常用的一种剂型。软膏中所含粉状药物不宜超过 25%。软膏渗透性强,作用深达、易于发挥所含药物的性能,且易于保存。适用于慢性皮肤炎症疾患,如慢性湿疹、神经性皮炎等。软膏中的油脂能防止水分蒸发,阻碍散热,使用后可使皮肤局部温度增高、易于浸软而渗出增加,故不适用于急性皮炎、湿疹等。

### (八) 糊(泥)膏

糊(泥)膏是含有 25%~50% 固体粉末成分的软膏,作用与软膏类似,但因含有较多粉剂,可有一定的吸收水分和收敛作用。多用于有轻度渗出的亚急性皮炎及湿疹等。糊膏阻止水分蒸发的作用比软膏小,使皮肤浸软的作用轻,药物的口服作用亦比软膏差。有毛发部位不宜使用糊膏。

### (九) 硬膏

药物溶于或混合于黏着性基质中并涂布于褙褶材料,如布、纸或有孔塑料薄膜上而成硬膏。硬膏粘贴于皮肤表面后,可阻止水分蒸发,使角质层软化,从而有利于药物的吸收,且使用方便,作用持久。适用于呈苔藓样变的慢性单纯性苔藓、慢性湿疹等,禁用于糜烂等病损。常用者如氧化锌橡皮硬膏、市售肤疾宁等药物硬膏、各种中药药膏等。

### (十) 皮肤渗透促进剂

皮肤渗透促进剂如 40%~60% 二甲基亚砜、1%~5% 氮酮等,可使溶解其中的药物较快、较充分地被皮肤吸收。常用者如 0.5% 醋酸氢化可的松二甲基亚砜溶液等。

## （十一）涂膜剂

涂膜剂系高分子化合物成膜材料溶于有机溶液或水中，再加入有治疗作用的药物而成。涂膜剂在皮肤上能形成薄膜，使其中的作用药物与皮肤密切接触而易被吸收。使用于慢性无渗出损害或角质层增生性损害，如慢性单纯性苔藓、鸡眼、胼胝等。也用于某些职业人员皮肤的防护。

## （十二）气雾剂

气雾剂是在特制容器中注入药液和压缩或液化气体，掀动阀门时药液自动呈雾状喷出，均匀分布于病损处，简便清洁。通常内含抗生素或糖皮质激素，可治疗感染性或变态反应性皮肤病。

## （十三）凝胶

凝胶是含有聚乙二醇、丙二醇、纤维素衍生物等物质的半固体制剂，也称透明软膏。局部涂后形成一层薄膜，感觉舒适，清洁透明。常用者如2.5%～10%过氧化苯甲酰等。

## 三、外用药物的治疗原则

### （一）剂型选择

根据临床症状及皮损特点选择剂型。对急性炎症性皮损，仅有红斑、丘疹而无糜烂时，可选用粉剂或振荡剂，炎症较重，出现糜烂且渗出较多时，可用溶液湿敷；有糜烂但渗出不多时可用油剂。亚急性炎症性皮损渗出少者，用油剂或糊膏；如无糜烂而呈干燥脱屑者易用乳剂。对慢性炎症性皮损，可选用软膏、糊膏、硬膏、乳剂、酊剂、涂膜剂等。单纯瘙痒而无皮损者，可用酊剂、醋剂、乳剂或振荡剂。

### （二）药物选择

根据病因、病理变化和自觉症状等选择药物。对化脓性皮肤病，可选择抗菌药物；对真菌性皮肤病，可选择抗真菌药物；如为变态反应性疾病，可选用糖皮质激素或抗组胺药；伴有瘙痒者选用止痒剂；有渗出者选用收敛剂。角化不全者选用角质促成剂；角化过度者选用角质松解剂。

### （三）外用药物治疗注意事项

医生必须认真负责，向患者或家属详细说明用法。外用药物浓度要适当，尤其是有刺激性的药物，应先用较低浓度，然后根据需要和耐受情况而逐渐提高浓度。用药要考虑患者性别、年龄和病损部位；刺激性强的药物，如高浓度水杨酸、蒽林，不宜用于婴幼儿、妇女以及面部、乳房下、外阴等部位。

# 第二节　全身治疗

皮肤病和性病的内服药物种类很多，本节仅对皮肤病临床上较常用药物简述如下。

## 一、抗组胺类药物

抗组胺药（Antihistamines drug）有$H_1$受体和$H_2$受体阻滞药两大类，在皮肤科以前者应用较广。在严重和顽固的患者可以两类药物合用，以提高疗效。

1. $H_1$受体阻滞药

$H_1$受体阻滞药大都具有与组胺相同的乙基胺结构，能与组胺争夺受体，消除组胺引起的毛细血管扩张、血管通透性增高、平滑肌收缩、呼吸道分泌增加、血压下降、红斑和风团等作用。此外，有不同程度的抗胆碱及抗5-羟色胺的作用。

（1）第1代$H_1$受体阻滞药：这一代$H_1$受体阻滞药除抗组胺作用外，还有镇静、抗胆碱能活性、局部麻醉、止吐等作用。这类药物口服后经胃肠吸收，30分钟即起效，1～2小时达最大效果，持续4～6小时。一般通过肝脏细胞色素P450系统代谢，24小时内由尿完全排泄。目前常用的有氯苯那敏、苯海拉明、多塞平、赛庚啶、异丙嗪、酮替芬。

皮肤科临床适应证：荨麻疹、日光性荨麻疹、药疹、湿疹、接触性皮炎、虫咬皮炎、扁平苔藓等引起的瘙痒均可治疗。

不良反应：第1代$H_1$受体阻滞药大部分均能通过血-脑屏障，影响中枢神经系统，导致乏力、嗜睡、头晕、注意力不集中等，又因抗胆碱作用，表现黏膜干燥、排尿困难、瞳孔散大等不良反应。因此，高空作业、精细工作者和驾驶员禁用或慎用，青光眼和前列腺肥大者慎用。

（2）第2代 $H_1$ 受体阻滞药：第2代 $H_1$ 受体阻滞药包括阿司咪唑、特非那定、非索非那定、氯雷他定、地洛他定、西替利嗪、左西替利嗪、依巴斯汀、咪唑斯汀、美喹他嗪、阿伐斯汀。口服吸收很快，多在肝脏内代谢。最大优点是药物不易透过血-脑屏障，对神经系统影响较小，不产生或仅有轻微嗜睡作用；抗胆碱能作用很小或无，作用时间较长，并且几类药物间化学结构不完全相同，因此，药动学和临床效果不完全相似，临床上应用较广，有逐步取代第1代 $H_1$ 受体阻滞药的趋势，尤其对一些驾驶员等特殊人员及慢性病例更为适用。

2. $H_2$ 受体阻滞药

这类药物能与 $H_2$ 受体有较强的亲和力，阻止组胺与该受体结合，从而对抗组胺的血管扩张、血压下降和胃液分泌增多等作用。$H_2$ 受体阻滞药口服后大部分被小肠吸收，1~1.5小时血中浓度达峰值，半减期约2小时，2/3以原形从尿中排泄。

$H_2$ 受体阻滞药主要为西咪替丁、雷尼替丁、法莫替丁，可与 $H_1$ 受体阻滞药合用治疗慢性荨麻疹、皮肤划痕症等。另外，西咪替丁还能增强细胞免疫功能和抗雄激素样作用，能减少皮脂分泌，可用于治疗痤疮、妇女多毛症及带状疱疹等。不良反应为头痛、眩晕，长期应用可引起血清转氨酶升高、阳痿和精子减少等，孕妇及哺乳妇女慎用。

## 二、糖皮质激素

糖皮质激素在皮肤科又统称为皮质类固醇（Corticosteroid），近40年来，在皮肤性病科广泛应用。

1. 作用机制

（1）抑制免疫作用：加速淋巴细胞破坏，使淋巴组织萎缩；抑制巨噬细胞向淋巴细胞呈递抗原、淋巴细胞增殖和细胞因子的产生；降低补体和抗体的水平等，使机体的免疫反应受到抑制。

（2）抗炎作用：抑制中性粒细胞的趋化性及吞噬和消化病原体；稳定溶酶体膜，阻止水解酶的释放；抑制前列腺素、白三烯、IL-1和TNF等炎症介质的形成和释放；抑制炎症性毛细血管扩张，降低毛细血管通透性和水肿形成；抑制成纤维细胞DNA的合成，减少胶原纤维和间质增生，延缓生成肉芽组织。

（3）抗毒、抗休克作用：大剂量糖皮质激素可阻止心肌抑制因子的形成；降低血管对血管收缩物质的敏感性，改善微循环；维持血管壁的完整性，防止血小板聚集和微血栓形成，减少弥散性血管内凝血（DIC）的发生；降低心肌耗氧量，改善心功能，从而发挥抗毒、抗休克作用。

（4）抗肿瘤作用：糖皮质激素能抑制淋巴细胞的DNA合成和有丝分裂，使淋巴组织萎缩；抑制成纤维细胞、上皮细胞的再生或增生。

2. 适应证

在皮肤科领域中，主要用于重症药疹、重症多形性红斑、非感染性的急性荨麻疹、过敏性休克、严重接触性皮炎、系统性红斑狼疮、皮肌炎、天疱疮、类天疱疮和变应性皮肤血管炎等。

3. 常用糖皮质激素类

常用糖皮质激素有氢化可的松、泼尼松、泼尼松龙、甲泼尼龙、曲安西龙、地塞米松、倍他米松。

4. 糖皮质激素在皮肤科临床应用方法

糖皮质激素的剂量和疗程等应根据不同病种、病情轻重、治疗效果及个体差异而有所不同。

（1）短程：适用于严重的药疹、变态反应急性期、严重接触性皮炎等，多以静脉滴注开始，症状明显改善后可较快减量后停用。

（2）中程：用于病期较长，病情反复者，如过敏性紫癜、泛发性湿疹、非寻常型银屑病、多形红斑等。多用口服法，症状控制后常需2~3个月递减，逐渐过渡至停药。

（3）长程：用于慢性复发、多系统累及等皮肤病，如系统性红斑狼疮、皮肌炎、天疱疮、类天疱疮、系统性血管炎、坏疽性脓皮病、淋巴瘤等。治疗需足量、早期、持续给药，病情重时需静脉滴注；控制病情后缓慢减量，每5~7天减量一次，减量为总量的10%；病情稳定后需应用维持剂量，5~7.5 mg/d

（泼尼松量）。为减少糖皮质激素的不良反应，每日晨8时顿服，或2天总量隔日晨8时服，可减少对下视丘、垂体、肾上腺（HPA）轴的抑制。

（4）冲击疗法：用于危重病例，如过敏性休克，喉部血管性水肿，系统性红斑狼疮严重累及肾、脑，严重天疱疮等。甲泼尼龙0.5～1.0 g，加入5%或10%葡萄糖液中静脉滴注，3～10小时内滴完，每日1次，连用3～5天后，改口服泼尼松30～60 mg/d，治疗期间应密切观察，注意电解质平衡及心电图监护等。

（5）皮损内注射：用于斑秃、扁平苔藓、瘢痕疙瘩、囊肿性痤疮、结节性痒疹、盘状红斑狼疮等。常用1%曲安奈德（去炎舒松）混悬液0.3～1.0 mL加等量1%普鲁卡因注射液，皮损内注射，每1～2周1次，共5次。不能过多注射，以免皮肤萎缩、出血和溃疡等。

5. 糖皮质激素的不良反应

长期应用糖皮质激素的不良反应主要是感染（包括病毒、细菌、结核、真菌等）、高血压、糖尿病、胃十二指肠溃疡或穿孔、消化道出血、骨质疏松、骨折或骨缺血性坏死、白内障等，一般均有满月脸、痤疮、多毛和萎缩纹等不良反应。因此，需严格掌握适应证，经常注意不良反应的发生，及时给予必要处理。

## 三、抗生素

1. 青霉素类

青霉素类主要用于革兰阳性菌及螺旋体等感染性皮肤性病，如丹毒、梅毒、淋病、类丹毒、炭疽、Lyme病、放线菌病、雅司等。部分合成（半合成）青霉素，如苯唑西林（苯唑青霉素）、氯唑西林（邻氯青霉素）、氨苄西林（氨苄青霉素）、阿莫西林（羟氨苄青霉素）、哌拉西林钠等主要用于耐药性金黄色葡萄球菌（简称金葡菌）感染。使用本类药品前需询问有无青霉素过敏史，做好皮肤试验，以防过敏性休克等严重反应。

2. 头孢菌素类

头孢菌素类主要用于耐青霉素的金葡菌和一些革兰阴性杆菌的感染，头孢曲松（头孢三嗪，Ceftriaxone）常用于淋病的治疗。急性单纯性淋病，每次0.25 g，肌内注射；合并性淋病，每次0.25 g/d，肌内注射，疗程10天。主要药物有头孢氨苄、头孢拉啶、头孢唑林钠、头孢呋辛、头孢噻肟钠、头孢他啶、头孢曲松等。对青霉素过敏者，注意与本类药物的交叉过敏。

3. 氨基糖苷类

氨基糖苷类主要为链霉素、庆大霉素、阿米卡星（丁胺卡那霉素）、大观霉素等。庆大霉素和阿米卡星是广谱抗生素，对铜绿假单胞菌也有效；链霉素用于皮肤结核病；大观霉素主要用于淋病。急性淋病，1次2～4 g，肌内注射，必要时隔3～5天重复1次；合并性淋病，每次2 g/d，疗程10天。本类药物有耳、肾毒性，长期应用需加注意。

4. 四环素类

四环素类主要用于痤疮，对衣原体、支原体、淋球菌感染也有效，药物有四环素、多西环素（强力霉素）、米诺环素（二甲胺四环素，Minocin）等。儿童长期应用四环素可使牙齿黄染，米诺环素可引起眩晕。

5. 大环内酯类

本类药物用于淋病、非淋球菌性尿道炎、软下疳、红癣。红霉素可用于痤疮。主要药物有红霉素、罗红霉素（Roxithromycin）、克拉霉素、阿奇霉素等。

6. 喹诺酮类

喹诺酮类对革兰阳性和阴性菌、支原体、衣原体有效，用以治疗脓皮病、支原体或衣原体感染。主要药物有环丙沙星、氧氟沙星、司巴沙星等。

7. 抗结核药

利福平（Rifampicin），对结核分枝杆菌高度敏感，对革兰阳性球菌也有很强的抗菌作用。

8. 磺胺类

磺胺类对革兰阳性和阴性菌、衣原体、诺卡菌有效，主要药物有复方新诺明等。部分患者可引起变态反应。

9. 其他类

其他类如去甲万古霉素、克林霉素、磷霉素、多粘菌素等药物均可选用。

## 四、抗病毒药

1. 阿昔洛韦（Aciclovir）

在病毒感染的细胞内，阿昔洛韦（无环鸟苷，Acyclovir）利用病毒胸腺嘧啶核苷激酶的催化生成单磷酸阿昔洛韦，然后在细胞激酶的作用下转化为三磷酸阿昔洛韦，对病毒 DNA 聚合酶具有强大的抑制作用，干扰疱疹病毒 DNA 的合成。适应证：单纯疱疹、带状疱疹、生殖器疱疹等。

成人口服 200～800 mg，每日 5 次，疗程 5～7 天。静脉滴注每次为 5 mg/kg，每 8 小时一次，疗程为 7 天，适用于较重病例。使用时先用注射用水配成 2% 溶液，然后用生理盐水或 5% 葡萄糖液稀释至 250 mL，静脉滴注 1～2 小时。不良反应为静脉注射处可引起静脉炎、暂时性血清肌酐升高，肾功能不全者慎用。

2. 万乃洛韦

口服吸收快，在体内迅速转化成阿昔洛韦，血浓度较口服阿昔洛韦高 3～5 倍，提高了生物利用度。抗病毒谱广，较阿昔洛韦安全，服用方便。可用于水痘－带状疱疹及 I、II 型单纯疱疹病毒感染性疾病。口服 300 mg，一日 2 次。疗程：单纯疱疹 7 天，带状疱疹 10 天。过敏者及孕妇禁用。

3. 更昔洛韦

为阿昔洛韦衍生物，抗巨细胞病毒作用较阿昔洛韦强，每次 5 mg/kg，一日 2 次，静脉滴注，疗程 2～3 周。

4. 泛昔洛韦

为新的广谱抗病毒药，口服吸收良好，组织中浓度高，生物利用度高，半减期长。治疗带状疱疹，每次 0.25 g，一日 3 次，疗程 7 天。

5. 利巴韦林

利巴韦林又称病毒唑（Virazole），是一种广谱抗病毒药物。通过干扰病毒核酸合成而阻止病毒复制繁殖，对多种 DNA 病毒或 RNA 病毒有效。对疱疹病毒、流感病毒、腺病毒均有抑制作用，用于疱疹性口炎等。静脉滴注或肌内注射，剂量为每日 10～15 mg/kg，用 5% 葡萄糖注射液或生理盐水稀释后分 2 次静脉滴注。不良反应为口渴、白细胞减少等，妊娠早期忌用。

6. 干扰素（IFN）

IFN 具有种属特异性，是病毒或诱导剂进入宿主细胞内诱导该细胞产生的一种糖蛋白，对病毒有抑制作用。除外，还有抗肿瘤及免疫调节作用。目前用于临床的人 IFN 有 3 种，IFN-α（白细胞 IFN）、IFN-β（成纤维细胞 IFN）、IFN-γ（免疫 IFN）。可用于病毒性皮肤病（如严重带状疱疹、尖锐湿疣等）和肿瘤患者。用量为 $10^6$～$10^7$ U，肌内注射，每日或隔日 1 次，疗程按病种而定。也可作局部病灶注射（如尖锐湿疣）或外搽。可有流感样、发热和肾损害等不良反应。

7. 干扰素诱导剂

聚肌胞是最常用的 IFN 诱导剂，诱导产生的 IFN 能与病毒 DNA 聚合酶结合而阻止病毒复制。可使用于带状疱疹、单纯疱疹、扁平疣、寻常疣等。剂量为 2 mg，肌内注射，隔日 1 次或 1 周 2 次。可有轻度发热，孕妇忌用。

## 五、抗真菌药

1. 灰黄霉素

灰黄霉素是一种窄谱抗真菌药物。灰黄霉素的结构与鸟嘌呤相似，能竞争性抑制鸟嘌呤进入 DNA 分子中，干扰真菌 DNA 合成而抑制真菌的生长；并且它与微管蛋白结合，阻止真菌细胞分裂，对皮肤癣菌有抑制作用。口服吸收后，经汗腺进入角质层，并与毛囊及甲的角蛋白结合，保持较高浓度，阻止皮肤癣菌继续侵入，待病变组织代谢脱落后，由新生正常组织代替，达到治疗目的。主要用于头癣、泛发性体癣，对花斑癣及深部真菌病无效。成人用量每日 0.6～0.8 g，小儿每日 15～20 mg/kg，分 2～4 次口服。头癣至少服 4～8 周，并配合外用药物等。超微粒制剂吸收较好，与高脂肪饮食同服，可增加吸收率。可有胃肠反应、头晕、光敏性药疹、白细胞减少及肝损害等不良反应。

2. 多烯类药物

该类药物能与真菌胞膜上的麦角固醇相结合，使膜上形成微孔，改变膜的通透性，引起细胞内物质外渗，导致真菌死亡。

（1）两性霉素 B：是广谱抗真菌药物。该药对多种深部真菌如隐球菌、假丝酵母（念珠菌）、皮炎芽生菌、组织胞质菌、着色真菌、球孢子菌、巴西芽生菌、申克孢子丝菌、光滑球拟酵母等有强抑制作用，但对皮肤癣菌抑制效力差，因此不用于浅部真菌病的治疗。因口服吸收不良且不稳定，仅能静脉滴注。最大剂量每日为 0.1～1.0 g/kg，从小剂量开始，根据全身反应缓慢加量。滴注液的浓度应低于 0.1 mg/mL，缓慢滴注，6～8 小时滴完。常有寒战、发热、食欲缺乏、肾损害、低血钾和静脉炎等不良反应，因此，需与地塞米松等联合应用，以减少反应。两性霉素 B 脂质体是一种双层脂质体，内含有两性霉素 B，能降低与胆固醇结合，而增强与麦角胆固醇的结合，可减少两性霉素 B 的不良反应。开始每日 0.3 mg/kg，静脉滴注，逐渐增至每日 1～2 mg/kg，对隐球菌性脑膜炎总量可达 5～8 g。

（2）制霉菌素：对念珠菌和隐球菌有抑制作用。因毒性强，不能用于注射。口服难吸收，大部分从粪便排泄，因此用于消化道念珠菌感染。成人每日 200 万 U，儿童每日 5～10 万 U/kg，分 3～4 次口服。有轻微胃肠道反应。

3. 5-氟胞嘧啶（5-Fc）

5-氟胞嘧啶是人工合成的抗真菌药物，能选择性进入真菌细胞内，在胞嘧啶脱氨酶作用下转化为氟尿嘧啶，干扰真菌核酸合成，达到抗真菌目的。人体组织内缺乏此种酶，故毒性较小。口服吸收较好，可通过血-脑屏障。可用于隐球菌病、念珠菌病、着色芽生菌病和曲霉病。该药与两性霉素 B 联合应用可减少耐药性的发生率，并有协同作用。剂量为每日 50～150 mg/kg，分 3 次服用，疗程为数周至数月。有恶心、食欲缺乏、白细胞减少、血小板下降等不良反应。肾功能不良者慎用，孕妇忌用。

4. 唑类

唑类是人工合成的广谱抗真菌药。对酵母、丝状真菌、双相真菌等均有较好的抑制作用。通过抑制细胞色素 P450 依赖酶，干扰真菌细胞的麦角固醇合成，导致麦角固醇缺乏，使真菌细胞生长受到抑制。其中克霉唑、咪康唑、益康唑、联苯苄唑等主要为外用治疗各种浅部真菌病，内服者主要有以下几种。

（1）酮康唑：能有效地用于系统性念珠菌感染、慢性皮肤黏膜念珠菌病、球孢子菌病、副球孢子菌病、组织胞质菌病、曲霉病、泛发性体癣、花斑癣等。成人每日口服 200～400 mg，疗程随疾病而异。该药吸收需要胃酸，故空腹服药，且不宜同服减少胃酸的药物。有恶心、眩晕，偶有转氨酶升高。长期大剂量服用可引起血中雄激素水平下降，男性乳房发育或阳痿，也可出现心悸、过敏性休克、血小板减少、嗜酸性粒细胞增多、中性粒细胞减少及皮疹等。可致畸，孕妇忌用。

（2）伊曲康唑：是三唑类广谱高效抗真菌药，有高度亲脂性、亲角质的特性，口服吸收好。在皮肤和甲中，药物浓度迅速超过血浆浓度，且皮肤浓度可持续数周，甲浓度持续 6～9 个月。用于孢子丝菌病、隐球菌病、念珠菌病、曲霉病、着色芽生菌病和浅部真菌病等。甲真菌病及皮肤、黏膜真菌感染常采用冲击疗法，具体如下。①甲真菌感染：200 mg，每日 2 次，每月服药 1 周为 1 个疗程，指甲真菌感染服 2 个疗程，趾甲真菌感染服 3 个疗程。②皮肤癣菌病：200 mg，每日 1 次，连服 7 天；掌（跖）部癣需 200 mg，每日 2 次，连服 7 天。③皮肤念珠菌病、马拉色菌毛囊炎：100 mg，每日 2 次，连服 1～2 周。④口腔念珠菌病：200 mg，每日 1 次，连服 7 天。⑤头癣：每日 3～6 mg/kg，每日 1 次，连服 6 周，配合外用硫黄软膏等。⑥深部真菌病：200 mg/d，疗程 2～6 个月。常见恶心、头痛、胃肠道不适和转氨酶升高等不良反应。

（3）氟康唑：是一种可溶于水的三唑类叔醇。该药可供静脉注射，不经肝脏代谢，90% 以上由肾脏排泄，可通过血-脑屏障，作用迅速，因此适用于肾脏及中枢神经系统等深部真菌感染。适用于念珠菌病、隐球菌病、球孢子菌病、组织胞质菌病、芽生菌病和曲霉病等。成人剂量为每日200 mg，疗程长达数月。浅部真菌病50 mg/d，口服疗程为4周。甲真菌病150 mg，每周1次，指甲真菌感染疗程8周，趾甲真菌感染为12周。少数患者可引起胃肠反应、皮疹、肝功能异常、低钾、白细胞减少等不良反应。

5. 丙烯胺类

可供内服的有特比萘芬属第2代丙烯胺类抗真菌药。能抑制真菌细胞膜上麦角固醇合成中所需的角鲨烯环氧化酶，达到杀灭和抑制真菌的双重作用。口服吸收好，作用快，有较好的亲脂和亲角质活性，对甲癣和角化过渡型手癣疗效较好，对念珠菌及酵母效果较差。

治疗方法：①体股癣，250 mg，每日1次，连服1周。②手足癣，250 mg，每日1次，连服1~2周。③甲真菌病，250 mg，每日1次，1周后改为隔日1次，甲癣疗程7周，趾甲癣疗程11周。④头癣，体重低于20 kg者，62.5 mg/d；体重20~40 kg，125 mg/d；体重40 kg以上者，250 mg/d，每日1次，连用4~8周，并配合外用抗真菌药。少数患者有胃肠反应及皮疹等。

6. 碘化钾

为治疗孢子丝菌病的首选药物。成人用量为1~2 g/d，逐渐增至3~6 g/d，疗程1~2个月；儿童用量每日为20~50 mg/kg。另外，可治疗血管炎性皮肤病或红斑性皮肤病，如Sweet病、多形红斑等，也用于环状肉芽肿、掌跖脓疱病等。不良反应为眼睑肿胀、流泪、喷嚏、咽喉炎等似感冒症状。结核病患者忌用。

## 六、维A酸类

维A酸类（Retinoids）药物是一组与天然维生素A结构类似的化合物，它的发现是皮肤病治疗的一大进展。根据其分子结构的不同变化，有3代维A酸供临床应用。对维A酸的生物学作用研究较多，认为这类药物能调节上皮细胞和其他细胞的生长和分化，对恶性细胞生长有抑制作用，影响免疫系统和炎症过程，改变靶细胞间的黏附等，这与临床上发挥药效作用有关。

1. 第1代维A酸

第1代维A酸是维A酸的天然代谢产物，主要为全反式维A酸和非芳香族人工合成衍生物，如异维A酸、维胺酯。对囊肿性痤疮、Darier病、板层状鱼鳞病、掌跖角化病等有良好效果。异维A酸每日0.5 mg/kg，疗程12~16周；维胺酯剂量每日1.2~2.0 mg/kg，这类药有致畸作用，服药期间及服药后4~8周应避孕，另外可导致高三酰甘油血症、高血钙、骨骼早期闭合、皮肤黏膜干燥等不良反应。全反式维A酸外用可治疗痤疮皮损。

2. 第2代维A酸

第2代维A酸是单芳香族维A酸，常用药物为：①阿维A酯（依曲替酯，etretinate，Ro10-9359）。②依曲替酸。③维A酸乙酰胺的芳香族衍生物。

阿维A酯应用最广，主要用于严重银屑病，如泛发性寻常型银屑病，脓疱型、红皮病型、关节病型银屑病，也用于毛发红糠疹、各型鱼鳞病、Darier病、掌跖角化病、疣状表皮发育不良等。剂量每日为0.75~1 mg/kg，可与糖皮质激素联用，治疗较优，也可与PUVA联合治疗皮肤肿瘤，如鳞癌、基底细胞癌、皮肤T细胞淋巴瘤等。依曲替酸的适应证与阿维A酯相似，常用量50~75 mg/d。该类药物不良反应比第1代维A酸轻，但可引起血脂增高、致畸作用，其他不良反应同第1代维A酸。

3. 第3代维A酸

第3代维A酸为多芳香族维A酸，代表药物是芳香维A酸乙酯，用于银屑病、鱼鳞病、毛囊角化病等。剂量为晚餐时每次服0.03 mg，每日1次，维持量为0.03 mg，隔日1次。皮肤美容疗法：每次0.03 mg，每周2次，连服9个月可见效。阿达帕林和他扎罗汀为外用制剂，用于治疗痤疮和银屑病。

## 七、免疫抑制剂

这类药物很多，在皮肤科常用的有环磷酰胺、硫唑嘌呤、甲氨蝶呤、环孢素等。可单独使用，也可配合糖皮质激素用，以减少激素的不良反应。这类药物不良反应较大，有胃肠道反应，诱发感染和肿瘤，抑制造血系统、骨髓功能、肝损害，不育和致畸等，故应慎重选用，并定期检查血象和肝功能等。

1. 环磷酰胺

环磷酰胺（CTX）是烷化剂类免疫抑制剂，该药在肝微粒体细胞色素 P450 酶作用下，在体内形成活性产物（4 羟环磷酰胺和醛磷酰胺），与胞核发生交联，阻碍 RNA 和蛋白质的合成，对细胞生长、成熟和分化均有抑制，特别对 B 细胞的抑制作用更强，对体液免疫抑制明显，适用于红斑狼疮、天疱疮、皮肌炎、变应性血管炎、坏疽性脓皮病、蕈样肉芽肿等。口服每日 100～150 mg，静脉注射 100～200 mg，隔日 1 次，用药后 4～6 周才见临床疗效。为减少对膀胱黏膜毒性，应大量饮水。治疗肿瘤总量为 10～15 g，治疗自身免疫病总量为 6～8 g。

2. 硫唑嘌呤

硫唑嘌呤（AZP）在体内代谢形成 6-巯基嘌呤而发挥作用，对 T 细胞抑制效应较大，适用于天疱疮、大疱性类天疱疮、红斑狼疮、皮肌炎等。口服每日剂量 100 mg。

3. 甲氨蝶呤

甲氨蝶呤（MTX）是叶酸代谢拮抗剂，能与二氢叶酸还原酶相结合，使二氢叶酸还原成四氢叶酸，干扰嘌呤和嘧啶核苷酸的生物合成，使 DNA 合成受阻，从而抑制淋巴细胞或上皮细胞的增生。可用于银屑病治疗，每 12 小时口服 2.5 mg，1 周连服 3 次；也可肌内注射或静脉滴注，每次 7.5～25 mg，7～10 天注射 1 次。还可治疗天疱疮、毛发红糠疹、Behcet 病、蕈样肉芽肿等。

4. 环孢素

环孢素又称环孢菌素 A（cyclosporine，CSA），是一种选择性作用于 T 细胞的免疫抑制剂，主要用于器官移植，目前也用于自身免疫性疾病等的治疗。可用于严重的银屑病、天疱疮、大疱性类天疱疮、全秃和普秃、遗传过敏性皮炎等。一般每日为 3～10 mg/kg。不良反应主要为肾毒性、高血压、头痛等，肝、肾功能不全及孕妇禁用。

5. 他克莫司

他克莫司属大环内酯类抗生素，其免疫抑制作用的机制似环孢素，效力为后者的 10～100 倍，并有调节免疫功能和良好的抗炎作用。用于严重而顽固的银屑病、坏疽性脓皮病、营养不良型大疱表皮松解症。外用治疗接触性皮炎、湿疹等。剂量：每次口服 0.15 mg/kg，2 次/d，2～4 周为 1 个疗程。静脉注射：每日 0.075～0.1 mg/kg。外用 0.03%～0.4% 乳膏。不良反应同环孢素，但较低。

6. 霉酚酸酯

霉酚酸酯是一种新型免疫抑制剂，选择性抑制淋巴细胞增殖，用于治疗系统性红斑狼疮等自身免疫性疾病。

## 八、免疫调节剂

免疫调节剂能增强机体的非特异性和特异性免疫反应，使不平衡的免疫反应趋于正常。

1. 卡介苗

卡介苗（BCG）是牛结核分枝杆菌的减毒活菌苗，目前制备的卡介苗多糖核酸是去掉菌体蛋白，提取菌体多糖用于临床，增强机体抗感染和抗肿瘤的免疫功能。每次 1 mL 肌内注射，隔日 1 次，18 次为 1 个疗程。用于扁平疣等病毒性皮肤病及恶性黑素瘤的辅助治疗。

2. 左旋咪唑

左旋咪唑能提高或恢复机体的细胞免疫功能，调节抗体的产生。可用于复发性单纯疱疹、寻常疣、跖疣、遗传过敏性皮炎等。用量为 50 mg，每日 3 次，2 周中连服 3 天，可重复 2～3 个疗程。有恶心、瘙痒、皮疹、粒细胞和血小板减少等不良反应。

3. IFN

各种 IFN 均有免疫调节作用（见抗病毒药）。

4. 转移因子

转移因子是在抗原刺激下免疫活性淋巴细胞等释放出来的一种多肽，能使未致敏的淋巴细胞转化成具有免疫活性的淋巴细胞，并能增强巨噬细胞的功能。转移因子无抗原性，适用于带状疱疹、念珠菌病、结节病、特应性皮炎等辅助治疗。常用每次 1～2 U，每周 1～2 次，1 个月为 1 个疗程，常于淋巴回流较丰富处皮下注射效果更好。偶有一过性皮疹或暂时性肝、肾功能损害。

5. 胸腺肽

胸腺肽（Thymosin）是一种具有免疫活性的多肽。胸腺因子 D 是从胸腺提取的多肽，生物活性强，对机体免疫功能有调节作用。适用于免疫缺陷病、红斑狼疮、Behcet 病、病毒感染等。用法为胸腺因子 D 每次 5 mg，每日肌内注射或皮下注射 1 次；胸腺素 $α_1$ 每次 5 mg，每日或隔日 1 次，肌内注射或皮下注射。疗程根据病种和病情而定。不良反应可有局部注射处红肿、硬结或瘙痒等。

## 九、其他类药物

1. 氯喹、羟氯喹

能降低皮肤对紫外线的敏感性，稳定溶酶体膜，抑制中性粒细胞的趋化性和吞噬功能，抑制变性 DNA 与抗体结合，抑制细胞免疫和补体活性等。羟氯喹较氯喹不良反应小，肝、肾损害轻，但它们的不良反应为胃肠道反应，白细胞减少，药疹，角膜色素沉着斑，视网膜黄斑区损害，肝、肾损害等。适用于红斑狼疮、多形性日光疹、卟啉病、扁平苔藓等。氯喹每日口服 250～500 mg；羟氯喹 0.2～0.4 g/d，症状控制后减量应用。长期服用需定期查眼底，视力和肝、肾功能。

2. 氨苯砜

氨苯砜（DDS）有抑制溶酶体酶、中性粒细胞趋化和抗炎作用。原为抗麻风药物，现应用于疱疹样皮炎、类天疱疮、血管炎等。每日口服 50～150 mg，最好服 6 天休息 1 天。经常检测白细胞及血红蛋白，注意由于变性血红蛋白引起的发绀。长期服用时需加服铁剂和维生素 $B_{12}$。有致畸作用，孕妇禁用。

3. 利沙度胺

利沙度胺（反应停）用于治疗麻风反应、多形性日光疹、盘状红斑狼疮、结节性痒疹等。成人口服 200～400 mg/d，有效后改为维持量，50～100 mg/d。可致畸，引起周围神经炎，孕妇忌用。

4. 甲硝唑、替硝唑

甲硝唑、替硝唑除治疗滴虫病外，还可治疗阿米巴病、毛囊蠕形螨和厌氧菌感染，对酒糟鼻有一定疗效。剂量为 200 mg，每日 2 次口服，疗程 10～15 天，有恶心、口干、中性粒细胞减少等不良反应。

5. 维生素类

（1）维生素 A：维持上皮组织正常功能，调节人体表皮角化过程，缺乏时可引起皮肤干燥、毛周角化、眼干燥症（干眼病）等。治疗可口服鱼肝油丸（每丸含维生素 A 10 000 U、维生素 D 1 000 U），1 丸/次，每日 3 次；或维生素 A 每次 2.5 万 U，每日 1～2 次。长期服用注意对肝脏损害。

（2）β-胡萝卜素（β-carotene）：为维生素 A 的前体物质，能吸收 360～600 nm 的可见光，抑制光激发卟啉后产生的自由基，具有光屏障作用。用于治疗卟啉病、多形性日光疹、日光性荨麻疹、盘状红斑狼疮等。长期大量服用可发生皮肤黄染，尤其是掌（跖）部。

（3）维生素 C：改善血管通透性，可增强抵抗力。维生素 C 每日 1～2 g，对白细胞功能受损患者有帮助。

（4）维生素 E：有抗氧化，维持毛细血管通透性，改善周围循环。缺乏维生素 E 时，细胞膜通透性改变，细胞代谢、形态和功能变化，易于衰老。大剂量维生素 E 可抑制胶原酶活性，可治疗大疱性表皮松解症，每日口服 400～600 mg。

（5）烟酰胺：用于日光性皮炎、血栓闭塞性脉管炎等，用量 100 mg，每日 3 次。大剂量烟酰胺（1 500～2 000 mg/d）单用或加大剂量四环素（1 500～2 000 mg/d）联合应用治疗大疱性类天疱疮和天疱疮，有一定疗效。可有皮肤潮红、瘙痒、肝功能损害等不良反应。

6. 钙剂

增加毛细血管的致密度，降低通透性，有消炎、抗过敏作用，常用于急性湿疹、荨麻疹、药疹等。10% 葡萄糖酸钙或 5% 溴化钙溶液，每日 10 mL，静脉缓慢注射，注意脉搏、心律，以免引起心搏过强、心律不齐或停搏等危险。

7. 硫代硫酸钠

硫代硫酸钠有抗过敏和解毒作用，用于慢性荨麻疹、某些金属中毒等。10% 硫代硫酸钠 10 mL 静脉缓慢注射，每日 1 次。注射过快可致血压下降。

8. 封闭疗法

可阻断神经传导的恶性刺激，恢复正常的防御和调节功能。用于银屑病、湿疹及慢性单纯性苔藓等。注射前需作皮试，除外过敏。静脉封闭，成人用普鲁卡因按 4～8 mg/kg 计算，用生理盐水或 5% 葡萄糖液配成 0.1% 浓度，也可加维生素 C 1～3 g，静脉缓慢滴入，每日 1 次，10 天为 1 个疗程，需随访肝功能。局部封闭用 0.25%～0.5% 盐酸普鲁卡因注入病灶皮下，一般 10～20 mL，每周 1～2 次，6～10 次为 1 个疗程。

9. 雷公藤

具有免疫调节、抗炎、抗肿瘤和抗生育等作用，适用于红斑狼疮、皮肌炎、红皮病、天疱疮、类天疱疮、银屑病、掌跖脓疱病、皮炎或湿疹等。雷公藤多苷用量每日为 1～1.5 mg/kg，分 2～3 次口服。常有消化道症状、肝脏损害、白细胞减少、精子活动降低、月经量减少或闭经。

10. 静脉滴注免疫球蛋白

大剂量静脉滴注免疫球蛋白治疗多种自身免疫性疾病，如危重红斑狼疮，红斑狼疮合并严重感染、消化道出血、昏迷等危重并发症，系统性红斑狼疮合并妊娠，伴抗磷脂抗体综合征，激素或免疫抑制剂治疗无效的红斑狼疮、皮肌炎和多发性肌炎、天疱疮、大疱性类天疱疮等。剂量每日为 0.4 g/kg，连用 3～5 天，必要时 2～4 周重复 1 次。不良反应较小，少数患者有一过性头痛、背痛、恶心、低热等，多与滴速过快有关，需注意。

## 十、生物制剂疗法

生物制剂指从活的生物或其他合成的药物、疫苗或抗病毒，用于诊断、预防或治疗的制剂。目前上市的产品主要有 α-肿瘤坏死因子拮抗剂（TNF-α blockers），如阿法赛特（Alefacept）、依那西普（Etanercept）、依法利珠单抗（Efalizumab）、阿达木单抗（Adalimumab）、英夫利昔单抗（Infliximab）等，通过抑制活化 T 淋巴细胞，拮抗 TNF-α 活性等途径和阻断炎症反应，用以治疗或辅助治疗重症关节病型银屑病。常见不良反应有头痛、发热、寒战、上呼吸道感染等。分别介绍如下。

**（一）英利昔单抗**

（1）别名：Remicade，类克。

（2）适应证：本药用于治疗重度蚀斑性银屑病，银屑病关节炎。

（3）用法用量：静脉给药，每次 5 mg/kg，静脉滴注 2 小时。首剂后第 2 周和第 6 周重复给药 1 次，然后每 8 周给药 1 次。

（4）不良反应：可有急性输液反应，如发热、寒战、瘙痒、荨麻疹、呼吸困难、胸痛、血压改变；迟发性变态反应，如皮疹、头痛、肌痛。罕见狼疮样综合征，结核病。

（5）注意事项：若出现严重感染则停止用药。心力衰竭，反复感染病史，脱髓鞘疾病，手术期间，儿童和老年人慎用。治疗前 6 个月，治疗中和治疗后 6 个月监测感染指征及肝功能。

（6）制剂规格：注射剂，100 mg/支。

**（二）阿达木单抗**

（1）别名：Humira（修美乐）。

（2）适应证：本药用于治疗斑块型银屑病，银屑病关节炎。

（3）用法用量：皮下注射。斑块型银屑病，初始剂量 80 mg，1 次给药；维持剂量 40 mg，隔周 1 次，首剂给药 1 周后开始。银屑病关节炎 40 mg，隔周 1 次。

（4）不良反应：最严重的不良反应为重度感染，神经功能影响及淋巴系统的某些恶性肿瘤；常见不良反应包括神经感觉紊乱、咳嗽、鼻咽部疼痛、胃肠道反应、口腔溃疡、皮疹、瘙痒、肌痛、各种感染、注射部位反应、发热、虚弱、肝酶升高。

（5）注意事项：肝或肾损害，易感染的患者，心力衰竭及中枢神经系统脱髓鞘疾病慎用。

（6）制剂规格：注射剂，40 mg/0.8 mL。

### （三）依那西普

（1）别名：Enbrel（恩利），益赛普。

（2）适应证：本药用于治疗中度至重度斑块型银屑病。

（3）用法用量：皮下注射，每次 25 mg，每周 2 次。

（4）不良反应：注射部位反应及变态反应，血液及淋巴系统失调、发热、瘙痒、神经系统失调及充血性心力衰竭恶化等。

（5）注意事项：使用本药的患者发生严重感染的风险增高，一旦发生严重感染或脓毒血症应停用本药。不推荐 Wegener's 肉芽肿或乙醇性肝炎患者使用本药。治疗过程中严禁使用活疫苗。妊娠期妇女不宜使用，哺乳期妇女用药期间必须停止哺乳。

（6）制剂规格：注射剂，25 mg/支。

### （四）阿法赛特

（1）别名：Amevive。

（2）适应证：本药用于治疗中度至重度慢性银屑病。

（3）用法用量：肌内注射：每次 15 mg，每周 1 次。

（4）不良反应：可有严重感染、头晕、咳嗽、恶心、发痒、肌肉酸痛、发冷、注射部位疼痛、注射部位炎症等。

（5）注意事项：经常性感染、免疫系统疾病、变应性疾病、癌症正接受化疗患者慎用；服用本药，谨慎从事驾驶或操作机器。

（6）制剂规格：注射剂，15 mg/支。

### （五）依法利珠单抗

（1）别名：Raptiva（瑞体肤）。

（2）适应证：本药用于治疗银屑病。

（3）用法用量：皮下注射。第一、二周每次 0.7 mg/kg，每周 1 次；然后每次 1 mg/kg，每周 1 次。

（4）不良反应：有头痛、发热、恶心、呕吐。

（5）注意事项：治疗前和治疗中检测血小板计数。治疗期间不应使用活疫苗及减毒活疫苗。孕妇及哺乳期妇女慎用。

（6）制剂规格：注射剂，125 mg/支。

# 第五章

# 皮肤病的物理治疗

## 一、电疗法

（1）电干燥术：应用较高电压、较小电流强度的高频电源烧灼病理组织，用于较小寻常疣、日光角化病、化脓性肉芽肿等。

（2）电凝固术：比电干燥术电压低、电源强度较大的另一种高频电疗，用于较大而深的病理组织的凝固坏死，用于稍大的良性肿瘤或增生物。使用起搏器的患者禁用上述两种疗法。

（3）电解术：用电解针 6 V、1.5 mA 直流电对小的皮损破坏，适用于毛细血管扩张和脱毛。

（4）电烙术：用电热丝对皮损烧灼，适用于各种疣或良性肿瘤。

## 二、光疗法

### （一）红外线

红外线（Infrared ray）波长为 760～1 500 nm 的热辐射线，有扩张血管、改善局部血液循环和营养、促进炎症消退、加速组织修复等作用，用于皮肤各种炎症、慢性溃疡或冻疮等。

### （二）紫外线

紫外线（Ultraviolet ray）是不可见光，可分短波紫外线（UVC），波长 200～290 nm；中波紫外线（UVB），波长 290～320 nm；长波紫外线（UVA），波长 320～400 nm。日光通过大气层后，UVC 已被臭氧层吸收，到达地面的为 UVB、UVA。用于治疗的人工紫外线主要是 UVB 和（或）UVA。UV 照射可加速血液循环、改善代谢、镇痛、止痒、促进色素生成、上皮再生和杀菌等作用，适用于玫瑰糠疹、银屑病、斑秃、慢性溃疡、痤疮、毛囊炎、疖病等。开始治疗时，用亚红斑量（小于最小红斑量），以后根据病情逐渐增加剂量，一般 1 周 2 次，10 次为 1 个疗程。照射时注意眼睛防护。有活动性肺结核，甲状腺功能亢进或心、肝、肾功能不全者，银屑病进行期，光敏感者禁用 UV 照射。

窄波 UVB（narrow-band UVB）波长为 311 nm，由于波长单一，可防止其他波段紫外线的许多不良反应，治疗作用增强。用于治疗白癜风、银屑病等。

### （三）光化学疗法

光敏剂如 8-甲氧沙林（甲氧补骨脂素，8-methoxypsoralen，8-MOP）内服或外涂后照射 UVA（又称黑光），以诱发光毒性反应来治疗皮肤病，这一方法称补骨脂素-UVA 疗法（即 PUVA）。补骨脂素是埃及植物大阿美（Ammi-majus）的有效成分。中药补骨脂、白芷等也是光化学物质。

方法为 8-MOP 0.6 mg/kg 口服或 0.1%～0.5% 酊剂外用，服药后 2～4 小时或外用药后 1～2 小时进行 UVA 照射。先由最小光毒量开始，一般为 2.5 J/cm$^2$，逐渐增加 UVA 剂量，每周 3 次。大部分皮损消退后，改为每周1~2次。部分病例需维持量。服药后12~48小时内应戴防紫外线眼镜以保护晶状体，避免日晒。治疗期间禁食酸橙、香菜、芥末、胡萝卜、芹菜、无花果等，忌用其他光敏性药物或与吩噻嗪类药物同服。需定期检查血象，肝、肾功能，晶状体及皮肤新生物等。

（1）作用机制：以DNA合成抑制学说为主，即8-MOP吸收UVA后作用于表皮细胞、黑素细胞或真皮血管内的淋巴细胞DNA，形成光化合物，使DNA复制、合成受抑，细胞核分裂减少，系统免疫受抑制。

（2）适应证：银屑病、白癜风、蕈样肉芽肿、斑秃、遗传过敏性皮炎等。

（3）不良反应：白内障、皮肤老化、中毒性肝炎、皮疹、头痛或精神症状等。

（4）禁忌证：白内障、肝病、卟啉病、着色干皮病、红斑狼疮、恶性黑素瘤、儿童及孕妇等。

虽有报道长期应用PUVA使皮肤恶性肿瘤的发病率增高，但尚未最后证实。由于本法方便、清洁和疗效肯定，应用仍很广。

## 三、激光

激光（laser）的特点是单色性好、相干性强和功率高。在皮肤性病科，各类激光器可用于激光手术、激光理疗和激光动力学等疗法。

1. 激光手术

用二氧化碳激光器等发生高功率激光破坏组织。适应证有寻常疣、尖锐湿疣、跖疣、鸡眼、化脓性肉芽肿及良性肿瘤等。

2. 激光理疗

氦氖激光器等发生低功率激光，促进炎症吸收和创伤修复。适应证有毛囊炎、疖、甲沟炎、带状疱疹、斑秃、皮肤溃疡等。

3. YAG激光器结合Q族和频率转换技术

可使一定波长的激光在短期内释放，破坏相应色泽的细胞或色素颗粒，而很少损伤其他细胞或组织。

（1）585 nm脉冲染料激光：用于鲜红斑痣、毛细血管扩张、血管角皮瘤、蜘蛛痣、红色文身等。

（2）1 064 nm的激光（调Q开关掺钕钇铝石榴石激光）：用于皮肤深层褐色或黑色的病变，如太田痣、色素痣、异物色素沉着、黑色文身等。

（3）532 nm的激光（调Q掺钕钇铝石榴石倍频532 nm激光）：用于皮肤浅层的褐色或红色病变，如雀斑、咖啡斑、雀斑样痣、痣细胞痣、毛细血管扩张、鲜红斑痣等。

（4）调Q铒激光（2 940 nm）：作用比较表浅、局限，破坏组织较少，用于良性浅表性皮肤肿瘤，如汗管瘤、汗腺瘤、脂溢性角化、色素痣、睑黄疣等，也可治疗萎缩性、凹陷性瘢痕和浅表皮肤皱纹。

（5）光嫩肤技术：是一种非剥脱的动力疗法，使用连续的强脉冲光子技术（IPLTM）进行在代能量密度下的非剥脱方式嫩肤治疗。治疗过程通常需要进行4~6次，每2次治疗的间隔时间为3周。通常治疗整个面部，以达到统一的美容效果。患者术后可立即恢复正常活动。治疗时可以选择表皮冷却和局麻的方式。

在选择适应证的基础上，光嫩肤技术划分为Ⅰ型和Ⅱ型。

Ⅰ型光嫩肤术：适用于治疗光损伤，如日光损伤、色素沉着、着色斑、雀斑，以及良性血管性病变和皮肤异色症，包括毛细血管扩张、酒糟鼻、激光去皱及其他治疗术产生的红斑等。Ⅱ型光嫩肤术：适合于治疗皮肤损伤，涉及胶原组织的变化，如毛孔、弹性组织变性和皱纹。

光嫩肤技术能够在单一疗程中明显使皮肤损伤得以显著改善。

各种激光治疗时需注意保护眼睛。

## 四、光动力疗法（PDT）

用光敏剂后进入体内并聚集在肿瘤组织，在特定波长光照射下被激发，产生单态氧或自由基，使肿瘤组织坏死，而正常组织损伤很低。常用的光敏剂是盐酸氨酮戊酸散，一般外用后1~3小时照射，常用光源为氩离子染料激光（630 nm）、非连续性激光（卟啉用 505、580、630 nm）、脉冲激光（金黄色激光）及普通光源等，适用于 Bowen 病、鳞癌、基底细胞上皮瘤、尖锐湿疣等。

## 五、冷冻疗法

冷冻疗法利用制冷剂产生低温使病变组织坏死，达到治疗的目的。冷冻引起细胞内冰晶形成，使细胞脱水、脂蛋白复合物变性致细胞膜破裂、局部血循环障碍等导致细胞组织坏死。黑素细胞对冷冻较敏感，治疗后常易色素脱色。冷冻剂主要有液氮（–196℃）、二氧化碳雪（–70℃）等，前者使用安全、价低、效高，最为常用。可选择不同形状、大小的冷冻头进行接触式冷冻，亦可用喷射冷冻或棉签浸蘸液氮冷冻。冻后局部组织发白、肿胀，1～2 天内可发生水疱，然后干燥结痂。1～2 周脱痂，留有色素沉着斑或色素减退斑，时间长后可自然消退。

适应证有寻常疣、跖疣、尖锐湿疣、化脓性肉芽肿、结节性痒疹、瘢痕疙瘩、浅表性良性肿瘤等。

## 六、水疗

水疗是利用水的温度和清洁，加入药物作用达到治疗皮肤病的目的。常用的有淀粉浴、温泉浴、人工海水浴、高锰酸钾浴、中药浴等，适用于银屑病、慢性湿疹、皮肤瘙痒病、红皮病等。

## 七、放射疗法

放射疗法是利用某些设备或核素产生的射线，达到治疗某些恶性肿瘤或一些良性皮肤病的目的。由于其他先进方法更有效，本方法的应用较前明显减少。

皮肤科常用的放射源有普通 X 线、核素或加速器。

调节 X 线机的电压，获得不同穿透深度的 X 线，达到病变组织，而使体表皮肤浅部与皮下的剂量均等。在 X 线管的线束输出窗处应放置滤过板（一般为铝或铜制成），以达到最佳治疗效果。

常用的核素是只产生穿透力弱的 β 射线的 $^{32}P$（半衰期为 14.3 天）、$^{90}Sr$（半衰期约 20 年）等，因穿透力弱，照射面积小，只用于治疗极浅表的小病灶。

常用的加速器是电子直线加速器，其产生的电子束穿透力可调节。此种射线在皮肤表面剂量较皮下低，故在治疗皮肤浅部病变时应放置 0.5 cm 厚的有机玻璃板，代替组织将射线的高剂量区校正到皮肤浅层。常用剂量为 4～6 MeV，此能量的射线在皮下 2～3 cm 处剂量锐减，不会造成患者全身的损伤。全身电子束照射可治疗皮肤广泛浸润的疾病。

（1）适应证：各种增殖性皮肤病如血管瘤（以草莓状和海绵状为佳）、瘢痕疙瘩等，瘙痒性皮肤病如瘙痒症、慢性单纯性苔藓、慢性湿疹等，恶性肿瘤如基底细胞癌、鳞癌、蕈样芽肿等。

（2）剂量和分配原则：恶性肿瘤的放射治疗应为短间隔、大剂量，4～6 周内给予 50～70 Gy；良性疾病应为长间隔、小剂量，4～6 周内给予 6～15 Gy，以减少放射性损伤。

## 八、微波疗法

微波能使组织中电解质偶极子、离子随微波的频率而发生趋向运动，在高速振动和转动中互相摩擦产生热效应，适用于各种疣、皮赘、血管瘤、淋巴管瘤和汗管瘤等。

# 第六章

# 皮肤病的外科治疗

## 第一节 常见皮肤外科手术

皮肤科手术疗法在我国出现很早，大约在清朝初年民间就流传着修脚术，治疗胼胝、鸡眼、足跖疣及嵌甲等；在理发行业中也流传一种搓术，治疗头部寻常疣及丝状疣。国外 Kromyer 于 1905 年首先采用磨石治疗雀斑、色素性损害、瘢痕及文身等。继后展开了酒渣鼻切割术，又开展了磨削术治疗皮肤淀粉样变及家族性良性天疱疮植皮术等，都取得了较好的疗效。目前国内除有传统的修脚术和刮术外，又开展了皮肤磨削术、酒渣鼻切割术、鼻瘤切除术、腋臭剥离术等手术，治疗近百种皮肤病，取得满意的疗效。

### 一、皮肤磨削术

皮肤磨削术是通过手术磨削的方法，除去面部某些瘢痕性损害、粉尘染色、色素痣及良性肿瘤等皮肤病。如适应证选择恰当，操作细致，一般均能达到满意的疗效。

#### （一）适应证

1. 面部瘢痕

天花、水痘、面部播散性粟粒性狼疮、痤疮、脓皮病及烧伤后瘢痕。

2. 面部色素性损害

爆炸伤引起的粉尘染色、文身、色素痣及雀斑等。

3. 面部良性肿瘤

汗管瘤、皮脂腺瘤、汗孔角化症等。

4. 其他皮肤病

酒渣鼻、面部毛细血管扩张症、口角放射纹、神经性皮炎、鼻红粒病、皮肤淀粉样变等。

#### （二）术前准备

1. 主要器械

（1）台式牙钻：1台。

（2）钢刺轮：由锋钢加工制成直径 1.8 cm 及 1.4 cm 两种圆轮状钢轮，其周缘有排列整齐的尖刺，中心有一钢轴柄，以便连接于台钻接头。

（3）砂齿轮：选用特制的圆轮状砂轮，表面粗糙，周围有排列整齐的齿轮，直径有 1.2 cm、1.6 cm、2 cm 等 3 种规格。中心固定-钢轴柄，以便连接牙钻接头。

（4）砂齿棒：为粗糙砂轮，呈棒状，周围有排列整齐的齿轮，直径 0.6 cm 及 0.3 cm。

（5）砂石：特制的粗粒石，呈马蹄状，其规格有大、中、小3种。

（6）挑刀：分3种规格，有斜刃挑刀、平刃挑刀、挑针，以备挑拨皮内异物（粉尘染色）用。

（7）眼睑角膜板：为骨制或钢制条状板，两端中心稍凹，用于施术时保护眼睑用。

以上各种器械在术前用器械消毒液浸泡消毒。

2. 皮肤准备

术前理发、刮脸、剃胡须、剪鼻毛。

3. 消毒

面部以硫柳汞酊或苯扎溴铵（新洁尔灭）溶液、乙醇消毒，铺手术巾，暴露术野。

### （三）麻醉

1. 局部浸润麻醉

以1%普鲁卡因溶液行术野局部浸润麻醉，方法简便，止痛作用确切，且注射麻醉药后，局部皮肤发硬，便于磨削。但注液后常使局部肿胀变形、高低不平、磨削时深浅不易掌握。且麻醉范围不宜过大。每次手术在1小时内，使用1%普鲁卡因溶液不应超过100 mL。

2. 阻滞麻醉

阻滞麻醉是将药液注射到神经干或主要分布部位附近，以阻滞神经末梢传入的刺激，使神经分布区域产生麻醉效果。

由于三叉神经在面部解剖上的特点，神经多走行于骨管内，所以面部手术采用神经阻滞麻醉，可达到较好的麻醉效果。

（1）上颌神经阻滞麻醉（又称圆孔注射）。①注射标志及方法：以眼眶外下缘垂直线与颧骨下缘相交处，相当于颧骨突起之下后、喙状突前的凹陷处为刺入点，进针后使针尖向上、向内、向后刺入，沿上颌结节骨面弧度直达翼腭窝，抽吸无血即可注入1%普鲁卡因溶液2~4 mL。②麻醉区域：同侧上颌神经分布区，包括同侧下眼睑、鼻、眶下和颊部。

（2）眶下神经阻滞麻醉（亦称眶下孔麻醉）。①注射标志：用食指扪住眶下缘，拇指固定颊部软组织，在鼻翼外侧约1 cm处刺入，使注射器与皮肤成45°角，斜向上、后、外方直接刺入眶下孔，感觉没有阻力，表示已进入眶下孔，即可注入1%普鲁卡因溶液2~4 mL。②麻醉区域：同侧下眼睑、鼻、眶下、颊部及上唇。

（3）下颌神经阻滞麻醉（又称卵圆孔麻醉）。①注射标志及方法：用21号注射长针头，套以消毒橡皮片，在耳屏前约2.5 cm处，相当于颧弓下缘，乙状切迹中点刺入。注射针与皮肤垂直进针，深入4 cm左右，针头即触及蝶骨翼突外板，将橡皮片固定于距皮肤1 cm处，标记深度，然后退针至皮下，使针尖向后上方偏15°角，再进针至标记深度，针尖即达卵圆孔附近，回抽无血，即可注入1%普鲁卡因溶液2~4 mL。②麻醉区域：同侧上颌神经麻醉区外侧颊部、颞部、下唇及耳部。

（4）颏神经阻滞麻醉。①注射标记：在口角外侧下1.5 cm处，局部压迫有疼痛。②注射方法：在口角边缘进针，直接刺入颏孔，注入1%普鲁卡因溶液2 mL。③麻醉区域：同侧下唇及颏部。

（5）眶上神经阻滞麻醉。①注射标志：眶上孔位于眶上缘中点，与眶下孔上下相对，压迫局部有明显压痛。②注射方法：以拇指扪住眶上孔下缘的眼睑，在眶上缘进针，直接刺入眶上孔上骨膜处，注入1%普鲁卡因溶液2 mL，③麻醉区域：同侧额部、鼻部皮肤。

### （四）手术方法

1. 磨削方法

（1）钢刺轮法：术前用器械消毒液浸泡消毒钢刺轮，以台式牙钻带动钢轮旋转，每分钟12 000转（1.2万 r/min）。钢刺轮锐利，磨削有力。施术者左手撑紧术野，右手持台钻接头，使钢刺轮齿尖接触皮肤，钢刺圆轮柱与皮肤成直角，轻轻加压，以均匀速度前进或后退，来往磨削，使瘢痕平整。

钢刺轮优缺点：①磨削力量大，速度快。②深浅、范围易于控制。③出血少，易于观察施术。④钢刺轮接触皮面力求平整，若前倾或后仰，钢轮则如利刀，易将皮肤切开。⑤钢刺轮旋转速度快，力量大，易将纱布、头发缠卷。在皮肤松弛部位，如眼、口周围，钢刺轮易于滑行损坏组织。

（2）砂齿轮法：术前以器械消毒液浸泡消毒砂齿轮，施术方法同钢刺轮，易于掌握。砂轮有大有小，有尖有圆，应用范围广，但磨削力较小。

（3）砂石法：术前将砂石以高压蒸汽消毒，砂石面积大、坚实、易于着力。在钢轮、砂轮磨削后，作为平滑创面之用。

2. 可磨削的损害种类

（1）瘢痕。形成瘢痕组织的原因有多种，如天花、水痘、面部播散性粟粒性狼疮、痤疮、外伤及脓皮病等。以上各种瘢痕皆可采用磨削术。其治疗效果与病因无关，而与瘢痕性质、形状、深浅、大小有关。不同瘢痕的手术方法和效果分述如下。①线状瘢痕：常见的为外伤性瘢痕。若瘢痕比较窄、浅、无深凹陷，仅皮肤浅层为瘢痕组织，而皮下组织无瘢痕，其手术效果较好。若瘢痕组织深达皮下，宽而且深，有明显凹陷者，其效果差。磨削方式：在线状瘢痕两侧 0.5 cm 处开始自外向内呈坡状磨削，使其形成斜坡，中线平于瘢痕。②坑状瘢痕：如水痘、痤疮、面部播散性粟粒性狼疮等后遗瘢痕，瘢痕大小如绿豆。若瘢痕较浅，术后可完全平复；若瘢痕较深，则效果较差。磨削方式，若瘢痕浅则可削去瘢痕边缘部皮肤，使其周围皮肤平于瘢痕。若瘢痕较深，边缘磨削要宽。若瘢痕密集，需成片磨削，自外向内形成斜坡。若边缘明显，应进行整修。③盘状凹陷性瘢痕：绿豆大、赤豆大、黄豆大盘状瘢痕，见于天花、脓皮病等后遗瘢痕。若瘢痕浅，基底皮肤厚，皮肤附属器未被破坏，术后效果好；若瘢痕较深，基底薄，皮肤附属器已消失，磨削后，其上皮生长仅靠周围正常皮肤生长移行，其效果差。磨削方式：若瘢痕散在稀疏，可点磨单个损害，自周围向内磨削。若瘢痕密集，则应成片磨削。④大片瘢痕：见于烧伤或脓皮病后遗瘢痕，瘢痕大小不等，形状不一，瘢痕菲薄。若瘢痕尚残存有皮肤状附属器，术后效果尚可；严重烧伤瘢痕，皮肤附属器完全破坏，磨削术后仅能使瘢痕平整，预后仍为瘢痕，所以术前可进行汗腺分泌试验，以鉴定腺体之有无，确定是否适于手术。磨削方式：应成片磨削，采取平推、顺推和逆推将高低不平的瘢痕磨削平整，不能太深。边缘移行，使其界限不清。

（2）皮肤色素异常。①文身及粉尘染色：系色素或粉末、铁砂、煤渣、油渣等因爆炸而侵入皮肤，皮肤表面呈现蓝色、黑色或红色等，若异物仅达皮肤乳头层，磨削后多不留瘢痕；若深达真皮深层，磨削到皮肤真皮网状层，则易于形成瘢痕。皮肤部位不同，手术效果亦不同。磨削同样深度，面部不易形成瘢痕，这可能因面部腺体导管分布较密之故，但上唇、下唇、鼻颊沟、鼻唇沟等部位较面部其他部位易于形成瘢痕，若皮肤深层留有少量异物，磨削后新生上皮遮盖表面，外观可不见明显色素异常，效果仍较满意。②雀斑、雀斑样痣、外伤后局部色素沉着及皮肤病预后遗留的色素沉着斑：这一类疾病色素较浅，色素颗粒多在表皮或真皮上层，磨削不宜太深，削去表皮基底层，表面呈绒毛状，有点状出血为度，术后不留瘢痕，效果比较满意，但此类色素性疾病，术后均应避免日晒，故手术以在秋末为宜。有时术后可产生色素沉着，常须数月始能消退。

（3）面部良性肿瘤。包括汗管瘤、皮脂腺瘤、疣状痣、痤疮样痣、皮脂腺痣等，这些良性肿瘤位置较深，多深达皮肤乳头深层，所以磨削亦要达到真皮乳头深层，否则易于复发。

（4）其他皮肤病。包括神经性皮炎、皮肤淀粉样变、鼻红粒症、酒渣鼻、汗孔角化症、面部毛细血管扩张症、项部乳头状皮炎及口周放射纹等，这一类皮肤病病变位置较浅，磨削达乳头层即可。

3. 磨削步骤

面部磨削部位的顺序是鼻部、颏部、颊部、眼部、颌部。根据损害的部位、形态、大小、范围及要求，选用不同的磨削方法。其步骤是先选用磨削力较强的钢刺轮，将皮肤表皮磨削，削平高起组织，再以砂齿轮细磨。若皮肤嫩薄，开始亦可用砂齿轮。磨削的方法有平磨、斜磨、点磨、圆磨。磨削时从边缘开始向内移行，往返磨削，力度均匀。磨削深度以达到真皮乳头层有明显出血点为止。若达到网状层，术后多留有瘢痕，尤其上唇、下唇易于形成瘢痕，在眼、口周围磨削时，轮轴应与眼裂、口裂垂直，同时必须轻磨，否则可导致术后瘢痕。损害被磨削后，再以砂石着力磨平创面，以纱布压迫止血，清洗创面，敷以消毒凡士林纱布，再以纱布包扎。

4. 术后处理

（1）术后当日由于创面血清渗出，纱布被浸湿，次日可更换外层纱布，但里层凡士林油纱布不要更换。

（2）为了预防创面感染，术后可注射青霉素或链霉素 3～5 天，术后 10～14 天凡士林纱布任其自行脱落。

（3）若 1 次手术皮肤损害不够平整，等创面愈合，肿胀消退，间隔 6～12 个月进行第 2 次手术，一般两次手术即可。

（4）术中若创面止血不彻底，纱布包扎后，创面出血结痂，易于并发细菌感染。若留有表浅瘢痕，可用核素 $^{32}$P 敷贴剂敷贴或局部注射曲安奈德使瘢痕软化。

（5）术后创面愈合，皮面平滑、潮红，2 周后逐渐出现淡褐色色素沉着，一般在 2～6 个月后皮肤色泽可恢复正常。为了预防面部出现色素沉着，术后可静注维生素 C 500 mg，1 次/d，连用 30 天，外用 3% 氢醌霜。

## 二、匙刮术

匙刮术是利用刮匙破坏或刮除皮肤病变组织的一种治疗方法。目前临床上常用卵圆形刮匙。刮匙边缘必须锐利，柄要坚硬，有斜角。

（1）适应证：各种疣、化脓性肉芽肿、皮脂腺囊肿、脂溢性角化症及老年性角化症。

（2）禁忌证：恶性黑色素瘤。

（3）操作方法：局部皮肤常规消毒，并用 1% 普鲁卡因局麻，然后以锐利刮匙将病变组织彻底刮除。刮除后涂以 2% 甲紫液包扎。以后每日涂 2% 甲紫液 2 次，10 天内不可下水，局部保持清洁与干燥，直至伤口愈合。

（4）不良反应：局部有时可留有萎缩性瘢痕。

## 三、脓肿切开术

1. 适应证

浅表感染已形成脓肿，有波动感或穿刺得脓的均需进行切开引流。

2. 麻醉

浅表脓肿可用局麻，深部脓肿或病变范围大的可用神经阻滞麻醉或全身麻醉。

3. 切口选择

（1）一般体表脓肿切口选在波动感最明显处，或者位置偏低以免形成脓袋。

（2）特殊部位应具体对待，其原则是尽量少损伤正常组织，勿影响术后生理功能，引流通畅。

（3）应循经切开，以免损伤血管及神经。

4. 切口形式

可做 -、+、++ 或弧形切口，也可根据实际需要做相应形状的切口。

5. 步骤

（1）常规局部消毒、麻醉。

（2）切开排出脓液，如脓流不畅，可打断脓肿内的纤维隔，夹出坏死组织。

（3）放置凡士林纱条或油纱条引流，外敷纱布保护。

6. 术后处理

（1）术后每日或隔日 1 次外科换药。待炎症消退，肉芽开始生长可用油纱条换药。

（2）待健康肉芽组织生长后，可用胶布将皮瓣拉拢，以缩小创面，加速愈合。

（3）检查尿糖或血糖，如有糖尿病，应同时给予治疗。

## 四、粉刺挤压术

1. 手术方法

局部皮肤常规消毒，美容热疗仪热喷面部 5～10 分钟后，用痤疮挤压针逐个将粉刺内的脂栓挤出，立即外敷中药或中药西药混合消炎倒膜粉。

2. 注意事项

外敷倒模 45 分钟～1 小时后完整揭下；术后 24 小时之内尽量不接触水；酌情给予抗生素消炎治疗；鼻周皮损伴严重感染者禁用；术后避光防晒，避免炎症后色素沉着发生；酌情给予外用药物维持治疗。

## 五、囊肿摘除术

1. 麻醉

在囊肿周围用 1% 普鲁卡因做梭形阻滞麻醉，如为线状切口，并做切口线上皮内麻醉。

2. 手术步骤

（1）局部常规消毒、麻醉。

（2）可做梭形切口或线状切口。

（3）用鼠齿钳将皮肤边缘提起，用蚊式血管钳沿囊肿壁进行剥离，或用解剖剪边撑边剪，直至囊肿完全切除。

（4）缝合皮肤。

3. 注意事项

务必将囊壁完全清除，以免复发。切口应尽量沿皮纹切开，以减少瘢痕。

## 六、脚病修治术

（一）胼胝的修治

（1）局部消毒，1% 普鲁卡因周围阻滞麻醉。

（2）用刀片沿表皮角质厚块边缘，在水平方向做一圈状切口约 1 mm 深。用有齿镊将切开的表皮厚块稍提起；用片刀或条刀沿正常组织与病变组织的交界线（青线）探入进行分离，直到将病变组织全部挖出。然后用片刀平行修整边缘残留角质块，使修治后皮损与正常皮肤相平。如在挖出时遇到向底层深入或遇嵌在真皮上部的锥状角质增厚块时，则用片刀或条刀按上法深入挖出，直至真皮浅层呈淡红色为止。治疗时，如在底层见到乳白色坚韧的膜样物，则可用片刀平行将其全部挖出，以防胼胝复发。

（3）术后局部无空隙或凹陷，则可用肤疾宁贴膏或愈裂贴膏外贴，每 3 天换 1 次。如有空隙或凹陷，则可用橡皮胶布贴空隙或凹陷的两侧，并用力向足背方向牵引，使所留的空隙或凹陷变平，然后外贴肤疾宁硬膏，必要时换药，直至愈合。

（4）术后嘱患者穿软底鞋。

（二）嵌甲症修治术

（1）患足平放于诊治台缘或方凳缘，力求平稳，局部常规消毒，可不麻醉（如合并甲沟炎或肉芽组织增生时可用 2% 丁卡因表面浸润麻醉）。

（2）如甲板明显增厚，则可用抢刀由后向前削平增厚的甲板。再用轻刀将嵌入甲沟部分的甲缘向甲根切去，但刀刃应始终接近甲板平面上。术中注意不要损伤甲沟及甲床，以免引起出血及疼痛。

（3）除去肥厚甲板后，用轻刀或条刀细心地将乳白色坚韧膜样物去除，沿"青线"进刀可除尽。如合并甲沟炎、甲周围炎或肉芽组织增生时，可用 2% 丁卡因溶液表面浸润麻醉，再用苯酚烧灼甲沟部及肉芽增生处。

（4）去除嵌甲后，涂 2%～5% 碘酊一段时间，以防止乳白色膜样物生长。

（三）甲癣修治术

甲癣的修治主要是除去被真菌侵犯而增厚的甲板，以利药物直接发挥作用。

（1）患者取坐位，足平放于诊察台或小方凳前缘，医者手心向上，拇指、食指捏紧患趾两侧，两指低于甲床平面，以防止修治时损伤手指。

（2）先用抢刀由甲板根部病变处起向甲游离缘抢，并由右向左薄削趾甲板表层，术时注意每次进刀时要浅，避免损伤甲床引起出血和疼痛。

（3）去薄甲板后，再用轻刀（避开甲床正常部分）由前向后方向进刀，刀刃由两侧向中心倾斜劈去病变的松脆组织。

（4）用轻刀薄薄除去甲板残留的灰甲，然后修整甲游离缘部。

（5）外涂30%冰醋酸溶液于病甲，稍有痛感即除去。如此反复，每日早晚点涂，直至新甲生长，约1个月可痊愈，有手足癣者应同时治疗。

### （四）跖疣

（1）用片刀平取，薄薄片去淡黄色角质增厚块，但不宜太深，以免损伤真皮乳头层引起出血。

（2）局部常规消毒，2%普鲁卡因溶液局部浸润麻醉，然后用眼科小刮匙将伸入真皮层的乳头状物（疣体）做钝性剥离后整个刮出。再对基底部轻刮之，以免残留有疣体。清洁创面，消毒纱布压迫包扎止血。一般1周左右创面愈合不留瘢痕。

## 七、面部按摩术

面部按摩分中国传统按摩和欧美式按摩。

1. 中国传统按摩

传统的按摩是应用中医循经点穴按摩法，用指尖或指腹按压面部穴位，通过对穴位的刺激，起到通经活络、平衡阴阳、行气活血及润泽肌肤的作用。

2. 欧美式按摩

欧美式按摩的每个动作之间，连绵不断，天衣无缝。可刺激血液循环，清除表皮坏死细胞，术前应用没有渗透性的面霜焗面。

## 八、石膏倒膜术

石膏倒膜是用医用熟石膏加水调成稀糊状，覆于面上，利用其产生的热量，加速血液循环，促进新陈代谢，达到治疗和美容的目的。

（1）作用：清洁皮肤，增强营养，抗皱增白。

（2）操作程序：①清洁皮肤。②面部按摩。③用棉花盖住眼、口，留住鼻孔呼吸，鼻塞呼吸不利则留口呼吸。④将熟石膏加适量水调成稀糊状，覆于面部，此后形成硬膜。⑤30分钟后，取掉硬膜，清洁皮肤。

## 九、拔甲术

### （一）概述

拔甲术的目的是暴露甲床和基质进行基质切除或甲床及基质活检、治疗甲菌病、慢性皮肤念珠菌病或内生甲。拔甲不能治疗由基质疾病引起的甲萎缩、足内生甲或较大的甲床缺损。事实上反复地拔甲可引起甲增厚或过度愈合。拔甲术可分为部分或全部。前者，甲板的纵形条纹可从其下方结构移去，就像足内生甲的治疗一样；而后者是整个甲板被祛除。必须从两个附着点分离甲板、甲床和近端甲皱襞。

### （二）手术操作

（1）平卧位，常规消毒、铺巾。

（2）在指（趾）根两侧做根神经传导阻滞麻醉，麻醉剂选择20 g/L（2%）的利多卡因（局麻针选用皮试针头能减轻疼痛感）。

手指（足趾）甲区的神经支配来自手指（足趾）两侧面的指掌侧（趾足底）固有神经，血液供应来自与固有神经伴行的指掌侧（趾足底）固有动脉。两者在指（趾）中节侧面伴行关系最为紧密。根据这一解剖特点，对需行拔甲术的患者，在指（趾）中节两侧行指掌侧（趾足底）固有神经阻滞麻醉法，并可利用麻醉药液短时局部压迫固有动脉的作用达到止血目的。

（3）常规分离方法如下：刀片从远端进入甲板下，刀尖紧贴在甲板自甲根部挺进到甲半月下，在向甲板两侧分离，直到甲沟下方，使甲板两侧缘全部翻出来，再用刀尖将甲沟近端甲小皮下分离，使甲板和甲床基本分离，再用直止血钳夹住甲板前端用力一拔，即见甲被拔下。压迫止血1～2分钟后，见甲床没有活动性出血即可用油纱覆盖甲床创面，再用干纱布压迫包裹指（趾）端。术后 7 ~ 10 天，虽然指（趾）还没有长出，但甲床已有轻度角化，可以暴露任其自然生长。采用拔甲术治疗甲下脓肿时，需沿病变侧甲根角用尖刃刀插入指甲根部和皮肤之间做锐性分离，同时放出脓血，在边缘甲床（占指甲的1/5）和指甲间做锐性分离，并用弯剪剪开病变侧指甲约 1/5，用止血钳连根拔出病变侧指甲。如为两侧病变，将全甲拔出，如有炎性肉芽组织需切除，过氧化氢常规冲洗，生理盐水冲洗，病甲沟放置引流条，油纱覆盖甲床，并置少量抗生素，如伴真菌感染可涂米康唑霜等抗真菌药物，用无菌纱布包扎。术后每天换药待缺损处肉芽生长至创面与甲床愈合为止。

### （三）术后护理及注意事项

（1）甲沟炎患者大部分是年轻人，且多数为脚趾甲甲沟炎。患者往往因穿鞋小、爱运动，脚趾长时间挤压造成脚部血液循环不畅而引起，故在治疗甲沟炎的同时，嘱患者注意穿鞋不要太小、太紧。

（2）拔甲术后伤口未愈前宜穿拖鞋，以免伤口受挤压而引起疼痛。天气炎热时，伤口不可包裹太紧；休息时，将患肢抬高，以利于局部的血循环。

（3）保持伤口干燥清洁，如伤口不慎被污染或被水浸湿，应及时到医院换药。

（4）适当休息、减少运动量，多吃富含蛋白质、维生素及易消化、富有营养的食品。不吃辛辣、油炸、刺激性食品。

（5）嘱患者新指甲长出后，不要随意用手拔倒刺，修剪两侧甲沟时不可剪得过深，以免再次引起甲沟炎。

## 十、Mohs 显微切除术

Mohs 显微切除术是运用快速水平冷冻切片在显微镜下准确检测肿瘤边缘是否被切净，并将皮肤肿瘤切除的一种治疗方法。目前该方法已经成为欧美国家治疗皮肤肿瘤的常规手段。

### （一）Mohs 显微切除术适应证

Mohs 显微切除术适合于具有高复发风险的皮肤恶性肿瘤：一般认为，起源于单一灶性恶性细胞，并连续性生长的肿瘤是 Mohs 显微切除术的绝对适应证，包括：基底细胞癌、鳞状细胞癌、鲍温病、隆突性皮肤纤维肉瘤、角化棘皮瘤、恶性纤维组织细胞肉瘤、非典型性纤维黄色瘤、疣状癌、皮脂腺癌、乳房外 Paget's 病、平滑肌肉瘤、小汗腺腺样囊性癌、大汗腺癌等。

肿瘤发生的部位与复发风险相关：据统计，高复发、高转移风险的鳞状细胞癌和基底细胞癌易发生转移的解剖部位包括眼周、鼻周、颞部、头皮、耳前、黏膜部位、嘴唇、肢端、生殖器等。这些部位发生的鳞状细胞癌和基底细胞癌最好选择实施 Mohs 显微切除术。

总之，Mohs 显微切除术最常见的绝对适应证包括：头面部皮肤恶性肿瘤、躯干四肢直径大于 2 cm 的皮肤恶性肿瘤、高复发风险部位的皮肤恶性肿瘤、临床境界不清的肿瘤、放射治疗后或瘢痕基础上出现的具有侵袭性组织学形态的肿瘤。

### （二）Mohs 显微切除术步骤

实施 Mohs 显微切除术硬件环境应具备常规门诊手术条件，如手术准备间、手术间。手术准备间主要用于与患者谈话、签署知情同意书。手术间包括手术床、无影灯等基本手术设施，还应包括心电监护、双极电凝器、心脑血管疾病应急抢救设备。此外，还需要标本处理间和患者休息室。标本处理间主要进行标本的处理、冷冻切片和染色、显微镜检测切片，标本处理间也可以与大病理室或综合实验室共用。患者休息室主要让患者等待冷冻切片结果时休息，环境应温馨安静，以利于缓解患者的紧张心情，也可以使用住院病床供患者休息。

1. 术前评估

应向患者详细交代手术方案，控制好患者的血压、血糖等，必要时给予患者镇静剂。详细询问患者病史以及疾病发展过程，特别要注意询问患者心脑血管情况、月经状况。完成手术评估后，还要详细向患者说明手术风险（如出血、感染、复发、影响美观等），让患者签署知情同意书。强调术后随访的重要性，将患者各方面的预期值调整到合理水平。术前评估时，主刀医师必须事先阅读手术患者的肿瘤病理切片。HE 染色的病理切片能够帮助医师掌握该肿瘤特性，便于控制手术的深浅和宽度，对阅读冷冻切片亦很有参考意义。

2. Mohs 显微切除术的第一阶段

术前照相。在 Mohs 显微切除术标记图上标记肿瘤的位置、形状。常规消毒术野 3 遍。在体表肿瘤边缘外 1～2 mm 标记手术切除的边界。沿标记线做局部浸润麻醉。刮除肿瘤中央浅表部分。在垂直于手术切口标记线处划一刀痕，并将此刀痕在标记图上做相应记录，这是为了记录肿瘤与周围正常组织相应恒定的位置关系。然后沿切口标记线垂直切除肿瘤，切除深度可根据 HE 染色病理切片阅读结果掌握，一般达脂肪层。将切下来的肿瘤组织分割成合适大小的标本，并编好序号，利用染色剂在标本不同的边缘染上颜色。将标本置于标本运输盒相应的方格内，要求标本编号与运输盒中方格的序号一致。同时，应在标记图上标记标本分割、染色和编号情况。将患者手术切口彻底止血，测量大小后包扎，送患者到休息室等候。

标本送标本处理间进行冷冻切片。制作冷冻切片时，先将肿瘤待切平面摊平，等组织冰冻变硬后再用 OCT 包埋。组织切片从组织的深部截面开始，一般为 4～7μm 厚，应按照固定顺序贴于载玻片上，便于医师判断阅读切面的深浅。冷冻切片时一块标本可以切数张片子，并应准确编号，如编号为 A12，其含义是：A 代表手术第一阶段，12 代表第一块标本的第二张片子，以此类推。完成冷冻切片后进行染色。

染色封片后，在显微镜下检测。根据刀痕和染色剂颜色判断切片的方向。如果发现残余肿瘤，则在标记图相应部位标记。如发现炎症细胞浸润，或切片不完整，尤其是表皮不完整，都应视为肿瘤未切净。如果未发现残余肿瘤，则可用红笔标记。

3. Mohs 显微切除术的第二阶段

当第一阶段发现残余肿瘤，就应进行第二阶段手术。第二阶段的步骤与第一阶段相同，根据标记图在相应部位扩大切除，扩切时应带少量表皮，以便判断方向和肿瘤的完整性；将标本分割、染色、编号后送标本处理间进行冷冻切片和染色，最后在显微镜下检测。第二阶段过程中仍应在标记图中做标记，还应测量切口大小。

如果显微镜下发现仍有残余肿瘤，则需进行下一阶段，过程与第二阶段相同，直到肿瘤完全切净为止。如未发现肿瘤残余，用红笔标记。

4. Mohs 显微切除术的第三阶段

肿瘤切净后根据手术原发缺损位置、形状、大小进行成形修复。成形修复包括单纯闭合、中点缝合法、复杂成形、皮瓣成形、植皮。

（三）Mohs 显微切除术后处理

1. 加压包扎

成形修复术后需要加压包扎，打开时间因不同术种而异。

2. 拆线

拆线时间应根据切口部位、局部血液供应情况、患者年龄以及有无感染等来确定。对于一般单纯切开缝合，头、面、颈部切口在术后 4～5 天拆线；下腹、会阴部在术后 6～7 天拆线；胸、上腹、背、臀部在术后 7～9 天拆线；四肢在术后 10～12 天拆线；近关节处的拆线可延迟一些。对于切除创面的缝合拆线，因手术切口张力的问题可以根据以上情况作适当的延迟。

3. 抗生素预防感染

对手术时间长、手术切口大、手术部位靠近腔口的易感染部位，可以使用抗生素预防感染。

4. 术后换药

可以使用 75% 乙醇、3% 过氧化氢、抗生素软膏等。

5. 术后随访

建议至少每年一次。应向患者说明术后定期随访的重要意义。

## 十一、酒渣鼻切割术

酒渣鼻切割术是以五锋或三锋酒渣鼻切割刀，破坏鼻部增生扩张的毛细血管及结缔组织，以使鼻部红肿消退，鼻部变小，恢复正常形态。

### （一）适应证

本术适用于毛细血管扩张期及鼻赘期，尤以鼻赘期更为有效。

### （二）术前准备

（1）主要器械：五锋刀及三锋刀各1把。

（2）准备皮肤：术前理发、刮脸、剃胡须、剪鼻毛。

（3）消毒面部以0.1%硫柳汞酊和75%乙醇消毒，铺手术巾，露出鼻部。

### （三）麻醉

局部浸润麻醉，以1%普鲁卡因溶液30 mL，自鼻根两侧沿鼻颊沟做皮下注射，再在鼻唇沟间注射1针，便成三角形浸润麻醉，麻醉鼻部后痛感即消失，或采用眶下神经阻滞麻醉。

### （四）手术方法

根据鼻赘大小、形态，选用三锋刀或五锋刀。凡鼻赘较大、表面呈结节状、高低不平、凹陷明显者，可选用五锋刀；若鼻赘表面较平整者可选用三锋刀。根据鼻赘结缔组织增生的厚薄，调节刀刃的高低，结缔组织愈厚，鼻赘愈大，刀刃露出愈长，则划痕越深，反之则浅。施术者右手持刀，使刀锋与皮肤接触面成直角，在鼻赘上纵横交错反复切割，切断鼻赘表面毛细血管，最后以纱布压迫止血，敷以凡士林纱布，再以纱布覆盖，胶布固定。术后7~10天凡士林纱布自行脱落，创面愈合。

### （五）注意事项

（1）术后止血要彻底，若敷料包扎后仍有出血，凝结成块，易发生细菌感染，预后可能遗留瘢痕。

（2）施术时应纵横切割，排列整齐，切勿做环形切割，以免表皮脱落缺损，形成瘢痕。

（3）术后可使用抗生素3~5天，预防感染。

（4）若1次手术疗效不满意，创面愈合后8个月，可行第2次手术，一般需要2次手术。

## 十二、鼻赘切除术

一般鼻赘可采用酒渣鼻切割术，若鼻赘过度肥大，压迫鼻孔，甚至影响呼吸，采用酒渣鼻切割术已不能使鼻部恢复正常形态，则必须将增生肥大的组织部分切除，方能达到治疗目的。术前应参考患者发病的正、侧面照片，正确估计发病前外鼻的大小和形状。若无照片则根据鼻孔的大小、鼻梁的高低、面部的轮廓来估计原来鼻部的大小，作为施术的依据，以恢复原来的形态。

### （一）术前准备

1. 主要器械

（1）小切开包1个。

（2）台钻1只，钢刺轮、砂齿轮大小各1只。

2. 其他准备

准备皮肤、消毒和麻醉同酒渣鼻切割术。

### （二）手术方法

根据患者发病前的鼻部大小，以手术刀将鼻部增生肥大的组织成片状切除，再采用磨削平整，最后以酒渣鼻五锋刀切割创面，破坏毛细血管。以纱布压迫止血，最后敷以凡士林纱布，再以消毒纱布包扎固定。

### （三）注意事项

（1）切除鼻部增生组织的量要适中，过多则易留下瘢痕，过少则效果不显著。一般切除后应比原来的鼻部稍大，再以磨削术修复到原来大小。

（2）术后2周凡士林纱布自行脱落，创面愈合。

## 十三、毛细血管扩张症切割术

原因不明的原发性毛细血管扩张症是在面部尤其在颊部有明显的毛细血管扩张,大量分支,交织成网。手术切割扩张的毛细血管可取得令人满意的效果。

### (一)术前准备

1. 主要器械

三锋刀 1 把。

2. 准备皮肤

理发、刮脸、剃胡须、剪鼻毛。

3. 消毒

以 0.1 硫柳汞酊和 75% 乙醇常规消毒面部,铺手术巾,暴露术野。

### (二)麻醉

用 1% 普鲁卡因溶液局部浸润麻醉。

### (三)手术方法

先调节三锋刀刀锋的高低,使刀尖露出 1 mm。施术者以左手拇指和食指撑紧术野皮肤,右手持刀,使刀尖与皮肤成直角,顺着皮纹切割,将扩张的毛细血管切断,然后以纱布压迫止血,敷以凡士林纱布,再以消毒纱布包扎固定。

### (四)注意事项

(1)术后 7~10 天凡士林纱布自行脱落,创面愈合,无后遗瘢痕。

(2)若扩张的血管表浅,切割不应太深,以免预后有瘢痕。若瘢痕明显,可再用磨削术消除。

## 十四、斑秃划痕术

斑秃是一种原因不明的皮肤病,头部片状秃发,可采用划痕法治疗,以刀刃划破头皮,刺激头皮,使毛发生长。

### (一)术前准备

1. 主要器械

三锋刀 1 把。

2. 准备皮肤

剪除病损周围的头发。

3. 消毒

以 2.5% 碘酊、75% 乙醇消毒。

4. 不需麻醉

斑秃划痕术不需要使用麻醉。

### (二)手术方法

以三锋刀在病损表面纵行划痕,自左向右排列整齐,划痕深度以划破表皮有渗血为度,间隔 1 周,再自上而下横行划痕,如此交替划痕,4 次后即有新发萌出。若划痕 6 次仍无毛发生出,即为无效,应改用其他疗法。

## 十五、神经性皮炎的皮片游离术

神经性皮炎的皮片游离术是将苔藓化损害削成中厚游离皮片,然后再缝回原位,此术可使病变皮肤发生暂时性营养障碍,进而病变消失,使皮肤恢复正常。

### (一)适应证

(1)顽固性神经性皮炎,经各种药物治疗无效的苔藓化斑片损害。

(2)损害部位在下肢平坦部位,如小腿外侧、股外侧及臀部等处。

（3）损害周围及损害本身无化脓感染。

（4）下肢术野无静脉曲张。

### （二）术前准备

1. 主要器械

消毒木板2块，特制宽刃大、中、小皮片刀各1把。

2. 准备皮肤

术野剃毛、清洁。

3. 消毒

术野以2.5%碘酊、75%乙醇常规消毒。

### （三）麻醉

以1%普鲁卡因溶液作局部浸润麻醉，注射药液要均匀，注射后要轻轻按摩，以使术野平坦，便于手术。

### （四）手术方法

根据损害大小选用适中的皮片刀。助手以木板在损害下端将术野拉紧，施术者以左手持木板在术野上端将皮肤拉紧，右手持皮片刀自损害下端向上游离皮肤，施术时皮片刀微微倾斜，使刀刃与皮肤成10°～15°将皮肤斜行切开，刀身左右移动，向前推进，随时注意皮片的厚度，若皮片为灰白色，皮片下看不到刀刃，基底创面出血点小而稀，属中厚皮片；若皮片灰黄、稍亮，皮片下可看到刀刃，基底创面出血点小而密，则为表层皮片；若基底创面出现脂肪组织，则为全层皮片。手术要求制成中厚皮片，皮片游离3面，一面（上端）连于皮肤。一般长度不宜超过宽度1.5倍。然后翻转皮片，若带有脂肪，则应剪去，以消毒纱布止血，再将皮片回复原位。在皮下游离缘各侧缝合1针固定，表面覆以凡士林纱布，再以厚纱布加压包扎，术后7～10天拆线。

### （五）注意事项

游离皮片以中厚皮片为宜，不宜切割到脂肪层。若有出血应彻底止血，否则可能引起局部血肿，致皮肤坏死。

## 十六、白癜风植皮治疗

白癜风，中医称之为"白癜"。白癜风是一种后天性色素脱失，严重影响皮肤美容，发病率占人口的1%～2%，虽无痛苦，但给患者带来无尽烦恼。皮肤移植治疗白癜风开辟了白癜风治疗的新途径，提供了一个新思路，从自体小片植皮到表皮移植再到自体黑素细胞移植，甚至异体黑素细胞移植。

### （一）小皮片植皮术

久治不愈的白癜风，可采用小片植皮术，在白癜风大片损害中移植一小片正常皮片，创面愈合后，移植皮片的色素可向周围生长扩大，使整个白癜风损害恢复正常色泽。本法只适于顽固性白癜风。

1. 术前准备

（1）主要器械：小切开包1个，硬木板1块，眼科镊子2把，1cm直径皮肤钻孔器1只。

（2）消毒：2.5%碘酊、75%乙醇常规皮肤消毒。

（3）以1%普鲁卡因溶液在供皮区及植皮区行皮下浸润麻醉。

2. 手术方法

（1）取皮：术者以左手食指及拇指撑紧供皮区皮肤，右手持皮肤钻孔器向下穿入皮下，直到皮肤脂肪层，以眼科小镊子夹住切口内侧皮肤的一侧，以手术刀剥离皮片，放在生理盐水中洗净血液，再放在木板上，将皮片上附着的脂肪球除净，放在以生理盐水浸湿的纱布上备用，供皮区创面直接缝合。

（2）植皮：在白癜风损害中央，以1cm直径皮肤钻孔器穿入皮肤达脂肪层，以眼科镊子夹住切口内侧皮肤的边缘，提起，以手术刀剥离皮片，止血。再将准备好的正常皮片放在创面上，周围作浅层缝合。覆盖以凡士林纱布，再用纱布加压包扎，7天拆线。

### （二）表皮移植治疗

用表皮移植术治疗白癜风见效快、疗效肯定、简便易行、不形成瘢痕。克服了全层皮肤移植的缺点，很快得到推广应用。目前成功率已达到90%左右，成为治疗白癜风的新的有效方法。目前常用的表皮移植术有自体表皮移植、自体表皮细胞悬液移植、自体黑素细胞移植及异体黑素细胞移植等。

表皮移植的适应证是静止期（稳定期）白癜风，主要选择影响美容的部位，如面部、颈部、外露部病损进行治疗。对局限型、节段型效果最好，对病变广泛的散发型、泛发型患者，具体操作较困难，应采取综合疗法。对进行期（活动期）患者，最好不要做表皮移植术。首先是效果不好、成活率低；其次是病变还在发展扩大，局部移植解决不了问题；最后还有移植可能发生同形反应，反而使白癜风扩大。对于有瘢痕体质的患者，进行表皮移植要慎重，以免移植后瘢痕形成。

1. 术前准备

常规消毒供皮区及受皮区。

2. 手术方法

（1）自体表皮移植：采用患者自身健康部位表皮移植到病变部位。具体方法是：利用负压吸疱法或液氮起疱法分别在健康部位，一般在腹部和病变部位发疱，调整负压在4.5～8 kPa左右，1～1.5小时即可形成大疱。水疱正好在表皮、真皮之间，疱顶为表皮。用眼科剪刀先将病变区疱顶表皮除去。露出真皮面，再将健康部位水疱顶表皮剪下，将其平整移植于病变的创面上，用消毒纱布包扎即可。操作时注意无菌技术。大部分病例在2周左右局部开始有色素再生，并继续扩大，3～6个月色素扩大达最大限度。据国内文献报道，成功率在90%左右。在移植过程中，加用黑素生成素（α-MSH）、碱性成纤维细胞生长因子（bFGF）、内皮素（ET）等可以提高疗效，提高移植成功率。

（2）自体表皮细胞悬液移植：用刀片在臀部取正常薄层皮肤片，将皮片用胰酶消化，祛除表皮下残余物，将皮片移入离心管，加入培养液，反复吹打制成单细胞悬液，浓度约为$1×10^7$/mL。移植前在白斑部位用液氮发疱或负压吸疱法发疱，将水疱液用针吸出，再将细胞悬液注入疱内，每个疱内注入细胞量约为$8×10^5$。操作时注意无菌技术。移植后3周左右，局部出现点状色素沉着，逐渐融合并向外扩大，2～3个月可形成1倍于水疱面积的色素斑。色素恢复可达90%以上。

（3）自体黑素细胞移植：取患者自身皮肤，置于培养液中，以胰酶消化后，分离出表皮，反复吹打制成单细胞悬液，接种于培养基内，一般培养后第3天可见到树枝状细胞生长。3～4周后细胞融合交织成网状，4周后培养的细胞增殖约达$1×10^6$个。暂时不移植的细胞可放到细胞冻存液中在液氮中冷冻保存。移植方法基本同自体表皮细胞悬液移植法，即在病变部先用液氮冷冻发疱，然后再将培养的黑素细胞悬液注入疱内。一般注入量为每个直径1 cm的水疱注入细胞$1×10^5$个。也可采用磨削法，将白斑部位用皮肤磨削机将表皮磨削祛除后，将黑素细胞悬液均匀涂于创面，密度为1 000～2 000个/mm$^2$，再盖上培养液浸湿的纱布，封闭包扎。

（4）异体黑素细胞移植：方法同自体黑素细胞移植，不同点是不是取自体而是取其他健康人正常皮肤作为供体，培养出黑素细胞后制成悬液注入白斑内。上述各种表皮移植方法都取得了较好的近期疗效，成功率80%～90%。远期效果也不错，但有少数病例（5%～10%）在几个月或1～2年后色素再度脱失，原因尚不完全清楚。

## 十七、腋臭手术

腋臭系腋部顶泌汗腺分泌的液体中含有挥发性脂肪酸，经细菌分解释出特殊的臭味所致，有遗传性。手术的目的是将顶泌汗腺刮除或切断顶泌汗腺导管，其臭味即消失。手术方法有如下几种。

### （一）腋臭剥离术

腋臭剥离术是将腋部皮肤真皮与皮下脂肪层分离，切断顶泌汗腺导管及破坏腺体，阻碍汗液排出。手术开口小，损伤少，恢复快，愈合后不留瘢痕，疗效确实，是目前腋臭手术中较好的一种方法。

1. 适应证

（1）20～40岁的成人，确诊为腋臭，对周围群众有影响者。

（2）无活动性肺结核，无腋下淋巴结肿大。

（3）腋部无手术史，无局部注射硬化剂史。

（4）腋部无瘢痕、无湿疹或局部化脓性感染。
（5）血常规、出血时间、凝血时间、血小板计数皆正常者。

2. 术前准备

（1）主要器械：手术包1个，大小柳叶刀各2把，大小铲刀各2把，刮钩铲刀2把，大头刮匙2把，大小拉钩各2把。
（2）皮肤准备：剃腋毛、清洁皮肤。
（3）取仰卧位，术侧上肢外展并稍上举，掌心向上，屈肘，五指置于头下，使腋部平坦暴露。
（4）消毒腋部以2.5%碘酊、75%乙醇常规消毒，铺手术巾，暴露术野。

3. 麻醉

两侧各用1%普鲁卡因液30 mL加3滴肾上腺素，作腋部皮下浸润麻醉。

4. 手术方法

（1）纵切口法。①切口：在腋中线中部，纵向切口长2.5～3 cm，深达真皮基底，在切口两侧各穿两根缝线，以止血钳夹住牵引，拉开切口，然后在切口两侧沿真皮和皮下脂肪之间用手术刀分离1 cm深。②游离皮瓣：以小、大柳叶刀先后沿分离切口插入，一进一退顺势将真皮与脂肪层剥离。自上而下剥离形成一皮瓣腔洞，其范围以达到腋毛区边缘为止。③刮薄真皮：以手术刀插入腔洞内，刀刃向上，自洞腔上缘向下往返刮薄皮瓣内面，刮下真皮附着的脂肪球。继之以大小铲刀前后铲除，再以刮钩匀刀一进一出擦刮，最后以大头刮匙上下、前后从不同方向擦刮，以求彻底刮除附着于真皮的脂肪球，并破坏毛囊，直到皮瓣表面出现淡紫色为止。然后以纱布球擦除腔内刮下的组织，再以纱布填塞皮瓣腔洞，压迫止血3分钟，取出纱布，再自切口处翻转皮肤，将附着的脂肪球剪除。若脂肪球完全刮除，毛囊被破坏，则表示手术彻底，疗效好，否则效果差。④缝合切口：切口上端缝合1针，中间作1针横褥式缝合，再在切口两侧的腔洞中部用刀柄紧压皮肤，使与基底组织密切接触，自皮肤连带基底组织缝合1针，结扎一纱布球，封闭无效腔，避免血肿形成，然后自切口下端向腔洞两侧各塞一橡皮引流条，最后盖一纱布棉垫，再以绷带加压包扎，次日抽出橡皮引流条，拆除封闭无效腔缝线。术后7天拆线。

（2）横切口法。手术方法基本同纵切口法。本法是从纵切口法改进而成。患者取仰卧位，在腋毛中区下缘取横切口，长2.5～3 cm，在切口上缘两侧各穿1针作为牵引线，然后沿上缘将皮肤与皮下脂肪剥离开，手术方法及步骤同纵切口法。最后在腔洞中部两侧，自皮肤连带基底组织各缝合1针，结扎纱布球，以封闭无效腔，切口中部缝合1针，两侧各塞橡皮条引流，次日抽出橡皮引流条，拆除封闭无效腔缝线。术后7天拆线。

5. 注意事项

（1）皮肤切口长度、深浅要适中，不宜太深，以深达真皮与脂肪层交界处为宜，以便分离脂肪层。
（2）剥离的皮瓣内面不能带有脂肪球，否则疗效不佳。
（3）压迫止血要彻底，引流要通畅，无效腔要加压包扎，不然会引起腔内积血，形成血肿，以至于引起感染。
（4）封闭无效腔时，注意手法技巧，以免断针。
（5）为预防感染，术后可用抗生素5天。

**（二）腋臭拔毛术**

由于顶泌汗腺导管开口于毛囊，若能对腋毛区做永久性拔毛，臭味即可消除。可采用电干燥法拔毛，方法简单易行。

1. 适应证

未成年的腋臭患者，不适于手术治疗；曾进行过腋臭手术但不彻底仍有臭味者，可将残毛拔除；腋部曾用硬化剂或放射治疗不彻底的可用拔毛术。

2. 术前准备

（1）主要器械为电灼器1只，耳针50双。
（2）患者卧位，准备皮肤，常规消毒及麻醉同腋臭剥离术。

## 3. 手术方法

沿每根腋毛生长方向，以耳针刺入皮下，深约 0.3 cm，插针自边缘开始排列向内，1 次最多可刺入耳针 50 只，然后以电灼器金属头逐个接触耳针金属柄。用脚踏开关接通电源，每只通电 3 秒，毛囊口稍有发白，然后拔除耳针，以拔毛镊子将腋毛拔除，反复施术，将全部腋毛拔完为止。术后 2 个月复查，大部分腋毛不再生出，小部分由于插针方向不准确，未能破坏毛囊，故有少数毛发仍生出，需再次拔毛，一般需 2～3 次始能将腋毛完全拔完，臭味基本消失。

### （三）腋臭切除术

腋臭切除术是将腋部真皮与皮下脂肪层切除，以彻底除去顶泌汗腺导管及腺体，消除汗液产生及排出，疗效佳。但手术开口大，损伤大，恢复慢，预后瘢痕较明显，目前主要用于其他方法效果不理想，患者能接受术后瘢痕的一种手术方法。

#### 1. 适应证

（1）腋臭症状重，其他方法效果不理想的患者；局部已有明显瘢痕形成的患者；患者要求根治症状，且能接受术后瘢痕者。

（2）无手术禁忌证，如活动性肺结核、未控制的糖尿病、重要器官功能衰竭等。

（3）无湿疹或局部化脓性感染。

（4）血常规、出血时间、凝血时间、血小板计数皆正常者。

#### 2. 术前准备

（1）主要器械：常规清创手术包 1 个。

（2）准备皮肤：剃腋毛、清洁皮肤。

（3）体位：取仰卧位，术侧上肢外展并稍上举，掌心向上，屈肘，五指置于头下，使腋部平坦暴露。

（4）消毒：腋部以 2.5% 碘酊、75% 乙醇常规消毒，铺手术巾，暴露术野。

#### 3. 麻醉

两侧各用 1% 普鲁卡因 30 mL，加 3 滴肾上腺素，作腋部皮下浸润麻醉。

#### 4. 手术方法

在腋部沿腋毛区边缘，梭形切开皮肤和皮下组织，在深浅脂肪层之间用手术刀分离，祛除梭形区内皮肤及皮下脂肪浅层；创面彻底止血，周边沿深筋膜浅面松解；根据术者技术经验采用直接缝合法、"Z"成形法、多"Z"成形法等方法闭合创面；切口内置一橡皮引流条，覆盖纱布棉垫，再以绷带加压包扎；次日抽出橡皮引流条，术后 10～14 天拆线。

#### 5. 注意事项

（1）皮肤、皮下组织切除范围要适中，不宜太大，以免术后切口张力过大缝合困难，或太小，术后疗效不佳。

（2）术中止血要彻底，引流要通畅，避免无效腔，不然会引起腔内积血，形成血肿，以至引起感染。

（3）为预防感染，术后可用抗生素 5 天。

## 十八、足跖疣刮除术

足跖疣是寻常疣的一种，生长于跖部，小如绿豆，大如黄豆或蚕豆，由于经常摩擦和压迫，疣体被埋入皮肤，表面角化过度，应与鸡眼、胼胝相鉴别。所以，术前常须先用修脚刀将损害表面角质层削去，然后检查表面：若为胼胝，则基底平滑完整；若为鸡眼，则中心有白色柱状角质栓；若为足跖疣，则表面呈乳头状或有点状出血。待明确诊断后，方可施术。

### （一）术前准备

#### 1. 主要器械

大小不一的圆头刮匙各 1 把，大小不等之皮肤钻孔器各 1 只，疣体剥离刀 1 把。

#### 2. 消毒

2.5% 碘酊、75% 乙醇常规消毒。

## （二）麻醉

以 1% 普鲁卡因溶液注射于疣的基底部，大约 1.5 cm 深，使疣体明显隆起。

## （三）手术方法

施术者以左手食指及拇指紧紧捏起疣的基底部。右手持疣体剥离刀沿疣的边缘环形剥离，深约 0.5 cm。或以皮肤钻孔器套住疣的周围，切入皮肤约 0.5 cm，分离组织，然后选用较疣体稍大的圆头刮匙，沿疣周围的切割线旋转 1 周，使疣体与周围组织充分分离，再将刮匙放在靠近术者一侧的疣体边缘，使与皮肤呈 75° 角，稍用力向下压，再向前迅即刮除疣体。捏紧基底，使不出血，然后以三氯化铁酊涂布止血纱条填塞创面，盖以纱布，胶布固定，3 天后更换纱布，再包扎 3 天即可。

## （四）注意事项

（1）注射普鲁卡因溶液深度要适中，要达到疣的基底，使疣明显隆起，便于手术，但勿使针尖触及疣体，以免病毒沿针道接种扩散。

（2）选择刮匙大小要适中，不要用椭圆形或尖头刮匙，大小应较疣体略大一些。

（3）疣体与周围组织分离要彻底，要求一匙将疣体完整刮除，刮下的疣体的基底应是完整光滑的，外有一层薄膜包被。若刮下的疣体有缺损，即表示有部分疣体留在组织内，以后可能复发。

## 十九、寻常疣刮除术

寻常疣小如绿豆，大如黄豆或蚕豆，疣体明显高出皮肤，刮除方便，不需麻醉，周围亦不需要分离。

### （一）术前准备

1. 主要器械

大小不等的圆头刮匙数支。

2. 消毒

2.5% 碘酊、75% 乙醇常规消毒皮肤。

### （二）手术方法

施术者以左手紧拉术野皮肤，右手持刮匙紧压疣体靠近术者一侧的边缘，使与皮肤成 75° 角，用力快速向前将疣体刮除，若一匙刮除不干净，可再补充几匙，然后以三氯化铁酊止血，以消毒纱布覆盖，橡皮膏固定，3 天后解除敷料。

## 二十、传染性软疣刮除术

本病主要发生在躯干部。小如绿豆，大如黄豆，隆起于皮肤。刮除方便，不需麻醉。

### （一）术前准备

1. 主要器械

大小不等的圆头刮匙各 1 把，止血钳 1 把。

2. 消毒

2.5% 碘酊、75% 乙醇皮肤常规消毒。

### （二）手术方法

1. 刮除法

施术者左手拉紧术野，右手持刮匙，放于软疣靠近术者一侧的边缘，使与皮肤成 75° 角，轻压皮肤稍呈凹陷，快速向前刮除疣体，助手以棉签蘸三氯化铁酊止血。此法快速，简单易行。

2. 止血钳摘除法

施术者以左手拉紧皮肤，右手持止血钳，夹住疣的基底部迅速向前拉掉疣体，然后以三氯化铁酊止血。

## 二十一、化脓性肉芽肿刮除术

化脓性肉芽肿是葡萄球菌引起的化脓性血管瘤样病变。黄豆大、樱桃大或更大。有蒂或无蒂，表面平滑或呈疣状，易于刮除，不需麻醉。

### （一）术前准备

1. 主要器械

圆头刮匙 1 把。

2. 消毒

以 0.1% 硫柳汞酊、75% 乙醇消毒。

### （二）手术方法

施术者以左手食指和拇指紧捏病损的基底，右手持刮匙，放在瘤体靠近术者一侧，与皮肤呈 75°角，加压使皮肤下陷，向前迅速刮除瘤体，然后以三氯化铁酊止血。敷以碘仿油纱布，再覆盖消毒纱布，橡皮膏固定。若瘤体有蒂，可采用皮肤圈断术。

## 二十二、外伤性表皮囊肿刮除术

本病是由于皮肤外伤时将表皮埋入皮内，逐渐增殖成为皮内或皮下囊肿。囊壁为表皮所构成，囊内充满角蛋白。多发于掌跖部，坚硬，有压痛。

### （一）术前准备

主要器械：止血钳 1 把，圆头刮匙 1 把。

### （二）手术方法

先用复方水杨酸粉即以液体苯酚（石炭酸）将水杨酸粉调成糊状，封包囊肿 1 周，如封包鸡眼法，将损害表皮腐蚀后，揭去表皮，囊肿即暴露。以止血钳或疣体剥离刀将囊肿与周围组织分离，再以刮匙置入囊肿基底，向前稍向上刮除囊肿，以碘仿油纱布填塞创面，再以纱布包扎，3 天后更换纱布。

## 二十三、血管球瘤刮除术

本病又称为血管神经肌瘤，往往为单发，有放射性疼痛和压痛。

### （一）术前准备

1. 主要器械

小切开包 1 个，圆头刮匙 1 只。

2. 消毒

2.5% 碘酊、75% 乙醇常规消毒。

### （二）麻醉

以 1% 普鲁卡因溶液在患者的手指根部行神经阻滞麻醉。

### （三）手术方法

若为甲下血管球瘤，应先拔除指甲，在甲床根部即可见红色瘤体，以刮匙将瘤体刮除干净，术后覆以凡士林纱布，再以纱布包扎。

### （四）注意事项

瘤体要彻底刮除干净，否则易复发。

## 二十四、甲下外生骨疣刮除术

甲下外生骨疣是一种良性的骨骼异常增生，常发于青年男女的第一趾甲下或手指甲下，有压痛，X 线片见趾骨上有圆形隆起结节。

### （一）术前准备

1. 主要器械

小切开包 1 个，圆头刮匙 1 只。

2. 消毒

2.5% 碘酊、75% 乙醇皮肤常规消毒。

## （二）手术方法

先拔除趾甲，在甲床瘤体隆起部位纵行切开骨膜，以刮匙刮除骨疣体，覆以凡士林纱布，再以纱布包扎。

## （三）注意事项

骨疣刮除要彻底，以免复发。严格无菌操作，术后用抗生素1周，预防感染。

## 二十五、脂肪瘤切除术

脂肪瘤是皮下脂肪细胞增生所致的一种良性皮下小肿瘤，可有局部疼痛或影响功能和美容，可行手术切除。

### （一）术前准备

1. 主要器械

小切开包1个。

2. 消毒

2.5% 碘酊、70% 乙醇皮肤常规消毒。

### （二）麻醉

以1%普鲁卡因溶液于肿瘤四周行梭形神经阻滞麻醉，并沿画线做浸润麻醉。

### （三）手术方法

在肿瘤表面正中线切开皮肤，用组织钳夹住切口皮肤，提起，再用止血钳沿瘤体包膜外行钝性分离，待瘤体周围分离清楚，提起瘤体用剪刀从基底部剪除瘤体，结扎血管，缝合皮肤。

## 二十六、表皮囊肿切除术

表皮囊肿，又称"粉瘤"，好发于头、面及胸背部。如瘤体与周围组织粘连，可采用剥离术；无粘连者可采用囊肿翻转术。无论用何方法，囊肿切除术都必须把囊壁完整切除，避免复发。面部囊肿切除后常留瘢痕，有碍美容，可采用囊壁药物腐蚀法。

### （一）术前准备

1. 主要器械

小切开包1个。

2. 消毒

碘酊、乙醇皮肤常规消毒。

### （二）麻醉

以1%普鲁卡因溶液在囊肿周围做梭形神经阻滞麻醉，并沿切口做皮内浸润麻醉。

### （三）手术方法

1. 囊肿剥离法

沿瘤体表面正中线切开皮肤，用止血钳在瘤体四周做钝性分离，最后将瘤体取出，缝合皮肤。

2. 囊壁翻转法

在囊肿顶部做1 cm长切口，用囊肿挤压镊挤出内容物，再用止血钳自切口处插入囊肿底部，夹住囊壁基底向外牵拉，使囊壁翻转，与周围组织分离，将囊壁完整拖出，最后缝合皮肤。

## 二十七、黑痣切除术

黑痣多数为皮内痣，少数为交界痣，可发生在任何部位。为了预防恶变，可考虑手术；有恶变趋向者，应立即手术切除。

### （一）适应证

（1）生长在身体摩擦部位的黑痣，如足底、手指，特别是甲下或经常有擦伤，或间擦部位经常潮湿、糜烂者。

(2）出现下列恶变警告信号，如痣突然变大、变黑、变硬、痛痒、痣周围出现卫星状皮疹或炎症浸润，表面发生溃疡者。

### （二）术前准备

1. 主要器械

小切开包1个。

2. 消毒

碘酊、乙醇皮肤常规消毒。

### （三）麻醉

以1%普鲁卡因溶液在痣体周围行皮下浸润麻醉。

### （四）手术方法

在痣体外0.3～0.5 cm处做梭形切口，深至皮下，用组织钳夹住梭形皮瓣的一端，连同部分皮下脂肪，剪除痣体，以3-0缝线缝合，7天后拆线。切下的黑痣应送组织病理检查。

## 二十八、皮肤恶性肿瘤切除术

皮肤恶性肿瘤，如基底细胞癌、鳞癌及黑素瘤等原发肿瘤。这些皮肤恶性肿瘤应早日确诊，早期手术，并且必须将肿瘤整个切除，其切除范围的大小、深浅是手术成功与否的决定性因素。

手术的范围：肿瘤边缘至切开线的距离，应根据肿瘤的性质、恶性程度、部位、大小、发展的速度及以往治疗的情况来决定。一般来说，早期损害的切除范围如下：基底细胞癌切开线应距肿瘤边缘0.5 cm，鳞癌的距离约1 cm；位于面部的黑素瘤的距离约3 cm。恶性肿瘤切除时不但应有足够的范围，还应有足够的深度。若瘤体局限，与皮下组织无粘连，手术时将瘤体皮肤与皮下脂肪切除即可。如果与皮下组织粘连或侵犯到肌肉，应将肌肉一并切除。皮肤恶性肿瘤切除的范围、深浅取决于术前的体检、局部X线片，特别是X线断层检查。还必须借助于手术过程中的发现，最后才能决定手术的范围。一般皮肤恶性肿瘤是沿着皮肤表面向周围扩张的，或向深部侵犯到肌肉及骨骼，但有时沿着鞘膜扩散，常使人估计不足，导致手术的失败，如面部侵蚀性溃疡（基底细胞癌的一型），它不但可以侵犯皮肤，而且向深部扩散到眼眶、鼻骨及下颌骨。所以手术时范围必须更广、更深。手术时还须注意周围淋巴结转移情况。皮肤恶性肿瘤向周围淋巴结转移的发病率并不高，所以不必要将周围淋巴结全部切除。但若有转移，或可疑转移时，应将周围淋巴结彻底摘除，即按肿瘤根治术处理。这些手术要由有经验的医师来操作。

## 二十九、皮肤损害活组织取检术

### （一）适应证

凡皮肤病临床诊断有困难，而病理检查可能有帮助时，可采取皮肤病损部分做组织病理检查。

1. 选择部位

（1）避免采取腹股沟、腋部等处的皮肤，该部皮肤易受摩擦、搔抓，常伴有萎缩变形，病损的病理表现易于变异。

（2）避免在面部取材，一般可选择耳后，发际或下颌皮肤。如确需在面部取材，应按皮纹走向切取，用5-0缝线缝合，避免形成明显瘢痕。

（3）避免在关节活动部位取材，以免形成瘢痕，影响关节功能。

（4）如疑有血色病，不要在下肢部取材，因下肢常有血液淤滞，或有肢端血管疾病，其皮肤内可能已有铁的沉着。

（5）为了观察疗效，要于治疗前后在同一部位，或与原来皮疹相同的地方取材。

2. 选择损害

（1）选择充分发展的具有代表性的损害，才能得到正确的病理诊断。因为早期病损常呈非特异性，晚期的常呈恢复期的病理象，所以只有充分发展的损害才有诊断价值。

（2）水疱、脓疱应选择早期损害，否则发生继发性改变，其病理象可能发生变异。

（3）尽可能选取原发性皮疹，避免采取经过治疗、摩擦、搔抓等继发性皮损。

（4）采取标本时，应包括病损周围一部分正常组织，以便与病变组织对照。

（5）如皮肤损害有多种形态，应分别采取有代表性的损害，并分别装瓶，注明所取标本的部位。

（6）溃疡应采取溃疡底部组织连同周围部分组织。

（7）采取皮下结节应包括结节、皮肤与结节周围组织。

（8）浸润性损害如肿瘤、结节病、麻风等，取材时组织块一定要够深够大；脂膜炎取材要带脂肪；皮肌炎取材要带肌肉。

### （二）术前准备

1. 主要器械

小切开包1个，皮肤钻孔器1具，活检剪刀1把。

2. 消毒

术野先用清水洗净，然后用碘酊、乙醇消毒，避免擦去病损表面鳞屑及痂，应保持原有形态。如恐影响组织的染色，可免用碘酊。

### （三）麻醉

以1%普鲁卡因溶液在病损周围呈梭形浸润注射，不宜注射于病损组织内，以免形成水肿。

### （四）手术方法

1. 切取法

本法适用于一般活体组织的采取及较深大的病损。采取的组织长1～1.5 cm，宽0.2～0.5 cm。施术方法：施术者以右手持刀，刀尖与皮面垂直，沿病损边缘呈梭形切开皮肤，用无齿镊子夹住切开的皮肤的一端，轻轻提起，然后沿基底用剪刀剪下组织，立即投4%甲醛（10%福尔马林）固定液内，缝合创面，5～7天拆线。

2. 钻孔法

本法适用于较小的皮肤病损及易脆的病损，术后可缝合或不缝合。施术方法：先选择大小适中的钻孔器，施术者以左手食指和拇指将术野撑紧，右手持钻孔器，将病损套入孔内，一面旋转，一面向下钻动。钻到适当的深度时，用镊子夹住组织边缘轻轻提起，用剪刀从基底剪下，缝合创面。较小创面可不缝合，取下的组织块立即放入4%甲醛（10%福尔马林）固定液中。

## 三十、皮肤移植术

皮肤移植术是修复皮肤的缺损、器官畸形与变形等的手术方法，以达到消除畸形、改善形态及恢复功能为目的。皮肤移植的手术原则：①严格遵守无菌技术操作，防止感染。②手术操作要细致，切忌粗糙，避免牵拉或夹持软组织。③完全切除瘢痕组织。④彻底止血，避免皮片下形成血肿。⑤缝合要严密、准确、无张力、无无效腔。⑥皮片要加压固定。

### （一）基本技术

1. 切开

皮肤移植术使用的手术刀必须锋利，切开皮肤边缘要整齐、垂直，避免造成斜坡，但在头面部有毛发处因毛根与皮肤呈斜向生长，在切开时应呈斜面，以免毛囊遭到破坏，移植不能成活。

2. 止血

创面渗血可用热生理盐水纱布压迫止血，如有明显出血，用3-0丝线结扎止血，但尽量少做结扎，以免残留线头过多影响愈合。一般经缝合后即能止血。

3. 剥离

切除瘢痕和游离皮瓣时，一般将刀刃与组织切面成90°角，进行锐性剥离，以减少组织损伤。

4. 缝合

为了减少手术后的瘢痕，缝合创缘时用小号针及3-0丝线。在面部手术甚至用5-0丝线分3层缝合。可选用间断缝合、皮内埋没连续缝合、褥式缝合及8字缝合等。缝合要严密、细致、准确。缝针的进出与创缘的距离和进针的深度应互相适应，使创缘对合整齐，针距应根据创面的部位和组织张力而决定。

5. 加压包扎

为了使被移植的皮肤与组织紧密贴合，防止血液潴留，必须适当加压包扎。一般比较容易包扎固定的部位可采用棉垫绷带加压包扎，但在小面积的皮片或不适于绷带加压包扎的部位，可采用打包加压法；在皮片边缘缝合时隔针留下一段缝合线。缝合后皮面敷以凡士林纱布，铺以两层纱布，再放一个比皮片稍大的纱布垫，然后用皮片周围的缝合线相对打包结扎，这样平均加压于皮片上，可达到固定的目的。再在皮片周围绕以凡士林纱布，以保护切口缝线，最后用纱布覆盖，绷带包扎。

6. 切口的选择

皮肤切口设计要考虑周到，画线定型不仅要根据病变的大小、形状，而且要想到术后瘢痕的外形和对功能的影响。

7. 创面的缝合

创口的缝合十分重要。在缝合前应使创缘两侧松弛，若缝合后两侧张力过大，就会影响到创口的愈合，甚至导致创口裂开。缝合的方法有多种，如创面周围皮肤活动性较大，可采用直接缝合；如创面周围活动性较小，则须对创缘两侧皮下组织做潜行剥离，再拉拢直接缝合；菱形创面可对角缝合成一条线；椭圆形创面如张力过大，可在创面两侧做弧形切开，直接拉拢缝合；矩形创面可先缝合四角，再缝合中间缘线，也可用推移皮瓣，在上下两切口缘各切除 1 个三角形皮肤，将皮瓣间缺损侧拉拢缝合；三角形创面可沿底边向一侧或两侧延长切开，剥离皮瓣后将其向对侧或向中间推移，再直接缝合，也可沿底边做弧形延长切开、缝合，或在延长切开线的上方一端或两端各切除 1 块三角形皮肤，将缺损两侧缘向中央推移缝合。

## （二）游离皮片移植术

游离皮片可分为表层皮片、中厚皮片及全层皮片。表层皮片是最薄的一种，包含表皮和少量真皮乳头层；全层皮片最厚，包含表皮和真皮全部；中厚皮片的厚度介于两者之间，包含表皮和部分真皮。皮片愈薄，愈易成活，但预后瘢痕收缩明显，且经不起摩擦；皮片愈厚，愈难成活，但成活后其形态和功能较佳，所以游离皮片移植要根据临床情况，选用不同厚度的皮片。皮肤科常采用中厚皮片及全层皮片。

1. 中厚皮片移植术

中厚皮片的厚度是皮肤厚度的 1/4～1/2。一般成人皮肤大约厚 0.35～0.75 mm。薄中厚皮片成活率较高，易在肉芽面上生长；厚中厚皮片仅能在无菌的创面成活。从植皮的效果来看，中厚皮片成活后质地柔软，接近于正常皮肤。此种皮片适用于血管瘤、色素痣及肥厚瘢痕切除后的皮肤移植。取皮应选择平坦宽阔的体表部位，方能取得大面积的皮片。可以在大腿的内外侧、背部或胸部等处取皮。一般多选用大腿供皮。方法是大腿区域皮肤消毒后，在大腿近侧和远侧端分别用无菌巾包扎，暴露供皮区，若在大腿内侧取皮，应在大腿内侧下方放置软垫，将大腿内侧软组织垫起，使供皮区平坦宽阔，然后取皮。

（1）取皮刀取皮法：供皮区皮肤常规消毒。取植皮刀，调节其刻度。施术者左手持 1 块 10 cm×15 cm×0.5 cm 的消毒木板，压紧术区一端皮肤，助手站在施术者对面，以左手持另一块木板，压紧术区皮肤另一端，两块木板各自以相反方向拉紧供皮区皮肤，如此两块木板中间暴露出大片平坦紧张的皮肤表面。施术者右手持取皮刀，轻微倾斜放在皮肤上，随即以拉锯式向前斜削皮肤，术者边削边将木板向上移动，如此即可取下大小适中，均匀整齐的皮片。若使用没有滚轴装置的取皮刀，则要根据术者的经验，选择刀刃宽度，切取不同厚度的皮片，如技术熟练亦可取得大片适中的皮片。切取时若刀刃和皮肤角度过大，可能削入皮肤脂肪层；若角度过小，皮片易中断，故应有丰富的经验和熟练的操作技术，始能得心应手。

（2）手术刀取皮法：用手术刀亦可切取大片中厚皮片。供皮区可选用大腿内外侧或前臂掌侧，术前按所需皮片在供皮区以亚甲蓝画出界线，术者以手术刀沿画线切开皮肤到真皮，左手用湿纱布压着切口线的一端，然后将手术刀微微倾斜，使刀刃与皮肤表面成 10°～15°角，将皮肤与皮下组织斜行切开，随即翻转皮肤压于湿纱布下面，一面切开一面将皮肤向后移动，逐渐沿着皮肤切口取下皮片。在切皮时随时注意刀刃与皮肤表面的角度及皮片的厚度。中厚皮片色灰白，皮片下看不到刀刃，创面的出血点小而稀；若皮片灰黄，稍透明，皮片下见到刀刃，创面的出血点小而密，则为表层皮片；如果创面出现脂肪组织，则为全层皮片。

（3）供皮区的处理：皮肤切除后，用热盐水纱布止血，待完全止血后，敷以凡士林纱布，外加纱布及棉垫包扎，创面一般在10~14天愈合。

（4）植皮方法。①新鲜创面植皮止血：创面应彻底止血，以免皮片下积血，结扎线头应尽量减少，且不宜用电凝固止血，以免影响皮片成活。缝合：用皮片覆盖创面，皮片应与创面大小相适应，避免皮片张力过大。以细线间断缝合。缝合要细致，牢靠，松紧适宜，力求愈合瘢痕不明显。加压包扎：皮片缝合后，在皮片上敷以凡士林纱布，然后盖以消毒纱布，再加棉垫，用绷带加压包扎的部位，可采用打包加压法。术后6~8天更换敷料，如皮片成活，可拆线；如皮片出现水疱，可抽出液体，再加压包扎；如皮片呈灰白色则为皮片坏死的象征，可能为皮下血肿所致，等待皮片变黑红色，界限明显时，即可剪除皮片，除去血肿，另行植皮；若在植皮后2~3天发现皮下有血肿，应立即清除血肿再进行包扎。②肉芽创面植皮：植皮前创面用生理盐水冲洗干净，用刀柄将增生的肉芽从基底部推除，即呈现灰黄色坚实的结缔组织，随即压迫止血，植上皮片，植皮后3~4天更换敷料，检查皮片成活情况，如有感染坏死，应立即清除；如成活良好，可再包扎3~4天。

2. 全层皮片植皮术

全层皮片包含真皮和表皮，植皮成活后与皮肤色泽一致，质地柔软，耐受摩擦，近似正常皮肤。适用于血管瘤、色素痣、瘢痕切除术后的植皮及永久性脱发的植毛。供皮区选择锁骨上方皮肤，带毛皮肤选择耳后头发部、腋毛部、阴阜阴毛部。

（1）取皮方法：以亚甲蓝在供皮区画出所需要的皮片大小及外形，以尖刀沿画线切开，在皮片的一端穿1针牵引线，拉紧皮片，沿皮片与皮下组织之间剥离，取下皮片，然后翻转皮片，剪去多余的脂肪；若为带毛皮肤，用镊子摘除多余的脂肪，避免破坏毛乳头。供皮区两侧作皮下潜行分离，拉拢创缘缝合，若有困难，可在切口两侧做"Z"形切开缝合。

（2）植皮方法：将全层皮片覆盖于新鲜创面上，用3-0或5-0细线在创缘做间断缝合，并留线打包加压包扎。术后7天更换敷料，将打包线拆掉，2周后将缝线全部拆除。

### （三）皮瓣移植术

皮瓣是由皮肤及皮下脂肪组成的组织块，在皮瓣形成及移植的过程中，皮瓣与皮肤蒂相连，以保证皮肤血液的供应。皮瓣移植易于成活，生命力强，收缩性小，局部丰满，颜色无明显变化，耐摩擦，是修复皮肤缺损的常用方法。它适用于皮肤瘢痕疙瘩、皮肤癌、色素痣、血管瘤等切除后皮肤缺损的修补，或皮肤化脓菌感染或局部皮肤坏死等造成的组织缺损的修复。皮瓣分单纯皮瓣及管状皮瓣两种。这里主要介绍单纯皮瓣。单纯皮瓣又称扁平皮瓣或开放皮瓣，通常只需1个蒂，偶尔用双蒂，皮瓣的长宽比例一般为1.5∶1，但在血运丰富的头面部，其长宽比例可达（3~4）∶1，在血运差的小腿部其长宽比例应为1∶1，否则可能发生供血不足。皮瓣的方向应根据血管的走向来设计，蒂部应指向血管的近心端，供皮区创面可直接缝合，或使用中厚皮片移植闭合创面。常用的皮瓣移植方法有下列几种："Z"形旋转法、局部旋转法、局部推进法、局部侧移法及远位转移法等，兹选述如下。

1. "Z"形旋转法

这是治疗或预防瘢痕挛缩的基本方法。用1个或多个"Z"形旋转皮瓣，采用相对三角形皮瓣易位缝合，利用皮肤组织的松动性使挛缩松解延长，改变瘢痕的方向，解除挛缩。手术方法是以瘢痕挛缩线为共同边，在两侧切口使各形成一个或多个大小、形状相同的三角形皮瓣，然后将皮瓣互换位置缝合。术中可先切除瘢痕条索。在皮瓣游离后，三角形皮瓣有自动交换位置的倾向，皮瓣顶角的大小一般以60°角为宜，可松解挛缩75%。

2. 局部旋转法

局部旋转皮瓣是利用创缘周围的皮肤做成皮瓣，旋转一定角度，转移到缺损部位使创面闭合。在设计局部旋转皮瓣时，其长径须较创面长径为大，否则移植后缝合过紧，不仅伤口易于裂开，且影响皮瓣的供血。一般设计皮瓣其长径为创面长径的4~5倍，画线切开皮肤，分离皮瓣，旋转覆盖创面。皮瓣旋转后，在蒂的近缺损侧，可因旋转出现轻重不等的皱襞，旋转角度愈大，皱襞愈明显，此皱襞不能马上剪除，以免发生血运障碍，须待下次手术整修，皮瓣移植后的供皮区创面可直接缝合或用移植皮片闭合。

3. 局部推进法

局部推进法又名滑行皮瓣，本法是利用皮肤的延伸性，在创面周围形成皮瓣，由于软组织的弹性，使皮瓣向缺损方向转移，以封闭创面。手术方法是创面的两侧U形切开，再以潜法剥离皮瓣，使皮瓣向下滑行，封闭创面。皮瓣滑行后，在其蒂部的两外侧各创造三角形皮肤一块，以促使皮瓣缝合整齐，减轻张力。小块缺损亦可采用"V""Y"形切口，互相缝合。"V"形切口后将其周围组织做滑行剥离，然后将"V"形上部三角瓣向上移动，再按"Y"形缝合，缺损即被封闭，又增加了皮肤长度。与此相反，先做"Y"形切口，再将"V"形上部三角瓣向下移动，与"Y"形底角拉拢缝合，则形成"V"形，可缩短皮肤的距离。

4. 局部侧移法

在不能直接缝合的较宽的创面外方适当距离做减张切口，从切口向创面皮下剥离，形成双蒂扁平皮瓣，再侧移皮瓣，封闭创面。此种皮瓣常用以修复小腿胫前区纵向梭形皮肤缺损和有骨质裸露的创面。以小腿皮肤缺损为例，手术方法是在小腿内侧面做平行于内侧缘的弧形切口，两侧须切至创面上下端的平面，以便向侧方推进移植。一般其长度与宽度之比1.5∶1为宜，如皮瓣长度超过宽度的3倍，则不宜立即移植，改做切口后原位缝合，3周后再移植。移植后，供皮区创面以中厚皮片移植。

5. 远位转移法

皮瓣的供皮区远离缺损处，谓之远位皮瓣。如小腿胫前区创面，利用对侧小腿皮瓣修复。手指创面利用对侧胸壁皮瓣修复。

## 三十一、瘢痕切除术

瘢痕按其性质及形态可分3种。①一般性瘢痕：如外伤、手术后遗留的条状轻度萎缩性瘢痕，或天花、水痘、带状疱疹等遗留的坑状瘢痕。②增殖性瘢痕：常由于外伤、手术后遗留的瘢痕，逐渐增殖肥厚，高起变硬。③特发性瘢痕：又称为瘢痕疙瘩，常为自发性，局部逐渐增厚、高起，且呈蟹足样向周围伸展。瘢痕治疗的根本问题是将瘢痕切除而仅留手术痕迹。瘢痕手术后的效果，不仅决定于手术的方法，而且取决于瘢痕的大小、形状、厚度、部位、性质及术后的处理。在活动部位和受力部位，术后的瘢痕易变宽；皮肤下层较硬的部位（如额部）与柔软部位（如颊部），术后缝线较不显著，也比较容易植皮；而血液循环较差的部位（如小腿、足），创面愈合较慢；有皱纹的皮肤，其缝合线不明显。因此，不同部位、不同性质的瘢痕应选择不同的手术方法，现分述如下。

### （一）线状瘢痕或索条状瘢痕

1. 轻度

瘢痕组织比较浅，仅限于表皮、真皮及浅层皮下组织。若为线状瘢痕，可采用磨削术；若为索条状瘢痕，应切除瘢痕加"Z"形成术。

2. 重度

瘢痕组织比较深，比较宽，可深达皮下组织中部或深部，表面明显隆起或凹陷，常伴有较严重的挛缩，此种情况磨削术是不适宜的，主要是切除瘢痕再采用"Z"形成术，它是治疗索条状瘢痕最常用的方法，必须熟练、正确运用。

"Z"形成术设计，以索条状瘢痕为主轴的切口线，再在两侧各做一侧切口，使其成为大小、形状完全相等的2个顶端方向相反的三角形皮瓣，其顶端的角度愈小，则延长愈短，角度愈大，则延长愈长。一般可根据所需延长的长度，选用合适的角度。如30°角可延长25%，45°角可延长50%，60°角可延长75%。临床应用以60°角为最合适，但不得小于30°角或大于60°角。

瘢痕主切口的长度与侧方切口线长度应基本一致，但因主切口部位有一定的收缩，故侧方切口要比主切口线短些。除对偶三角瓣外，有时也用角度大小不同的三角瓣，此时顶角小的三角瓣向顶角大的三角瓣转移的位置要大。较长的索条状瘢痕，用一个"Z"形三角瓣不能达到松解目的时，可采用多"Z"

形成术。现举例说明"Z"形成术的具体应用。

（1）四肢瘢痕形成术：上肢索条状瘢痕术前应仔细估计瘢痕条件及肢体活动情况并设计画线，然后切除瘢痕，分离皮瓣，结扎止血，互换皮瓣位置，观察肢体松解屈曲的程度，再缝合皮瓣。

（2）指间瘢痕"Z"形成术：指间蹼状瘢痕，应用"Z"形成术可使指间距离增大，改善活动功能。

（3）手指瘢痕形成术：手指掌间索条状瘢痕，可采用多"Z"形成术。如瘢痕与掌部连接，可用"V""Y"形成术修复。

（4）颜面瘢痕"Z"形成术：颜面术后及外伤留下的瘢痕，可用"Z"形成术修复。

（5）由于畸形、面瘫或外伤引起的歪嘴、口角变位，也可用口角皮瓣"Z"形成术，予以矫正。

瘢痕修复的注意事项如下：①瘢痕切除后，特别是位于器官附近的瘢痕松解后，创面变宽变长，故设计皮瓣的角度时应予考虑，否则，皮瓣收缩后缝合困难或张力过大，易于裂开。②"Z"形成术的皮瓣，其顶角部保留的皮下组织要比蒂部薄些，并注意保护顶角部，以免影响皮瓣血液循环。利用瘢痕作为转移皮瓣时，若发现皮瓣顶角的血液循环不佳，皮色发暗，应将顶角剪去，以免转移后发生坏死，若皮瓣顶角角度过小，旋转角度过大，缝合后张力较大，顶角容易坏死。

### （二）坑状瘢痕

此种瘢痕为凹陷瘢痕，大小如米粒、扁豆、黄豆或指甲大小，常是天花、水痘、痤疮、面部播散性狼疮或脓皮病等的后遗症。

1. 轻度

瘢痕较小，瘢痕组织深达真皮或皮下组织深浅层，可采用磨削术。若手术1次不够满意，可进行第二次手术，一般可达到满意的效果。

2. 重度

瘢痕较大，瘢痕组织较深，采用磨削术已难达到满意的效果，宜选用全层皮片植皮术。

### （三）广泛性瘢痕

大片烧伤瘢痕或大片创伤性瘢痕，包括眼、耳、口、鼻的瘢痕及器官的毁坏，需要特殊的形成术，应转专科治疗。

### （四）其他瘢痕

脓皮病愈合形成的桥梁状瘢痕，或高低不平的点状瘢痕；创伤缝合后瘢痕两侧不平或两端突起等各种小隆起瘢痕等，可采用电灼器电击法，简单易行，可取得满意效果。

## 三十二、皮肤化学剥脱术

化学剥脱术就是以化学腐蚀药物涂布于皮肤表面，使皮肤发生接触性皮炎，待皮炎消退，痂皮脱落，损害亦随之消失，不留瘢痕。同时由于腐蚀时毕竟损害了一部分皮脂腺导管，使面部皮脂分泌减少，加上新生皮肤的细嫩平滑，在一定程度上也治疗了面部皮脂过多症。化学剥脱术适用于治疗多种皮肤疾患，广泛应用于整容方面。

化学腐蚀药物很多，如苯酚、三氯醋酸、硝酸银等。但主要是用苯酚配制的无痛酚溶液（苯酚、樟脑、达克罗宁、无水乙醇、甘油）等。主要用于色素性损害、老年疣、老年面部皱纹、痤疮性瘢痕及睑黄瘤。心、肾功能不全者，禁用此法。

涂药前先用布桂嗪（强痛定）100 mg或哌替啶（杜冷丁）50 mg，肌内注射，再口服泼尼松 10~20 mg，以减轻疼痛。根据损害面积大小（面积大者宜分次用药），选用粗细适当竹棉签，浸湿无痛酚溶液，涂布损害，反复数次使皮肤呈霜白色为止。20分钟后，皮肤变为淡褐色，局部皮肤红肿，形成接触性皮炎，次日结成薄痂，10天左右痂皮脱落，创面光洁，表面平滑无瘢痕，初期皮面为嫩红色，2周后皮面逐渐出现色素沉着，约需2~6个月恢复正常皮色。

## 三十三、拔毛术

拔毛术是以电灼器电干燥法拔除面部异常毛发。

## （一）适应证

面部多毛症、女性胡须、须疮、烧伤瘢痕中残毛、常伴有毛囊炎者。

## （二）术前准备

1. 主要器械

电灼器 1 具，耳针若干枚，拔毛镊子 1 把。

2. 消毒

以 0.1% 硫柳汞酊、75% 乙醇消毒术野。

## （三）麻醉

以 1% 普鲁卡因溶液行皮下浸润麻醉。

## （四）手术方法

沿毛发生长方向，以耳针刺入皮肤深 3 mm，使针尖达毛乳头部，然后以电灼器金属头接触耳针金属柄，开启电灼器脚踏开关通电 3 秒，可见毛囊口变白，拔除耳针，以拔毛镊子将毛发拔出，如此反复施术将毛发拔完为止。

## （五）注意事项

（1）施术后若毛发不易拔出，说明插针方向不对，或深浅不恰当，未能破坏毛囊，可重新插针。

（2）面部拔毛若面积广泛，术后面部常有肿胀，可口服泼尼松 10 mg，3 次/d，3～7 天后，肿胀即消退。

（3）若面部 1 个毛孔内有 2 根以上的毛发，1 次插针拔毛 1 根，剩下的毛发，下次再拔，以免在 1 个毛孔内，数次插针，破坏毛囊周围组织过广，术后留有点状凹陷瘢痕。

## 三十四、植毛术

植毛术是将健康毛发植入秃发区，适用于麻风治愈后永久性脱眉，植毛疗效较好，瘢痕性秃发亦可移植，而久治不愈的恶性斑秃疗效较差，植毛术有下列几种方法。

### （一）单株植毛术

本法适用于秃眉及头部小片秃发，以单株毛发植入秃毛区，头部植毛时可选用自身任何部位的健康毛发，而植眉则以耳后毛发及阴毛为宜。本法简单易行，现以植眉为例，分述如下。

1. 术前准备

（1）主要器械：7 号注射针头 2 枚，拔毛镊子大、小各 1 把，眼科直剪刀 1 把，弯盘 1 支，眼科无齿镊子 2 把，取毛针 10 支，植毛针 2 个，推毛针 2 个。

（2）准备皮肤：术前用肥皂清洁头面部，供毛区毛发剪短，露出头皮 0.3 cm。

（3）消毒：以硫柳汞酊、乙醇消毒术野。

2. 麻醉

以 1% 普鲁卡因做皮下浸润麻醉。

3. 手术方法

（1）单株取毛法：在供毛区，如耳后乳突上方毛发部位，以拔毛镊子顺毛发生长方向拔出单株毛发，毛根应带有完整毛囊及毛球。将毛发放在弯盘中浸有生理盐水的纱布上，备用。

（2）单株植毛法：以亚甲蓝溶液在眉部画出两侧对称、形状大小相等的植眉区，局部皮肤常规消毒。以 1% 普鲁卡因溶液加数滴肾上腺素做皮下浸润麻醉，略加按摩，以使局部术野平坦，有利于植毛。

植毛法有二。①7 号针头穿孔植毛法：以 7 号针头顺毛发生长方向，使针体与皮肤成 50° 角，在眉弓皮肤上打眼，刺入皮肤 0.3～0.5 cm，针拔出，用眼科镊子夹住单株毛发，顺势将毛发插入，毛干露出皮面约 0.3 cm，每孔间隔 1 mm。②植毛针植毛法：将植毛针与皮肤成 50° 角，在眉弓处刺入皮内 0.3～0.5 cm，然后将备好的单株毛发放入植毛针槽内，以推毛针将毛干顶住，慢慢抽出植毛针，将毛发留入皮内，毛干露出皮面 0.3 cm。

（3）术后处理：术后以凡士林纱覆盖术野，再覆盖消毒纱布，胶布固定。1 周后轻轻移去敷料，注意勿拉出毛发，局部用乙醇清洁，暴露。为了预防感染，术后可给予抗生素。术后 10 天左右有少数毛发脱落，未脱落的毛发普遍生长缓慢，或者术后 3 周全部脱光，3 个月后大部分长出新发。本植毛法的毛发成活率不超过 50%。第一次植毛后，若毛发仍稀疏，可再次植毛。

4. 注意事项

植眉时应注意眉毛的走向、角度、密度，每侧植毛 150~180 根。

### （二）柱状植毛术

在耳后取带毛皮片，再分割成毛柱，或以皮肤穿孔器采取带毛皮柱，每柱含毛 3~4 根，进行移植。适用于头部烧伤、外伤、黄癣、脓皮病等引起的瘢痕脱毛区的植毛。

1. 手术方法

（1）分割毛柱法：在耳后乳突上方毛发部，切取宽 1~1.5 cm，长 4~5 cm 小片全层皮片，用生理盐水洗净皮片上的血液，放在硬木板上，以手术刀沿毛干生长方向每 3~4 根毛发分割为一皮肤柱，放在以生理盐水浸湿的纱布上，备用。供毛区创面可直接缝合。

（2）穿孔器取毛法：以口径 3.5 mm 或 4 mm 的穿孔器，顺毛发生长方向钻入供毛区皮肤脂肪层，用眼科镊子夹出分离的皮肤柱，在毛乳头下脂肪层切断，放在生理盐水中将皮肤柱血液洗净，置于以生理盐水浸湿的纱布上备用。每一皮肤柱含毛发 3~4 根。

（3）植毛法：以 1% 普鲁卡因溶液加数滴肾上腺素在植毛区做皮下浸润麻醉。以口径 3.5 mm 或 4 mm 直径的钻孔器直接钻入植毛区皮内脂肪层，以眼科镊子夹住皮肤柱，拉出，在基底切断，立即压迫止血，然后以眼科镊子夹住已备好的含毛皮肤柱塞入洞内，轻轻加压，使皮肤柱表面与周围皮肤表面相平，清洁创面，敷以凡士林纱布，以消毒纱布包扎，1 周后解除敷料。

2. 注意事项

（1）采取含毛皮肤柱时应根据毛发生长方向，斜向皮内钻孔，这样采取的皮肤柱含毛比垂直采取的皮肤柱要多。不带毛乳头的毛发不能成活。

（2）植毛时应注意皮肤柱毛发生长方向与植毛区原来毛发生长方向相一致。

（3）第一次植毛后，若毛发仍稀疏，3 个月后再植毛 1 次。

### （三）游离皮片植毛术

本法系以含有正常毛发的全层皮片，移植于秃发部位，现以植眉为例叙述如下。

1. 植眉区制图

量好健康一侧眉毛与眼睑的距离，然后在对侧眉毛缺损部位对称制图。注意眉毛的走向。两侧眉毛除内眦起始部外，眉毛走向分为 2 列，上列眉毛走向是向外下方，下列眉毛走向是外上方，故有时分 2 列植毛是必要的。

2. 采取有毛皮片

在植眉侧耳后上缘供毛区行局麻，按眉毛制图所需的皮片大小，依毛发走向，斜下方向切下所需的全层皮片，稍带脂肪，放在生理盐水中冲洗干净，用眼科镊子剔除多余的脂肪，注意不要损伤毛乳头。然后放在以生理盐水浸润的纱布上备用。供皮区创面直接缝合。

3. 植毛

按植眉区制图范围，在局麻下切除皮肤，压迫止血。然后将备好的带毛皮片放入创面，注意皮片毛发之走向应与眉毛走向相一致，皮片周围做浅层缝合，然后创面敷以凡士林纱布，再以纱布绷带加压包扎，7 天拆线。

### （四）转移皮瓣植毛术

本法又称有蒂瓣植毛术，适用于外伤、烫伤、烧伤后广泛性毛发缺损、脱眉。以植眉为例介绍如下。

1. 术前准备

（1）主要器械：小手术包 1 个。

（2）准备皮肤：清洁头部，供皮区头发剃光。

（3）消毒：以碘酊、乙醇术野常规消毒。

2. 麻醉

以 1% 普鲁卡因溶液皮下浸润麻醉。

3. 手术方法

（1）制图：眉部制图同前，再根据图形大小在同侧颞部供皮区制图画线。

（2）切除头皮植毛部位的皮肤或瘢痕组织。

（3）按图形切开同侧颞部供毛区皮肤，游离皮瓣，止血，然后将皮瓣自颞部皮下穿过，转移至植毛区与周围皮肤缝合，敷以凡士林纱布，表面再以纱布绷带固定包扎，7天后拆线。供皮区可以直接缝合。

4. 注意事项

（1）所取皮瓣必须含有颞浅动脉，且动脉方向与皮瓣的长轴相一致。

（2）皮瓣的毛发生长方向应与植毛部毛发走向一致。

（3）皮瓣基部的宽度应较皮瓣的最宽处稍宽些。

（4）包扎时注意不宜过分压迫皮瓣基部。

（5）如植毛部广泛，可分次进行，如所转移的皮瓣距离太远或需要 2 个以上的皮瓣时，可多次转移。

## 三十五、皮肤扩张器在皮肤外科中的应用

皮肤扩张器是用于扩张皮肤软组织的一种新技术，近几年已被广泛地应用于整容美容外科。以往对于皮肤瘢痕、黑毛痣、疣状痣等多采用一次切除或分次缝合的方法，手术效果虽比较理想，但稍大一些，尤其是面部、头部的瘢痕就只能采用植皮的方法。而现在运用组织扩张器的整形原理可提供"额外"的皮肤软组织。这种扩张器是由硅橡胶薄膜制成的一种囊状物，分为 2 种。常用的一种是可控式扩张器，由扩张囊、注射壶和导管 3 部分组成。使用时通过手术将扩张器植入皮下或肌肉下层，经皮肤定期向注射壶内注入无菌生理盐水，顺导管注入扩张囊，从而使组织扩张。另一种属于自行膨胀式扩张器，这种扩张器在密封的硅橡胶内装有高渗饱和的氯化钠液，利用囊内、外的渗压差，使组织液经过囊壁这个人工半透膜渗入扩张囊内，并使囊体逐渐膨胀以达到扩张组织的目的。组织扩张器经手术埋植于缺损区或瘢痕区边缘的正常皮肤下或肌肉下方，经一定时间扩张后就会使扩张囊表面的皮肤软组织逐渐伸展扩张，提供大约 50% 以上的"额外"的皮肤组织。组织扩张术主要用于面部、颈部、头部、乳房、躯干及四肢等需要用正常皮肤进行整容修复的部位。优点是这种组织扩张器提供的"额外"的皮肤组织无论色泽、质地、厚度、毛发分布及美观程度与缺损区周围的皮肤近似或一致，而且血液循环和感觉都很好。组织扩张术通常分两期进行，一期手术是在缺损区外围选好适当的供皮区，将组织扩张器通过小的切口植入皮下或肌层下方，然后分层缝合组织，待小创口完全愈合之后，定期由皮肤穿刺经由注射壶注入无菌生理盐水，每周 1 次，每次注射量应为扩张囊容量的 10% ~ 20%，所需扩张的时间一般为 3 ~ 8 周，扩张的皮肤面积应达到缺损区的 2 倍，用以修复缺损与闭合供区创面。待皮肤扩张达到预期的要求后，再进行第 2 次手术，经原切口取出扩张器，切除缺损区的瘢痕或病变的组织，把已扩张的皮肤推进或旋转至缺损区，整容缝合，完成手术。

## 三十六、粉尘染色的综合治疗

粉尘染色是一种少见病。多见于煤矿或矿石工人外伤时，粉状物质、铁片、石块等物借皮肤损伤处进入皮肤的真皮下组织。当时创面未做清创，预后遗留永不褪色的蓝色斑点。严重影响面部美观。触诊可感到皮下有硬块、细粒及压痛感。其治疗方法如下。

（一）激光治疗

此法适用于表浅性点状粉尘染色。根据病损部位及面积大小，采用局部浸润麻醉后，用激光器刀头对准粉尘染色病损，距皮肤表面 1 ~ 2 cm，激光光斑由病损中心向周围均匀地进行烧灼，至粉尘染色边缘的正常皮肤为止。激光汽化后留下的焦痂呈黑色。可保留于皮肤表面，焦痂一般在 10 天左右自行脱落，脱落后创面愈合，基底呈粉红色，稍低于正常皮肤。如粉尘染色面积大，斑点密，可分批治疗，相隔时间以 2 周左右为宜。激光治疗局部可出现水肿、红肿，一般 3 ~ 5 天自行消退，可留有表浅性凹陷性瘢痕。

## （二）手术切除

此法适用于粉尘染色范围较大的病损，如煤块、铁块、矿石、铁屑等引起者。不能用激光气化的异物，应行手术切除。手术在局麻下进行。梭形切除染色皮肤，摘除皮下异物，然后用 5-0 尼龙线分层（皮下、皮内、皮肤）缝合，5 天后拆线。

## （三）磨削术治疗

皮肤粉尘染色经上述治疗后，留下点状或条状凹陷性及不平的瘢痕。经 6 个月后，待瘢痕增生期过后，进行磨削治疗，可进一步平复瘢痕，消除粉尘染色异物。

## 三十七、褐青色痣的治疗

颧部褐青色痣发病率较高，是一种黑素细胞性皮肤病，发病机制不清。该病常见于中青年女性，主要表现为双侧颧部散在分布的褐色椭圆形或多角形斑点，发生区域不同于太田痣，与化妆品密切相关。这种皮损的组织病理改变与普通痣或雀斑不同。其表皮正常，真皮上部胶原纤维间散布梭形黑素细胞，细胞的长轴与皮肤表面平行，呈带状分布于真皮浅层，细胞间少有连接。其治疗多取磨削+冷冻术治疗。磨削方法见本章皮肤磨削术节，待皮肤磨去表皮及部分真皮浅层后，用纱布蘸取液氮，敷创面上约 10 秒。创面敷以消毒凡士林纱布，再以纱布包扎。术后当日由于创面血清渗出，纱布被浸湿，次日可更换外层纱布，但里层凡士林油纱布不要动。术后 10~14 天凡士林纱布自行脱落。为预防创面感染，可注射青霉素或链霉素 3~5 天。创面愈合后，皮面平滑、潮红，2 周后逐渐出现淡褐色色素沉着，一般在 2~6 个月后皮肤色泽可恢复正常。为预防面部色素沉着，术后可静注维生素 C 500 mg，1 次 /d，连用 30 天，外用 3% 氢醌霜。

# 第二节　常见手术并发症及处理

手术并发症是手术中及术后因手术创伤引起的与原发疾病无关的不良情况。

## 一、出血

皮肤外科手术时有少量出血是正常现象，但是，严重的出血则将对伤口愈合产生不良的影响。

### （一）原因

引起出血并发症的原因很多，归纳起来有以下几点。

（1）患者因素：患者有凝血功能障碍、血小板异常、高血压（高于 20.0/13.3 kPa）等。

（2）医源性因素：①患者曾使用过肝素、华法林、阿司匹林等类的药物引起出血并发症。②术中止血不完善引起出血。

### （二）出血的预防及处理

1. 预防

术前详细询问患者过去有无出血史，如病史中未发现问题，可不做进一步的血液实验检查，但如果病史中提示有出血问题，可做筛选试验如 PT、PTT、全血血细胞计数（CBC）及血小板计数、出血时间。PT 试验用以检查内源性凝血系统的缺陷（如凝血因子 Ⅱ、Ⅴ、Ⅵ 和 Ⅹ）；PTT 检测外源连锁反应缺陷（凝血因子 Ⅷ、Ⅸ、Ⅺ、Ⅻ）；血小板计数能说明血小板的数目，出凝血时间可用来进一步衡量血小板的功能。

仔细询问患者的用药史：①如术前使用了肝素，手术期间停用小段时间可以防止其不良反应。必要时，可用鱼精蛋白拮抗肝素的作用。应该保持血小板计数在正常范围内，因为血小板减少是肝素治疗的并发症之一。②如术前患者正在使用华法林，在大多不复杂的皮肤外科手术过程中，不会影响手术的最终效果。如果需要停用，则应在之前先评价停用后的危险性。如果接受抗凝治疗的患者必须暂停华法林，在围手术期可以采用皮下肝素注射。对于心脏瓣膜病患者如不能停药，一般建议不做皮肤美容手术。③阿司匹林可使血小板不可逆地失活，因此对出血并发症有重要的影响。

2. 处理

在手术过程中，若发现过量出血，应回顾有无饮酒和服用阿司匹林等危险因素，并测定血压，重新检查用药情况，应仔细电灼止血和认真地缝扎大血管。第2天检查伤口后可加压包扎、吸引引流，以防发生血肿。引流管通常在24小时以内拔除以减少感染。

术后伤口周围可能会有瘀斑。小量皮下出血导致典型的瘀斑，常伴水肿，经过黄褐色吸收阶段后在几周内消退。某些部位，如眶周易引起瘀斑。有凝血障碍或早期应用阿司匹林的患者更易引起明显的瘀斑。冷敷对水肿消退有益，但这种治疗应排除血肿并保证患者健康。

## 二、血肿

1. 原因

（1）血肿可以因结扎线滑脱或断开而引起。

（2）无效腔是促成血肿发生的基础。

（3）张力性血肿常常由明显的动脉性出血或持续、大量的渗出造成。

2. 血肿的防范和处理

（1）如果发生了血肿，应尽量早期去除存在的血凝块，伤口部分敞开，推压血肿，用小止血钳或类似器械去除血凝块，仔细观察伤口，认真结扎止血，若确定出血已经停止，伤口可以重新缝合，避免形成无效腔。

（2）血肿发生的晚期，会有更多液状物质存留，这些液体可以通过粗针头或小切口排出。小的血肿可完全消失，轻微的发硬会持续几周到几个月，一直到血肿完全机化和吸收。

（3）如发生张力性血肿应重视，因其可以在相当短的时间内导致组织坏死。疼痛是其首发和常见症状。对于这种伤口，应当拆除缝线，结扎出血动脉。血肿发生在某些部位也很危险，比如颈部张力过高的血肿会影响呼吸，眼球后血肿可导致失明，应及早发现和处理。

## 三、血清肿

血清肿是由于血清渗出到伤口形成的。一般而言，血清肿不如血肿严重，许多血清肿可通过粗针头和注射器简单抽吸或敞开伤口引流而得到治疗。小的血清肿可自行消退。血清肿可以影响皮肤移植物的黏附。传统上，对皮肤移植物采用加压包扎以减少血清肿的发生。网眼纱布可使血清肿和血肿利于引流。

## 四、组织坏死

组织坏死是皮肤外科一种严重的并发症。通常是由于皮瓣或皮缘血供受到阻碍的结果。伤口张力过高是组织坏死的常见原因。很少或有限的设计选择区，感染或大的血肿等并发症都可产生过高的张力；对挤压伤的组织处理不当也会产生张力性伤口；过度的水肿也可增加张力。在最初的24小时，使用冰块包裹和抬高患部，会减低张力。血肿，特别是张力性血肿可造成组织坏死，但血肿引发的组织坏死也和在组织坏死中起作用的自由基有关。

皮瓣的血供可受多种因素影响：蒂的设计不当、过度水肿、静脉瘀血、血肿及感染，吸烟也是一个重要的危险因素。一天吸一包烟，皮瓣或皮肤移植物坏死的危险性就升高3倍；在皮肤移植时，移植物没有适当地附着于基底（如移动、血肿、血清肿）、移植物基底的血供不良（如软骨或骨）、感染都会造成组织坏死。加压包扎常被用来减少组织坏死。尽管其不一定像过去所认为的那样必不可少，作为一种替代疗法，移植物可埋入（或内皮缝合于）边缘深部以达到同样目的，纤维素胶可提高感染皮肤移植物的成活率。

## 五、伤口裂开

伤口裂开是皮肤外科手术失败最严重的并发症，与延期愈合、张力过高、提前拆线、感染、血肿等多种因素有关，年龄（>65岁）、呼吸系统疾病、肥胖、尿毒症、全身应用激素、营养不良、细胞毒性药物也被认为是伤口裂开的危险因素,手术中缝合技术不佳导致的损伤也可影响愈合。过度的电灼和电手术可以减小组织的张力。保护措施可用于有裂开危险的伤口。加强减张缝合对防止伤口裂开有益。

在没有并发症的情况下,裂口通常可在24小时内重新缝合。对于单纯的伤口裂开是否有必要进行预防感染的治疗,意见尚不一致。传统的观点是,不允许缝合因感染而致的伤口裂开,伤口应当敞开,充分引流。在大而深的伤口,应该填塞碘仿纱布,并随着伤口的愈合逐渐去除。没有规定常规使用抗生素,如果有明显的脓性引流物或伤口裂开与蜂窝织炎有关,有可能的话应进行革兰染色和细菌培养并正确使用抗生素。

在外科文献中,越来越多的人支持对大的裂口进行二次缝合。没有大的切除,延迟缝合是安全有效的。如有必要或准备让肉芽组织早些生长,可以进行清创术。如果没有临床感染,微生物或细菌计数很低(低于 $1\times10^5/g$ 组织),伤口接近于安全伤口(无菌伤口),以上的再裂开在美容整形外科并不常见。在这种情况下,术后应短期使用抗生素。拆线时间选择及拆线后伤口保护至关重要,一般新缝合伤口,在1个月内有外力作用,都有可能裂开。

## 六、伤口感染

伤口感染在清洁伤口手术中并不常见,在皮肤外科手术中约占0.7%,明显低于普通外科的1.8%。术后伤口感染常导致伤口裂开、组织坏死、蜂窝织炎等严重并发症。

应当估计到患者伤口感染的危险因素,如伤口感染史、全身状况差、衰弱、可导致细菌繁殖的异常皮肤。一些作者已提出术前常规使用抗生素,但是,这不是清洁皮肤手术护理的常规。

完全污染伤口或在污染区域的手术,应预防性应用抗生素(如黏膜表面、腋窝或腹股沟),可以根据与感染率增长有关的情况进行判断,为了防止伤口感染的发生,术前1~2小时应用抗生素是治疗的关键,术后应用抗生素数天并不比术前短时间用药更有效,反而会引起更高的危险。

医护人员必须遵循控制感染的正规方法,包括洗手、外科准备、消毒手术布单和器械、术中无菌操作、无菌敷料的使用。患者和工作人员应常规戴口罩和穿手术衣。

皮肤感染的早期治疗取决于根据临床参数确定的可能微生物,其革兰染色及细菌培养有助于选择抗生素。金黄色葡萄球菌是引起伤口感染的主要微生物,其他革兰阳性细菌如B溶血性链球菌和表皮葡萄球菌也可以引起伤口感染。在擦破部位,应考虑有大肠杆菌、变形杆菌、假单胞菌属等革兰阴性菌。假单胞菌属是外耳感染的一个特异致病微生物。

真菌感染应当重视,如念珠菌感染是一种易被忽视的继发感染。它易发生于潮湿闭合的伤口。念珠菌感染可发生于二期愈合的伤口、缝合的伤口、皮肤磨削伤口。感染局部可有红斑、结痂,偶尔脓疱比较明显,可口服抗真菌药,如伊曲康唑200 mg,每天一次。

手术前必须考虑手术过程可激活疱疹病毒,通过询问在即将手术的部位或者诸如口周部位的疱疹病史,可得知激活病毒的一定危险因素,因为这些部位最易感染疱疹病毒。在这种情况下,预防性治疗是明智的,最佳预防剂量尚不清楚,一个有效的方案是:术前阿昔洛韦1 g分次服用,接着200 mg,一日3次,直到伤口愈合。如果病毒被激活,病变会沿着手术区域扩大,并广泛存在于伤口,就像被磨削过一样。感染伤口愈合后可能形成瘢痕。

# 第七章

# 皮肤美容技术

## 第一节 激光与光美容技术

### 一、激光美容学基础

#### (一)光的本质

光是电磁波的一种,电磁波谱从短波到长波排列依次为 γ 射线、X 射线、紫外线、红外线、微波、无线波。

紫外线、可见光和红外线合称为光学谱。而可见光是人眼能感受到的光谱范围,只占光学谱的 0.1%。各种光在本质上是相同的,都是由光子组成,具有波粒二象性。光子在一个周期内向前传播的距离称为波长,用 λ 表示,其值等于光速 ν 与振动周期 T 的乘积,单位 nm 或 μm,每一种激光器都有它特定的波长。可见光中红光波长最长,紫光的波长最短。频率用 f 表示,基本单位为"1/s",记做 Hz(赫兹)。光子能量单位 eV(电子伏特)。激光是一种特殊的光源,但与普通光源无本质差别,也为电磁波,具有波粒二象性。激光波相位一致、波长一定。

#### (二)激光产生的条件

激光的产生是具有一定条件的,即激光工作物质吸收外界能量,使其发生粒子数反转,越来越多的粒子在较高能级聚合,并向低能级跃迁,同时释放出光子,光子通过在谐振腔内的不断振荡放大形成激光。

1. 原子能级的概念

原子是组成物质的基本单位,由带正电的原子核和带负电的电子构成,核外电子绕原子核不停地旋转运动。处于不同状态的原子具有不同的、不能连续变化的特定能量,这些特定能量值称为能级。原子的最低能级称为基态,除此以外的高能级称为激发态。根据能量最小原理,处于基态的原子最稳定;处于激发态的原子,因其能量较高而不稳定,它只能在激发态停留约 10~8 秒(能级寿命)的时间。但有一些物质的能级中有些特殊的激发态,原子在其上停留时间可长达 10~3 秒以上,这种特殊的激发态称为亚稳态。具备亚稳态能级结构的物质,就能用作激光器的工作物质。

2. 原子的自发辐射、受激辐射、受激吸收及光放大

(1)自发辐射:在基态时,电子常处在最低能量水平,当以光子的形式吸收能量以后,电子能运动到距离原子核较远的轨道上。这就是一个激发状态,处于激发态的粒子是不稳定的,它们在激发态停留的时间一般都非常短。处于较高能级的粒子会自发地跃迁到较低能级,自动释放出 1 个光子的能量,恢复到静态,能量释放的这一过程称为自发辐射。

（2）受激辐射和光放大：当有电磁波（光子）从外部射于原子，入射的频率与原子的跃迁频率相同时，该入射波将驱使原子以一定的概率产生高能级向低能级的跃迁，同时能量差将以电磁波的形式释放出来，这一过程称为受激辐射。就辐射的特性而言，自发辐射属于随机过程，不受外来电磁场的影响，各个原子发射的电磁波并无确定的位相关系，而且具有各种可能的偏振方向和传播方向，各个原子自发辐射的波列彼此是不相干的；但受激辐射是受入射电磁波所"诱发"，类似于"受迫"过程，因而与入射电磁波有同样的频率、位相、偏振状态和传播方向。受激辐射产生的电磁波与入射电磁波具有相同的模式，这是受激辐射最重要的特征。由于这一特性，受激辐射与入射电磁波相干叠加，产生光的放大作用。

（3）受激吸收：假定原子最初处于低能级，如果这个能级是基态，则只要原子不受到某种外来的激励，它将长期处在这个能级上。如果有外部电磁场作用于原子，则原子将按一定概率吸收外部电磁场的能量，而上升到高能级，这一过程称为受激吸收。

### （三）粒子数反转、激活媒质及激光谐振腔

1. 粒子数反转

（1）概念：在正常情况下，大多数的电子处在基态，受激状态的电子很少。如果要增加受激辐射的可能性，就要提高受激状态的电子比例，使处于受激状态的电子数多于处在基态的电子数，这一过程称为粒子数反转。

（2）反转条件：①选择具有亚稳态能级或长寿命态能级结构的工作物质。②要有强有力的激励能源，将工作物质中低能级的粒子抽运到高能级上去，然后再跃迁到亚稳态上，实现亚稳态对某一低能级间的粒子数反转。

2. 工作物质——激活媒质

能造成粒子反转的物质为激光器的工作物质。它具有亚稳态能级。这种物质受激励后，就有可能使亚稳态的粒子数比基态的粒子数多，形成反分布状态。激光工作物质主要包括四种：固体工作物质、气体工作物质、液体工作物质、半导体工作物质。谐振腔内的工作物质决定了激光器产生激光的波长。并非所有的物质都能实现粒子数反转。在能实现粒子数反转的物质中，也不是在该物质的任意两个能级之间都能实现粒子数反转。作为激光工作物质，必须具备两个条件：一是要有合适的能级结构，这是实现粒子数反转的基本前提；二是要具备必要的能量输入系统，以便不断地从外界供给能量，使该物质中有尽可能多的粒子在吸收能量后，从低能级不断地激发到高能级上去。这一能量供应过程称为"泵浦"。

3. 激光谐振腔

要实现激光振荡输出，除了能够提供光放大的激光工作物质外，还必须具备正反馈、谐振和输出系统，这些功能由谐振腔来完成。激光谐振腔的作用包括：①为激光器的振荡提供必要的光反馈。②控制并限制激光的频率和方向，提高激光的单色性和方向性。工作物质中最初由于自发辐射而产生的少量光子在两个镜面上重复反射并通过工作物质。每通过一次就会迅速产生许多相同的光子而在光学谐振腔内振荡，并在瞬息间不断增强这种作用，最后产生大量的一致性的光子流，即激光。

### （四）激光的特性

激光具有高度的单色性、相干性、方向性和亮度。激光的这四条特性本质上可归结为一点，即激光具有很高的光子简并度，或者说，在任一稳定振荡模式内都包含有数目极大的光子。

1. 单色性

光源的单色性是指光源发出的光强按频率（或波长）分布曲线的狭窄程度，通常用谱线宽度描述。线宽越小，光源的单色性越好。激光的单色性较普通光源要好得多。激光高度单色性的原因有两个：一是激光为受激辐射；二是激光器的谐振腔具有选频作用。由于光的生物效应依赖于光的波长，使得良好的单色性在临床治疗上获得重要应用。

2. 相干性

相干光源是指频率相同、振动方向相同、位相差恒定的光源。把光的相干性分为时间相干性和空间相干性。时间相干性是空间同一点上不同时刻光场的相干程度，它与光源的单色性密切联系在一起。与

普通光源相比，激光器任何一个稳定振荡模式的线宽都很窄，即有很高的单色性，因而其时间相干性也非常高。不过应当注意的是，多模激光器的不同振荡模式之间是不相干的。

3. 方向性

点光源发射的光束呈圆锥形，过圆锥轴线所在平面的两条母线间的夹角称为光束的发射角，而圆锥形光束的锥面所围成的空间称为光束的立体角。由于激光的发散角相当小，尤其通过透镜准直作用可进一步缩小它的发散角，所以激光具有很强的方向性。

4. 亮度

光源单位时间、单位立体角垂直照射在单位面积上的能量，叫作该被照射面上的辐射亮度。激光具有很高的亮度，原因有三：①激光在时间上的高度集中，脉冲激光的发光时间可为 10~15 秒。②激光发散角极小。③激光光斑直径极小，经聚焦后可为 $0.1\mu m$ 或更小。例如，1 mW 激光器的亮度可以达到 100 W 普通光源的 1 000 倍。

（五）激光的生物效应及影响因素

1. 激光的生物效应

激光和生物组织相互作用后所引起的激光与生物组织的任何变化，被称为激光的生物效应。激光的生物效应取决于激光的性能、生物组织的性质及激光与生物组织的作用时间和方式等。激光的强弱所产生的生物效应也不相同。一般认为激光可产生 5 种主要的生物效应：热生物效应、压强效应、光化效应、电磁效应、弱激光刺激效应。

（1）热生物效应：激光的热生物效应是指激光被生物吸收后转化成热能，使组织温度升高，性质发生变化，即产生热效应。生物的激光热效应机制为生物组织吸收激光能量后而使被照射处温度升高：温度升高至 38~40℃，有温热感觉；43~44℃时，皮下微血管扩张充血，出现热致红斑；47~48℃时，产生热致水疱，即有炎性渗出物潴留在皮内，致使表皮与真皮分离而形成水疱；55~60℃时，产生热致凝固，即受照射处很快会凝固坏死；略高于 100℃时，产生热致沸腾，即皮肤组织中的组织液沸腾而汽化；300~400℃时，产生热致炭化，即皮肤迅速炭化；超过 530℃，产生热致燃烧，可见火光；530℃以上产生热致气化，及组织由固体立即变成气体，并以极高的速度从组织射出，而使该处留下凹陷。通常连续性激光如二氧化碳激光即利用激光的热效应作组织气化与切割功能。在临床应用中，二氧化碳激光能量的输出及脉冲时间（脉宽）需非常谨慎掌握，否则极易造成损伤组织过深，产生瘢痕。

（2）压强效应：可分为两部分。激光本身的辐射压力对生物组织产生的压强，即光压，称作一次压强；生物组织吸收强激光造成的热膨胀和相变以及超声波、冲击波等引起的压强，称二次压强。压强效应可改变生物细胞组织的形状，产生细胞、组织内部或之间的机械力，进而对细胞、组织产生相应影响。

（3）光化效应：一个处于基态的分子吸收了能量足够大的光子以后，受激跃迁到激发态，在它从激发态返回到基态，但又不返回其原来分子能量状态的弛豫过程中，多出来的能量消耗在它自身的化学键断裂或形成新键上，其发生的化学反应即为原初光化学反应。在原初光化学反应过程中形成的产物，大多数极不稳定，它们继续进行化学反应直至形成稳定的产物，这种光化反应称为继发光化反应，前后两种反应组成了一个完整的光化反应过程。这一过程大致可分为光致分解、光致氧化、光致聚合及光致敏化四种主要类型，光致敏化效应又包括光动力作用和一般光敏化作用。

（4）电磁效应：激光是一种电磁波，以电磁场的形式与生物组织作用。

（5）弱激光刺激效应：当低功率激光照射生物组织时，不对生物组织直接造成不可逆性的损伤，而是产生某种与超声波、针灸、艾灸等机械的和热的物理因子所获得的生物刺激相类似的效应，称为弱激光刺激效应。弱激光通过加强血液循环、调整功能、促进细胞生长、组织修复等作用达到治疗疾病的目的。氦氖激光、氩激光、二氧化碳激光等都能产生弱激光的组织刺激效应。

激光与生物组织相互作用的各种效应分类没有严格的界限，如在光化学效应中光热效应也起了很大的作用。激光热效应、光化学效应和机械效应通常是同时发生，并不是孤立存在的，对许多疾病的治疗和诊断都是综合效应的结果，只不过在特定的条件下，以某一生物效应为主要表现而已。

2. 激光生物效应的影响因素

激光的生物效应取决于激光的性能、生物组织的性质及激光与生物组织的作用时间和方式。

（1）激光的性能主要包括波长、功率、激光的工作方式和模式等。

（2）生物组织的性质主要包括光学性质（反射率、透射率、吸收系数、散射系数等）、热学性质（热容量、热扩散率等）、机械性质（密度、弹性等）、电学性质（阻抗、介电常数等）等物理性质及生物性质（色素、含水量、血流量、不均匀性、层次结构等）。不同的生物组织具有不同的性质。

### （六）激光剂量及治疗参数

激光医学剂量的度量最主要的目的是预测生物效应的结果，以达到正确控制激光照射人体组织的作用。

1. 激光输出方式

激光有 2 种输出方式，即连续波和脉冲波，脉冲波又根据脉冲时间的不同分为长脉冲、短脉冲和超脉冲。连续激光在作用的时间内很少变动或没有变动；脉冲激光是有规律地变动；超脉冲激光能在很短的时间内产生特别高的能量，如 Q 开关激光。

2. 物理剂量

物理剂量（D）等于激光束垂直照射到生物体单位面积上的功率（P/A）与照射时间（t）的乘积，即 $D=(P/A)t\cos\theta$，单位是焦厘米$^{-2}$（$J\,cm^{-2}$），即激光的能量密度，又称激光流量。物理剂量四要素为激光功率、受照面积、照射时间、入射角。

3. 生物剂量

生物剂量是指生物体吸收激光能量后，根据所引起的生物组织反应的强弱程度进行分级，这种分级称为生物剂量。生物剂量因不同个体、同一个体不同部位、不同波长、不同工作方式而不同。

4. 激光治疗参数

（1）波长：波长决定激光与组织相互作用的性质。

（2）吸收系数：每单位长度光子被吸收的概率，$\mu a$（$mm^{-1}$）表示，$\mu a$ 愈大，吸光能力愈强。

（3）穿透深度：为激光能量衰减到 1/e 时，激光穿透组织的深度，其中将原来光束强度衰减到 1/e 称为衰减距离，衰减到 1/10 称为消散距离。

（4）脉冲宽度：脉冲波峰值（P）降低至一半（P/2）时所对应的两个时刻差称为脉冲宽度。

（5）脉冲间隔：多（双）脉冲中两相邻脉冲宽度间的停顿时间称为脉冲间隔。

### （七）皮肤的光学性质

1. 人体皮肤组织的生色团

黑素细胞散在分布于表皮基底细胞间，含黑素颗粒。黄种人和白种人黑素细胞主要存在于基底层中，黑种人的黑素细胞密集分布于表皮各层。正常情况下，真皮中一般没有黑素细胞，无黑素颗粒沉积。色素性病变是指黑素细胞的数量、分布及黑素颗粒的密度、沉积位置出现异常。红细胞含有数百个血红蛋白分子。血管性皮肤病表现为真皮层甚至皮下组织毛细血管增生或血管扩张，导致病变处血红蛋白浓集。

2. 皮肤中光的传播特性

皮肤的光学特性主要指皮肤对光的反射、散射、吸收和透射的规律。显然，若反射、散射和透射多了，则吸收就少，若吸收多了，则透射就少。研究表明：激光只有被生物组织吸收时才可能引起生物效应，而且一般只有透过皮肤一定深度时才可能对该处组织起作用。

3. 皮肤对光的反射

皮肤对光的反射分表面镜式反射、表面漫反射和皮肤内的后向散射三种，其反射率为上述三者的光强与入射光强之比。

（1）表面镜式反射：当皮肤表面的粗糙度存在着小于入射光波长的区域时，入射光照射到这种皮肤表面时，该区域将发生镜式反射，其反射角等于入射角。

（2）表面漫反射：当光所照射的皮肤表面存在着粗糙度远大于入射光波长时，该区域发生漫反射。

（3）皮肤内的后向散射：当光通过皮肤表面进入内部后，由于皮肤内复杂的层次和颗粒结构，将对光产生强烈的散射，其中一部分散射光必然返回表面形成漫反射，因其方向与入射光背道而驰，故称为后向散射光。因为体表的部位、皮肤颜色、表面粗糙程度的不同，组织中脂肪含量、含水量、血液微循环、血红蛋白含量等生物学方面的差异，所以皮肤对不同波长激光的反射不同。

4. 皮肤对光的吸收

光通过介质后能量被衰减的现象叫介质对光的吸收，分为一般吸收和选择吸收。除真空外，光通过任何介质都要被吸收的现象称为一般吸收。其特点是吸收很弱，并且在给定波段内几乎是不变的，只随介质的厚度增加而增加。选择性吸收在临床上具有重要意义，如血液中的氧合血红蛋白富含对542 nm和578 nm光波段具有选择性吸收的色素分子，所以血液能对上述波长产生强吸收而形成特征吸收峰。

5. 皮肤对光的透射

皮肤对光的透射分弹道透射、蛇形折射和前向散射三种。其透射率为上述三者之和与入射光强相比。

弹道透射光：非散射、相干信息光，光程最短。它沿入射线方向直线前进，并随组织厚度增加迅速衰减，穿透最浅。

蛇形折射光：弱散射、轻微偏折光，部分相干信息光。由于皮肤组织复杂的层次结构而形成多次折射光，似蛇形前进，因而光程长，穿透较深。

前向散射光：漫透射杂散光，非相干信息光。由于光子在组织内无序散射，轨迹迂回曲折，光程最长，穿透最深。

6. 皮肤对光的散射

光通过不均匀介质时，出现偏离原传播方向而沿侧向传播的光，称为光的散射。皮肤有复杂的层次和结构，对光的散射尚待研究。在皮肤，散射主要是由于真皮胶原的原因，因为胶原分子的尺寸和近红外线的可见光的波长相似。散射很重要，因为它迅速减少能量密度，使靶色基的吸收成为可能，因此在组织上产生临床效果。波长增加，散射减弱，使其成为理想的媒介指向深层的皮肤结构，如毛囊。600～1 200 nm的波长是通向皮肤的光窗，因为它们不仅散射少，而且在这个波长范围内限制了被生物体内的色基吸收。

四种作用方式中最重要的是吸收，绝大部分光子是被色基吸收的（95%），在其余三种作用中只损失小部分光子。光子携带足够的能量穿透表皮到达色基，色基吸收光子后产生光热作用导致温度升高，随后热量向含有色基的细胞（红细胞，黑素细胞）传导，引起后者的热损伤，最后破坏的细胞残余物质被人体免疫系统吸收清除。大约4%～7%的光会从皮肤上反射出来，因此在进行激光治疗时，患者和医师都需要佩戴护目镜。

（八）选择性光热作用理论

1. 热弛豫和热弛豫时间

当组织靶目标吸收激光能量后，温度一定会升高，也必定会向周围邻近组织发生热的传导。那么靶目标的热向周围组织发生的这种热的传导过程就是热弛豫，而衡量热弛豫速度的快慢就是热弛豫时间，实际上就是衡量组织冷却的快慢。热弛豫时间就是显微靶目标显著地冷却（温度降低一半时）所需要的时间。物体的热弛豫时间与物质大小的平方成正比。对于一个给定的物体及形状，体积减小一半，冷却时间将减少4倍。如体积减小1/10则冷却时间会减小100倍。因此，在选择合适的脉冲时间或照射时间以取得血管的选择性光热作用很重要。血管的大小是不同的，毛细血管热弛豫时间为10微秒，静脉可能为几百微秒，而成人鲜红斑痣的较大血管，热弛豫时间可达数十个毫秒。因此，对于典型的鲜红斑痣来说，血管呈现的热弛豫时间有很大的波动范围。因此不能认为血管只有一个单一固定的热弛豫时间。

2. 选择性光热作用理论

要取得选择性光热作用效应，必须具备三个基本条件：①透入到皮肤的激光波长必须为理想的靶目标优先地吸收。②激光的照射时间必须短于或等同于靶目标冷却所需要的时间。③足够引起靶目标达到损伤温度的能量密度。

当激光满足这三个条件后，便可获得对数以万计的显微靶目标的选择性损伤，而无须激光对每个细小目标进行逐一照射。在选择性光热作用中可能会有几种热介导的损害机制发生，包括热变性、机械性损害以及热分解。皮肤色基可选择性地吸收特定波长的光,如果色基的吸收光谱是已知的,那么可以选择合适波长的激光,对色基进行照射以得到理想的组织治疗作用。皮肤中主要的色基是黑素、水和血红蛋白。

### (九)常用的医用激光器

激光器种类繁多,分类方法也有很多种,按产生激光的工作物质不同,可以分为气体激光器、固体激光器、半导体激光器、液体激光器、化学激光器等。

按工作方式,激光器可分为连续和脉冲两大类。按激光技术,激光器可分为静态脉冲激光器、调Q激光器、锁模激光器,也可分为单模(单纵模和单横模)激光器和多模激光器。

**1. 气体激光器**

气体激光器以气体或金属蒸气为发光粒子,是目前种类最多,波长分布区域最宽,应用范围最广的一类激光器。气体激光器可以分为三大类:原子、分子、离子气体激光器。在原子气体激光器中,所采用的气体主要是氦、氖、氩、氪、氙等惰性原子气体。在分子气体激光器中,产生激光作用的是没有电离的气体分子。离子气体激光器是利用电离后的气体离子产生激光。

(1)氦氖(He-Ne)激光器:He-Ne激光器是最早研制成功的气体激光器。这种激光器结构简单,操作方便,工作可靠,应用非常广泛。He-Ne激光器的输出激光波长有632.8 nm、543 nm、3.391 μm和1.152 μm等,目前最常用的波长是632.8 nm。其属于小功率激光,临床主要用于低功率照射。He-Ne激光照射引起的生物效应较为复杂,除了引起局部反应外还通过下丘脑-垂体-肾上腺皮质系统引起全身反应,主要有:①扩张血管加快血流,改善皮肤微循环。②增加细胞膜的通透性和酶的活性,促进了组织代谢。③镇痛。④抗炎。⑤增强细胞和体液免疫、调节机体免疫功能。He-Ne激光在皮肤科主要应用于皮肤黏膜溃疡如静脉曲张性溃疡、口腔溃疡和阿弗他溃疡等;He-Ne激光局部照射可改善血液循环、调节免疫,对斑秃有较好的疗效;对带状疱疹减轻疼痛也有一定的帮助。

(2)铜蒸气激光器和溴化铜激光:铜蒸气激光和溴化铜激光是高频脉冲激光,有两个波长,511 nm的绿光和578 nm的黄光。这两个波长都接近血红蛋白的吸收峰值577 nm,可起到凝固血管的作用,又可使血管周边组织因有足够的冷却时间而不被损伤,因而是治疗鲜红斑痣和各型血管瘤的理想激光。临床上578 nm的激光主要治疗鲜红斑痣、浅表草莓状血管瘤、静脉湖、血管角皮病、化脓性肉芽肿等血管性病变;511 nm的绿光还可用于治疗色素性病变,如黑子、雀斑、雀斑样痣等。

(3)二氧化碳($CO_2$)激光器:$CO_2$激光波长为10 600 nm,属远红外线。是目前获得连续输出功率最高的一种激光器,皮肤科常用输出功率是3~50 W。输出方式有:大功率治疗机用关节臂输出,小功率治疗机则用波导输出。$CO_2$激光主要是热效应。组织对$CO_2$激光的吸收无选择性,$CO_2$激光的能量主要是被细胞内外的水分所吸收,穿透极为表浅,达到精确的烧灼和切割病变组织。$CO_2$激光可用于各种皮肤良性赘生物的治疗,如寻常疣、尖锐湿疣、毛发上皮瘤、汗管瘤、软纤维瘤、睑黄瘤、脂溢性角化病、各种色素痣等;对于局限性毛细血管扩张、蜘蛛痣、酒渣鼻等表浅毛细血管扩张性损害也有较好疗效;还可用于治疗浅表基底细胞癌。$CO_2$激光可用于皮肤重建,超脉冲$CO_2$激光以其较小的热损伤和较高的脉冲能量,精确地控制治疗层次,有效防治瘢痕增生,从而增加了皮肤重建的安全性和疗效,更适合在皮肤整形美容中应用。

(4)氩离子($Ar^+$)激光器:$Ar^+$激光器输出最强的两条谱线是488.0 nm(蓝光)和514.5 nm(绿光)。$Ar^+$激光器连续输出功率一般为几瓦到几十瓦,高者可达一百多瓦,是目前在可见光区连续输出功率最高的激光器。其波长恰好在血红蛋白和黑素吸收光谱的曲线峰值中,即光作用的靶组织是血红蛋白和黑素,临床上因此用于治疗皮肤血管增生和色素增多的皮肤病。因其可能有永久性色素减退和瘢痕形成的不良反应,近年仅偶用于治疗管径较粗的毛细血管扩张、血管淋巴样增生、Kaposi肉瘤和化脓性肉芽肿等,或在光敏剂配合下应用于鲜红斑痣的光动力学治疗。

(5)氮分子激光器:氮分子激光器是一种工作在紫外波段的脉冲气体激光器。其输出波长主要分布在近紫外光谱区,其中以337.1 nm激光谱线为最常用;输出激光脉冲的时间宽度较窄,一般为纳秒($10^{-9}$)数量级;输出激光的脉冲峰值功率也较高,可达兆瓦量级以上;输出脉冲重复率可达每秒几十到几百次。

氮分子激光器的主要优点是输出为近紫外激光，脉冲功率较高。临床可用于银屑病、白癜风等皮肤病的治疗，也可以用于穴位照射和荧光诊断。

（6）准分子激光器：准分子激光器是一种特殊类型并且主要工作在紫外波段的气体激光器，工作物质为准分子气体。准分子是一种不稳定的处于激发状态的复合分子，通常情况下它从产生到消失所经历的时间很短（几十纳秒量级）。可产生激光作用的准分子气体大体可分为三类：即惰性气体准分子（如$Xe_2$、$Ar_2$等），惰性气体原子与卤素气体原子结合而成的准分子（如 XeF、KrF、XeCl 等），以及金属原子与卤素原子结合而成的准分子（如 HgCl、CuF 等）。准分子激光器的主要优点是输出激光位于近紫外与真空紫外区，可获得较高功率和较大能量的脉冲激光输出，器件的能量转换效率较高。这种激光器的应用范围与氮分子激光器大致相同。临床上主要用于眼科的屈光不正等治疗，心血管疾病如冠心病、周围血管性疾病等治疗及白癜风、银屑病和过敏性皮炎等皮肤病的治疗。

2. 固体激光器

固体激光器是将产生激光的粒子掺于固体基质中。工作物质的物理、化学性能主要取决于基质材料，其光谱特性则由发光粒子的能级结构决定，发光粒子的光谱特性受基质材料影响。

（1）宝石激光器：红宝石激光器工作物质是红宝石晶体。红宝石激光器中红宝石是三能级系统，阈值泵浦能量要比 Nd：YAG 高 2~3 个数量级。红宝石激光器的输出波长位于可见光范围，因而在动态全息、医学（如视网膜凝固）等方面应用较广。Q 开关红宝石激光波长为 694 nm，其有良好的光热分解效应，其光能仅为黑素吸收，而血红蛋白几乎无吸收，且对周边邻近组织几乎无损伤，是理想的治疗色素性皮肤病的激光。Q 开关翠绿宝石激光波长为 755 nm，脉冲时间为 100 纳秒。它的作用靶组织主要是黑素。Q 开关翠绿宝石激光的穿透性较 Q 开关红宝石激光更深，适合治疗更深部的色素性损害。应用于太田痣的治疗时，组织真皮乳头层和中部的痣细胞消失而表皮无损伤。另外，长脉冲 755 nm 翠绿宝石激光、694 nm 红宝石激光目前还用于激光脱毛。

（2）掺钕钇铝石榴石（Nd：YAG）激光器：Nd：YAG 激光波长 1 064 nm，近红外激光。因对组织无选择性吸收，在临床应用中易产生瘢痕，受到限制。脉冲钇铝石榴石激光是利用 Q 开关将连续波调制成脉冲波。脉冲倍频钇铝石榴石激光则是通过双重水晶玻璃将掺钕钇铝石榴石激光倍频后，产生 532 nm 光波，用 Q 开关调制成脉冲激光后用于治疗的。这两种钇铝石榴石激光的靶组织均是黑素和深色染料，脉冲钇铝石榴石激光是 Q 开关调制的脉冲波，根据"光热分离"理论及该激光自身穿透组织深的特性，作用于较深在的色素性皮肤病和深色染料的文身可取得较好疗效，而脉冲倍频钇铝石榴石激光产生 532 nm 光波，作用部位较脉冲钇铝石榴石激光表浅。

临床上脉冲钇铝石榴石激光主要是治疗太田痣等深在性色素性皮肤病和深色文身，各类血管瘤和其他损害较深大的各型皮肤良性或恶性肿瘤以及病毒性疣类。脉冲倍频钇铝石榴石激光则主要用于治疗鲜红斑痣和浅表的皮肤色素性损害，如咖啡斑、Becker 痣、雀斑等。治疗以皮损变为白色、灰白色或灰褐色，凝固坏死即可。或对肿瘤基底气化切割后再对残留面扫描照射，以清除残存的肿瘤细胞。治疗过程中要特别注意掌握照射剂量和控制好深浅度。术后应保持局部清洁，可涂抗生素软膏，防止感染。治疗后 1~2 天局部可有水肿，一般可自行消退。也可遗留暂时性的色素沉着或轻度萎缩性瘢痕。

（3）医用铒激光：医用铒激光设备是一种医学专用激光系统，激光介质为铒石榴石晶体材料，波长 2 940 nm。与 $CO_2$ 激光相比，铒激光可更加强烈地被水吸收，对潮湿的皮肤穿透只有几个微米，因而具有更加精确的皮肤剥蚀能力。临床可用于治疗痤疮瘢痕、色素痣、脂溢性角化病（老年斑）、黄瘤、汗管瘤、疣等皮肤病。也可用于面部除皱。铒激光对周围组织的损伤微小，其治疗精确性和安全性均优于超脉冲 $CO_2$ 激光。手术部位为面部，主要为眶周、额部及颊部。

3. 半导体激光器

半导体激光器以半导体为工作物质。常用的半导体材料有砷化镓（GaAs）、砷铝化镓（GaAlAs）、砷铟化镓（GaInAs）、碲锡铅（PbSnTe）等。半导体激光器具有体积小、效率高、造价低、结构简单等突出优点，但也存在激光谱线宽、发散角大等缺点。半导体激光器可用于脱毛，波长为 800 nm，光斑方形，脉宽有 30 ms、100 ms 及自动设置 3 种，频率 1~2 Hz，配有 Chillip 接触式冷却系统，操作方便快捷。

半导体激光器目前用于脱毛效果较理想。

4. 染料激光器

染料激光器是以有机染料为激活物质，溶于甲醇或水的激光器。激光器用液体染料，而不用气体或固体染料的理由是：液体染料光学性能好，激活物质制作方便，可以像气体那样利用液体流动散热；液体染料能够自行修复，而固体染料遭受高强度的损失是永久的、不可能修复的；液体染料价格便宜，其频率特性可调，配比不同的染料可得到从紫外到近红外（0.2～1.0μm）的激光。染料脉冲激光器的脉冲为微秒量级，峰值功率高，达到疗效所需能量比其他激光机体积小，在医学上得到广泛应用。根据输出的方式将染料激光分为两种，有闪光灯泵脉冲染料激光和氩离子光泵可调染料激光。闪光灯泵脉冲染料激光被美国食品及药品管理局（FDA）批准用于治疗成人和儿童的鲜红斑痣和毛细血管扩张。皮肤科临床常用的是585 nm和595 nm染料激光，适用于鲜红斑痣、毛细血管扩张、蜘蛛痣、浅表的草莓状血管瘤等。510 nm色素性损害染料激光，脉冲时间为300 ns，临床上用于治疗浅表性皮肤色素性损害，如雀斑样痣、雀斑、咖啡斑、脂溢性角化病、继发性色素沉着等，亦可治疗Becker痣。

## 二、激光在皮肤美容中的应用

色素性皮肤病的激光治疗。

### （一）激光治疗色素性皮肤病的基本原理

选择性光热作用理论即根据不同组织的生物学特性，只要选择合适的激光参数（波长、脉冲持续时间、能量），就可以在保证最有效治疗病变部位的同时，对周围正常组织的损伤最小。要实现选择性光热作用，则必须满足三个重要条件。

（1）透入皮肤的激光波长能被靶组织选择性优先吸收：就色素性疾病而言，黑素吸收峰值在280～1 200 nm之间随波长增加而吸收减少。因激光在组织中的穿透深度与激光的波长成正比，所以治疗浅表色素性疾病如雀斑、黑子等，可选择波长较短的激光，如510 nm、532 nm激光等；如果治疗真皮色素性疾病如太田痣、蓝黑色文身等，则必须选用波长较长的激光，如694 nm、755 nm、1 064 nm等，只有波长较长的激光才能有效到达真皮深层。

（2）激光脉冲持续时间应小于或等于靶组织的热弛豫时间：色素性病变中黑素颗粒非常微小，其热弛豫时间仅为1秒。因此治疗色素性病变通常使用脉宽为纳秒级（ns，1 s = 10⁹ ns）的激光，即Q开关激光。调Q技术即是实现压缩激光脉宽、提高激光峰值功率的方法，这种技术又称为Q开关技术。Q开关激光脉宽短至几个纳秒至几百个纳秒（1 ns = $10^{-9}$s），其激光峰值功率极高，可使一些细小颗粒如黑素、文身墨等骤然受热而发生瞬间爆破，而邻近的正常组织不被破坏。

（3）激光的能量密度要足够引起靶目标达到损伤温度：实际临床应用时激光的能量密度需根据靶组织的性质、颜色深浅、大小厚薄和治疗时的反应等确定，治疗过程中应不断对激光能量进行调试和修正。如选择的激光能量过低达不到疗效，过高则有形成瘢痕的危险。

根据黑素异常沉积的部位，可大致将色素增加性皮肤病分为表皮色素增加性皮肤病和真皮色素增加性皮肤病。对于前者一般用波长较短的激光治疗，也可用波长较长的激光治疗；对后者则必须采用波长较长的激光进行治疗。

### （二）表皮色素性疾病的治疗

表皮色素增加性皮肤病变中，色素异常表现形式较复杂，主要有以下三种。①色素细胞功能、形态异常而数量不增加，如雀斑。②色素细胞数量增加，如雀斑样痣、咖啡斑。③仅表现为噬黑素细胞增加，如黄褐斑、炎症后色素沉着。激光治疗对前两者疗效较好，而因全身或局部代谢异常所致如黄褐斑、炎症后色素沉着疗效不佳，甚至治疗后色素有加重可能。

（1）雀斑：是一种与遗传、日晒、内分泌异常有关的色素增加性皮肤病，组织病理为表皮基底层黑素颗粒含量增多，但黑素细胞数量并不增加。激光是治疗雀斑的有效方法之一，应根据患者的发病年龄、部位、肤质、雀斑颜色的深浅，选择合适波长的激光制订个性化的治疗方案。Q开关倍频Nd：YAG激光，波长532 nm，脉宽5～10 ns，能量密度2.2～2.6 J/cm²，光斑直径2～3 mm，频率

2.5～5 Hz。Q开关红宝石激光，波长694 nm，固定脉宽30 ns，光斑直径为3.5～6.0 mm，能量密度为2.5～13.0 J/cm²。Q开关翠绿宝石激光其波长为755 nm，脉宽50 ns，能量密度6.0～8.0 J/cm²，光斑直径2～4 mm。应用Q开关激光治疗后，皮损部位即刻呈灰白色（采用Nd∶YAG激光治疗后，皮损局部还有出血点）。大部分经过1～2次的治疗即可痊愈，治疗间隔以2～3个月为宜。治疗后不良反应包括局部水肿、细小水疱或血疱形成，少数可出现暂时性的色素沉着和色素减退，个别能量密度过高时局部可出现永久性色素减退及点状凹陷性瘢痕。强脉冲光波长为560 nm，脉宽2.4～5.0 ms，常选择2～3个脉冲，脉冲间隔15～30 ms，能量密度用25～35 J/cm²，光斑大小3.5 cm×0.8 cm。强脉冲光光斑大，效率高，治疗后大部分皮损颜色加深呈深褐色，约1周后皮损脱落而愈。强脉冲光最大的优点是术后不良反应小，一般不影响患者的工作和生活，但常需多次（2～5次）治疗，治疗间隔以3～4周为宜。此外由于其穿透深，可以作用到真皮层，刺激胶原纤维和弹性纤维重塑，消除细小皱纹，改善皮肤光泽，在治疗的同时达到美白、紧肤的效果，是目前治疗雀斑疗效肯定且较为安全的方法。值得注意的是，无论何种方法，雀斑治疗后应严格防晒，必要时口服维生素C、外用防晒霜及氢醌霜等，如防护得当皮损一般不会大量复发。

（2）咖啡牛奶斑：边缘规则的色素沉着斑，有时和多发性神经纤维瘤合并发生。组织病理示表皮内黑素总量增加，有散在的异常大的黑素颗粒，基底层黑素细胞数目也增多。可以用Q开关激光或强脉冲光治疗，方法与雀斑基本相同。经1～4次的治疗部分患者可取得满意的疗效，但部分患者愈后很快复发，因此疗效无法预料。有些患者即使应用了各种波长的激光多次治疗也无效，原因还有待进一步研究。咖啡斑的激光治疗可小区域试验性治疗。治疗时要注意能量密度不宜过大，少数患者可出现暂时性或永久性的色素减退。

（3）雀斑样痣：又称黑子，表现为棕黑色的斑点。组织病理示表皮中黑素增多，表皮突延长，表皮与真皮交界处黑素细胞增多，但不成团。基于美容需要，可应用Q开关激光或强脉冲光治疗，方法与治疗雀斑基本相同，但治疗次数较多，一般需2～4次，少数雀斑样痣治疗效果不理想。此外，还应注意能量过大可能会导致凹陷性瘢痕或色素减退。

（4）黄褐斑：中医称为"黧黑斑""肝斑"，是一种色素沉着皮肤病，表现为色素对称性沉着。轻者呈淡黄色或浅褐色，点片状散布于面颊两侧；重者呈深褐色或浅黑色，遍布于面部。病因十分复杂，尚不完全明确，中医认为黄褐斑是全身性疾病的一种局部反应，主要与肝气郁结、脾失运化、肝肾阴精亏虚、虚火上炎、劳倦过度等有关。另中医有"无瘀不成斑"之说，瘀乃脏腑虚亏，气机失调所致。病位在皮，病因在内，应采取"外病内治"法。现代医学认为黄褐斑与下列因素有关：主要原因是内分泌失调、紫外线照射、遗传因素，此外还与氧自由基、微量元素的含量、局部微生态环境、血液流变学、甲乙型肝炎、胆囊炎、酪氨酸功能障碍、化妆品、光毒性药物、抗癫痫药等有关。根据Wood灯对该病的观察，可将其分为表皮型、真皮型和混合型。表皮型：黑素沉积在表皮层和真皮的浅层，在乳头层上，用滤过紫外线（Wood）灯照射可清楚地显示出来。真皮型：黑素沉积在真皮中部和深部，用Wood灯照不出来。混合型：黑素沉积在表皮，也沉积在真皮，Wood灯检查后不十分清楚。

黄褐斑治疗效果与黄褐斑的Wood灯分型、治疗参数和治疗次数密切相关。但是光学治疗的理想参数、治疗的安全性尚需进一步研究。本病色素细胞功能紊乱，任何创伤性治疗均有可能使色素异常加重，以下是采用激光治疗黄褐斑的一些尝试。Q-开关短波长激光，如532 nm、694 nm、755 nm激光治疗后仅能获得一过性的色素减淡，但最终有可能会发生色素加深，故不推荐使用激光治疗。对于东南亚地区有人使用Q开关1064 nm激光，采用低能量密度进行治疗，治疗时的临床终点是患者仅有轻微的疼痛，皮损仅有轻微色素加深改变或没有明显的改变，皮肤没有潮红改变，但仍不能避免复发。新型IPL（Lumenis One）也采用低能量密度的OPT技术进行治疗，适当的避光有助于增加疗效。激光或者光子治疗由于存在复发甚至色素沉着等风险，因此仅作为二线治疗选择手段。点阵激光也被应用于黄褐斑的治疗，关于疗效，尚没有得到一致的认可，但是，新型点阵激光毕竟为黄褐斑治疗提供了一种新的治疗手段和选择。黄褐斑是因全身或局部代谢异常所致，其治疗后的复发也是一个棘手问题，需要综合治疗，包括内分泌调理、加强防晒、抗氧化治疗等。

### (三)真皮色素性皮肤疾病的治疗

真皮色素增加性病变中色素沉积部位较深,一般在真皮乳头层以下,如太田痣、伊藤痣、颧部褐青痣等,因色素位置深,传统治疗手段疗效极不理想,往往治疗不彻底或留下瘢痕,目前 Q 开关激光是治疗真皮色素性皮肤病变唯一的理想方法。

(1)太田痣与伊藤痣:太田痣(nevus of Ota):是一种波及巩膜及同侧面部三叉神经分布区域的青褐色斑状损害,又称为眼上腭部褐青色痣,偶为双侧性(约10%)。组织病理示真皮上、中部胶原束间有呈树枝状、星形或梭形黑素细胞。波长 694 nm 红宝石激光:脉冲宽度 25~40 ns,能量密度 6~10 J/cm$^2$,光斑直径 3~5 mm。波长 755 nm 的翠绿宝石激光:脉冲宽度 45~100 ns,能量密度为 6~10 J/cm$^2$,光斑直径 3~4 mm。波长 1 064 nm 的 Nd∶YAG 激光:脉冲宽度 4~10 ns,能量密度为 5~8 J/cm$^2$,光斑直径 2~4 mm。

能量密度的调整:以治疗后皮损部位即刻呈灰白色(气化变白)为宜,采用 Nd∶YAG 激光治疗后,皮损局部还可有散在出血点。如红宝石激光或翠绿宝石激光治疗时可出现水疱,Nd∶YAG 激光治疗时出现表皮飞溅及密集出血点时应降低能量密度。治疗不良反应基本同雀斑,一般 1~2 周治疗部位脱痂而愈。术后应注意避光并适当使用遮光剂。经 3~7 次治疗绝大部分即可取得非常满意的效果,皮损色素越深者可能疗程越多。有人认为用不同波长的激光交替治疗可缩短疗程和减少不良反应,激光治疗间隔以 3~6 个月为宜,如有明显的色素沉着时,应待色素沉着消退后再进行下一次治疗,否则会影响激光的穿透力,太田痣激光治愈后未见复发报道。

伊藤痣:为一种类似太田痣的色素斑,分布于由后锁骨上神经及臂外侧神经支配的肩与上臂,又称肩峰三角肌褐青色痣。伊藤痣属太田痣的范畴,除分布部位不同外,两者的皮损表现及组织病理完全相同,有些病例可伴发太田痣。激光治疗同太田痣。

(2)颧部褐青色痣:为颧部对称分布的散在色素斑点,直径 1~3 mm,呈灰褐、灰蓝或深褐色。不累及眼及上腭。本病比太田痣多见,绝大部分为女性,开始发病较晚(一般大于10岁)。组织病理示表皮正常,主要变化在真皮上部,特别在乳头下部,胶原纤维间散在细小菱形黑素细胞,长轴与胶原纤维平行。

激光治疗同太田痣。1~2 次治疗的效果可能不明显,经 3~6 次治疗大部分疗效满意。有人认为与内分泌,特别是子宫、卵巢病变有关,如子宫肌瘤、子宫内膜异位症、卵巢囊肿等,应先排除妇科病变、调整内分泌后,再行激光治疗,可获满意效果,但尚未有明确研究证实。

(3)意外粉粒沉着症:是由于意外事故,致使某些有色粉粒进入皮肤,而形成播散性色素沉积。组织病理示:沉着的色素颗粒大小不一,且进入皮肤的随意性大,常常深达真皮深层甚至脂肪层。由于这些特殊性,因此往往需要对其进行综合治疗。

激光磨削气化的深度以恰好祛除表皮为宜,此时可见有轻度的真皮收缩,生理盐水纱布擦除表层蛋白碎屑后可见到粉红色平滑的创面,这就是表皮和真皮乳头的分离面。激光磨削一方面可直接清除皮肤浅表层粗大的色素颗粒,另一方面亦使得位于真皮深层的色素颗粒与皮肤表面的距离缩小,便于 Q 开关激光进行治疗。一般需经过 1~2 次激光磨削及 3~6 次 Q 开关激光治疗方可获得满意的疗效。

### (四)文身的激光治疗

文身:系用各种颜色刺入皮肤,形成各种文字、图案等,组织病理示色素颗粒可见不同深度的真皮层,以真皮的浅、中层血管周围较多,同时可见吞噬有色素颗粒细胞。非专业的文身多为黑蓝色,专业文身可为各种颜色。治疗时所用的激光的颜色需与文身颜色互补,如红、棕色文身用绿色的 532 nm 激光治疗,绿蓝色文身用红色的 694 nm 或 755 nm 的激光治疗,而蓝黑色文身用红色的 755 nm 或近红外的 1 064 nm 的激光治疗。治疗文身一般使用较低的能量密度,治疗间隔以 3 个月为宜。非专业的蓝黑色文身经 1~3 次的治疗即可祛除,而专业的彩色文身需经更多次的激光治疗,有时甚至需多达十几次的治疗。激光对表现为红棕色的含氧化铁等类的文身治疗较棘手,激光治疗后可使红色文身中的化合物变成黑色(原因可能是三氧化二铁还原成氧化亚铁所致),继发的黑素需要 Q 开关激光再行治疗,但有相当一部分是不可逆的,最后不能完全祛除。因此对于红棕色的文身治疗前最好先做 1~2 个脉冲进行试验,如果出现黑变，则可对黑变部位再用Q开关激光试验治疗，以确保黑变的染料能够最终被清除。少数文身者在局部可引起变态反应，最常见于汞、铬及钴的化合物，可发生皮炎及文身肉芽肿，因此用一般的方法疗效较差。

文身治疗效果主要取决于色料的成分及所作激光波长，临床上对文身色料不可能进行化学成分的分析及吸收光谱的测定，只能根据其颜色选择激光参数。面积大、部位多并不会严重地影响到激光治疗效果，只要所用的色料为纯色，色料位于真皮层以上，包括真皮层，其治疗效果是肯定的。如面部皮肤较薄，尤其是上、下睑部，其外伤性文身并不比躯干部位的文身更容易治疗。颜色变化可直接影响到文身的激光治疗效果。早期患者文身无论是何种颜色，主要采用Q 1 064 nm激光，其对黑色、蓝色及绿色文身治疗效果好，而对于红色效果较差，后期发现Q 755 nm对蓝色及绿色敏感，Q 532 nm对红色敏感。文身色料的成分直接影响到激光治疗效果，成分以铝、氧、钛、碳及有机物为主，不同物质有不同的吸收光谱，成分的不同显示文身颜色不同，所以临床上治疗应选择不同的激光参数。掩盖身体某些缺陷而进行的文身及较深度的文身都需要几次治疗才能达到理想的临床治疗效果。文身对波长有选择性，适当地增加能量密度有利于文身祛除速度，减少治疗次数，但并不能增加激光对色料的敏感性。临床上Q 1 064 nm，Q 705 nm能量密度以$5.5 \sim 8 \text{ J/cm}^2$较为适当。Q 532 nm能量密度以$4 \sim 5 \text{ J/cm}^2$较为适当。三种激光治疗合适颜色的文身时疗效不随能量密度的增加而呈现显著区别，而与激光治疗频率无关，合理地选择波长及治疗参数可有效地祛除文身又不留下瘢痕，治疗彩色文身必须同时使用几种波长的激光，并需要多次治疗。

## 第二节 强脉冲光及射频技术

### 一、强脉冲光技术及应用

强脉冲光（intense pulsed light，IPL），是特定光源所产生的宽光谱脉冲光，因为其强度高而称为强光，强光本质上不是激光，属于非相干光，其光源为一种高功率的光源（如氙灯等），通过滤光器的截止限制，筛选出连续波长的光用于治疗，在此波长区间内有多种波长的光，波长一般在$500 \sim 1 200 \text{ nm}$之间。其治疗原理与激光类似，利用选择性光热作用理论，应用于血管性疾病、色素性疾病、瘢痕、痤疮、脱毛等的治疗称为强脉冲光治疗技术，简称强光治疗，又称光子治疗技术。目前临床上应用较多的光子技术有光子嫩肤技术、光子脱毛技术、光子痤疮技术等。

#### （一）光子嫩肤技术

光子嫩肤技术是一种以非相干的强脉冲光进行非损伤性的皮肤治疗及美容的新技术，属非剥脱性光子嫩肤治疗。该技术除了能起到嫩肤的作用外，还可以治疗部分色素性疾病和微血管疾病，具有微创、安全、有效的特点。

1. 作用原理

与激光相似，IPL系统通过选择性光热作用产生疗效。血红蛋白的吸收峰为418 nm、542 nm和580 nm。而黑素在整个可见光谱（$400 \sim 700 \text{ nm}$）中都吸收能量，在红外光谱（1 200 nm）中吸收系数低。激光发射单色光只针对一种色基不同，与激光不同的是，IPL系统可同时治疗色素和血管性疾病。另外，多色光作用于这些色基的主要和次要吸收峰，理论上可有更好的选择性能量吸收。IPL被用于治疗皱纹，作用机制为光诱导真皮胶原热变性，从而激活一系列程序化的炎症介质释放以及随后的胶原合成。

2. 光子嫩肤技术的优势

（1）非创伤性的嫩肤技术。

（2）在单一疗程中可同时改善多种皮肤问题：可有效清除或减退各种色素斑和老年斑；祛除面部毛细血管扩张和红斑期酒渣鼻；减轻细小皱纹；收缩粗大毛孔；明显改善面部皮肤粗糙状况；减轻轻度的痤疮瘢痕；有效改善肌肤的质地与弹性，使面部皮肤变得光滑细腻、有弹性；还能祛除面部多余毛发。

（3）全脸治疗：突破过去仅做病灶治疗的局限性、使美容效果达到全脸。

（4）无须休假：治疗后仅有轻微水肿、红斑，无其他不适感，治疗结束即可投入正常的工作和生活。

3. 光子嫩肤技术的适应证和禁忌证

（1）适应证：①皮肤色素性病变，如雀斑、日光性雀斑痣、表皮型黄褐斑、日光性角化及一些继发性色素沉着等。②皮肤血管性改变，如毛细血管扩张、红斑期酒渣鼻、Civatte皮肤异色症等。③早、中期光老化和衰老所引起的皮肤质地改变，如毛孔粗大、松弛、细小皱纹等。与BOTOX注射疗法结合，可用来消退收缩性皱纹，改善面部轮廓。④还可用于激光去皱术和化学剥脱术后红斑的辅助治疗。

（2）禁忌证：①近一个月内晒黑的皮肤。②怀疑有皮损的部位（溃疡、炎症等）或皮肤癌患者。③孕妇、糖尿病患者、光敏感体质及近期服用光敏药物者、严重痤疮或瘢痕体质者。④上睑和男性的胡须部位。⑤不切实际的期望。

有学者认为光子嫩肤技术也可作为一种护肤美容技术，可在日常生活中不定期的应用，其保持皮肤年轻化的作用似乎大于其治疗作用。也有学者认为，其作用主要为美容治疗，5~6次为一个疗程，于疗程结束后的两年内无须继续治疗。如果将光子嫩肤作为一种日常皮肤保养而应用时，建议应用较温和的参数且避免过于频繁的应用。对于Ⅴ、Ⅵ型皮肤不推荐进行IPL治疗，疗效/风险比值偏低，预后往往可能不佳。

4. 治疗技术

（1）术前准备：①对准备接受强光治疗的患者详细询问病史非常必要。术前仔细检查患者，判断光老化的严重程度及皮肤Fitzpatrick分型及主要病变。②所有医师治疗前需与患者仔细交流，医生明确患者所要解决的问题后，要告诉患者光子嫩肤术的风险，包括治疗时暂时性红斑和疼痛，以及要向患者解释开始时的变化较微弱，只有经过至少1或2次治疗后才能产生可见的改变。③治疗前必须签署治疗同意书、采集照片，治疗区域保持清洁。

（2）术中过程：①治疗期间无须全身麻醉或局部麻醉。②在治疗过程中一般主张使用冷却胶，因为充填在皮肤和探头之间的冷却胶有助于保护表皮，帮助强光均衡地照射到皮肤。③治疗头和皮肤应保持平行，其边缘和前一次治疗的边界要仔细排列，避免重复和不均衡的治疗，直到治疗区域完全覆盖。在过去的治疗中大多数医师将治疗探头与皮肤保持1~2mm的距离而避免直接接触。但这种治疗技术已发生改变，现在的治疗是在皮肤上涂抹少量的冷却胶，而将治疗探头轻轻地放置在皮肤上进行治疗，但要避免按压。④理想的治疗参数需要个体化，不同的医生根据受试者Fitzpatrick分型、肤色、皮损性质、部位、密度等制订个体化治疗方案，恰当地选择波长、能量密度、脉冲数、脉宽、脉冲延迟时间、表面冷却等参数。⑤主张在正式治疗前进行耳前皮肤光斑试验性治疗，它有助于确定患者的理想治疗参数。光斑测试观察患者皮肤的即刻反应，患者有微热的感觉，照射后即刻至1~2分钟内皮肤出现轻微发红，色斑处轻微发黑，且15~20分钟后红斑基本消退至轻度潮红为度，以此能量依次进行全面治疗。

（3）术后处理：①局部外用冰块冷敷，可以减少不适感和水肿。②外用弱效的糖皮质激素可以减少水肿和红斑，如有表皮灼伤，外用抗生素软膏，每日2次。③对于有单纯疱疹病史的患者，应使用抗病毒药物预防复发。④嘱受试者一周内冷水柔和清洁皮肤，避免受热，禁止化妆，治疗期间注意避免日光暴晒，每日外用防晒霜（SPF≥30）及保湿霜。⑤禁服有光敏的药物如磺胺、维A酸等，间隔3~4周进行下一次治疗，每5~6次为一个疗程。

（4）并发症及其注意事项：如规范操作，很少引起并发症。光子嫩肤最常见、最主要的并发症是局部疼痛和皮肤暂时性潮红，且以有病变部位明显，多可在治疗后1~2小时内消失。局部结痂或水疱形成，多因治疗局部能量过高（或光斑反复重叠）所致。个性化的参数设置以及正确的操作可有效避免并发症的发生。另外，皮肤干燥常见于中、干性皮肤患者，可能与治疗后毛孔缩小，皮脂分泌减少有关，皮肤在治疗后两周内比较敏感，此期间应当减少外用产品对皮肤的刺激。

**（二）脱毛技术**

1. 发展背景

人们对于更容易更有效地脱除毛发的方法的需求在持续提高。永久性毛发脱除的最终目标就是使毛囊基底部毛囊球周组织坏死和纤维变性。早在1990年就有人报道了采用小光斑（直径为0.1mm）氩激光通过"热剥脱作用"治疗倒睫症，而不是采用电解法。最终毛发减少了50%，并且眼睑表面毛囊几乎没有出现瘢痕。之后有人报道说在修复尿道下裂的尿道成形术中应用波长为1 064 nm的激光可使毛发脱除。也有报道称用极短脉宽的1 064 nm激光脱除毛发的效果很好；使用长脉冲而不是Q开关的红宝石激光对于选择性地破坏毛囊结构很有效。近又出现了更先进的激光脱毛系统，如强脉冲光、半导体激光及长脉冲Nd：YAG激光系统。

2. 作用机制

基于选择性光热作用原理。在可见光到近红外光这一区域，黑素是毛囊中的自然作用靶，波长位于红色和近红外区域的强脉冲宽光谱，可被黑素选择性吸收，且可穿透至真皮深部。600～1 100 nm波长的光完全可以选择性地加热深部的毛干、毛囊表皮和富含色素的基质，表皮中的黑素会竞争性地吸收能量。在脱毛过程中，毛干和毛囊黑素吸收了光能转化成热能，使毛发温度升高，当温度达到一定程度时，毛囊温度迅速升高直至凝固、坏死，毛发的结构发生了不可逆的损害，从而达到永久性祛除毛发的效果。长效脱毛只有破坏毛囊（包括毛囊本身或供养毛球的血管）后才得以保证，而毛干的损伤不足以达到长效脱毛的目的，因为不久新的毛发生长周期会变得更活跃，新的毛发又会出现。这就是光子脱毛区别于传统脱毛如镊子拔毛或蜡脱毛之处。毛发生长周期有三个阶段——生长期、过渡期、休眠期，只有处于生长期的毛发才能有效地被祛除，因为只有在生长周期毛发才能作为吸收光的靶目标。因此脱毛需要进行多次治疗。

3. 术中操作要点

（1）术前准备：进行医患交流，排除禁忌患者。如术前一个月内接受日光浴的患者或正在服用光敏剂的患者，两个月内采用其他方式脱毛者，妊娠、瘢痕体质者、癌症患者、糖尿病患者、癫痫患者，皮肤开放性伤口及皮肤感染者，敏感性皮肤等。介绍术中术后的注意事项。强脉冲光脱毛者应将所需脱毛部位的毛发剪除，一般建议保留1 mm毛发以利于热的传导，而激光脱毛者可将治疗部位毛发完全剔除。根据患者的痛阈大小也可以进行表面麻醉。

（2）参数调整灵活，根据不同部位毛发，毛囊大小，不同类型皮肤选用不同的滤光片，并调整脉宽及脉冲数。选择正确的脉宽和脉冲输出方式很重要。光热强脉冲光的脉冲宽度一般应小于1/2毛囊的热弛豫时间（也称为热扩散时间）。表皮的热弛豫时间约为9～10 ms，而毛囊的热弛豫时间一般在30～100 ms之间。应用光热强脉冲光脱毛时，脉冲宽度应在2～40 ms之间。为尽可能减少因使用不当造成的热损伤，推荐选择多脉冲输出方式，即将单一脉冲所输出的能量，以2次或3次的脉冲释放，每两次脉冲之间留有10～200 ms的间隔时间，使表皮有足够的时间散热，而毛囊由于受热后散热时间较表皮长，来不及散热而使热量积聚，温度升高，从而破坏毛囊，达到在不损伤表皮的前提下永久性脱毛的效果。

4. 术后处理

术后即刻冷敷治疗部位，以减少局部不适感及水肿。脱毛术不良反应少见，可能出现毛囊炎、水疱、色素沉着或色素减退，瘢痕现象罕见，临床发现有同行反应病例。与激光脱毛仪相比，强脉冲光光斑大，治疗速度较快，由于为一段范围的强光，术后一过性不良反应较激光明显，主要表现为红斑、水疱、色素沉着、毛囊炎、结痂等，治疗效果稍差于激光。

5. 脱毛的治疗效果

一般认为，激光脱毛的效果（例如使毛囊永久性破坏的百分比）应和所使用的激光能量密度成正比。除此还受多种因素的影响，其中包括接受治疗求美者的皮肤类型和毛发颜色。具有浅色皮肤和深色毛发的人治疗效果要好于深肤色人的治疗效果。肤色深的人其激光脱毛的难点是，如何既要避免由于含有色素表皮和真皮浅层对光的吸收而出现的表皮损伤，又要形成对表皮层下含色素的毛囊的选择性破坏。对于浅色毛发的人，使用比人类毛囊组织热扩散时间更长一点的脉冲宽度时，会收到更好的脱毛效果。现代的激光祛除毛发设备，多具有20～40 ms的脉冲宽度。国内临床多使用30 ms脉宽的激光器。为了降低高能量密度激光照射可能对局部表皮组织产生热损伤，脱毛过程中对局部表皮的及时辅助冷却具有重要的临床意义，尤其是在有色人种当中。

### （三）光子痤疮技术

痤疮常采用局部外用、口服抗生素和维A酸等治疗，但疗程较长，口服药物不良反应较多。近年来应用光子治疗痤疮可快速、安全地减轻痤疮炎症，使痤疮的疗程明显缩短，为痤疮治疗开辟了新途径。

1. 光子痤疮技术的治疗机制

APC技术（光子痤疮治疗技术）是通过光子准确作用目标组织——内源性卟啉，破坏皮肤表面及腺体的痤疮丙酸杆菌，从而轻松而快速地达到治疗效果。原理如下：痤疮丙酸杆菌是在皮肤和皮脂腺滤泡中及在皮脂腺分布较多的皮肤区域中最常见的微生物。痤疮丙酸杆菌可以产生内源性的卟啉物质，其数量并不多。内源性卟啉的主要化合物是卟啉化合物Ⅲ。当这些细菌受到紫/蓝色光线的照射时（波长415 nm），其所产生的卟啉物质会增多，并在局部产生不稳定的单态氧。这种单态氧具有细胞毒性作用。它可以使痤疮丙酸杆菌发生不可逆的功能丧失和细菌的死亡。光子治疗的热作用使毛孔张开，可以使更多的氧进入毛孔，这也有助于杀灭各种厌氧菌。

2. 光子痤疮技术的适应证、禁忌证

光子治疗痤疮的适应证：最适合于轻度至中度炎症性痤疮，无法接受口服药物治疗，或是传统疗法效果不佳的情况，可以尝试接受光子照射治疗。光子治疗可以用于各种肤色的皮肤及身体的各种部位（如面、颈、胸、背、肩等）和任何类型的皮肤。治疗期间还可以配合其他无光敏性的治疗方法，以提高疗效。

光子治疗痤疮的禁忌证：光敏性皮肤病（如日光性皮炎、红斑狼疮、卟啉症等），口服光敏性药物（如四环素类、灰黄霉素、磺胺类、萘啶酸、异丙嗪、克尿噻、氯丙嗪、雌激素等），孕妇。

3. 光子痤疮技术的优点及疗效

（1）光子痤疮治疗的优点：光子治疗无痛苦，也无须休假，治疗时间短，只需传统治疗方法1/3的时间，就能达到60%以上的清除率，有良好的患者依从性；光子治疗后12周或更长的时间内都会使患者有明显的改善，同时可以联合应用其他疗法来延长痤疮的缓解期。

（2）光子痤疮治疗的疗效：单纯应用光子照射治疗，经4周治疗后，95.8%的患者有改善（病损清除率>20%），74.3%的患者反应较佳（病损清除率>50%），76%~81%的患者在治疗后的1~2个月的随访中效果非常理想。

## 二、射频在皮肤美容中的应用

射频（radio frequency，RF）也称为射频电流，是一种高频交流电磁波的简称。每秒变化小于1 000次的交流电称为低频电流，大于10 000次的称为高频电流，射频就是指这种高频电流。医学上把频率在0.5~8 MHz的交流高频电流称为射频电波。自1868年Da rsonval首次将射频技术应用于活体组织后，射频技术便逐渐应用于神经学、心脏病学、肝脏肿瘤等临床领域，美国于2002年获FDA批准后，射频技术开始用于皮肤美容领域，具有祛皱、改善皮肤松弛、改善皮肤质量等效果，为皮肤年轻化技术的发展又提供了一个新的台阶。

### （一）射频除皱紧肤的作用原理

1. 作用原理

射频电流是受电阻的影响而转化为热能的。射频治疗是应用大功率的短波或微波作用于人体，人体组织是一个导电体，当射频电流经人体通过组织时，组织对射频电波的阻力，使组织内的水分子瞬间产生快速振荡，从而在电极之间产生一种急剧沿电力线方向的来回移动或振动。因各种离子的大小、质量、电荷和移动速度均不尽相同，在振动过程中互相摩擦或与周围的介质摩擦，产生热能选择性作用于真皮深层和深部的纤维隔，引起胶原纤维的收缩和新生胶原纤维沉积，并增加胶原纤维弹性。

2. 影响因素

由于个体差异，不同的人有不同大小的电阻，根据欧姆定律，在一定的电压下，通过人体的电流因人体电阻的不同而不同。而人体电阻的大小主要受以下几种因素影响。①皮肤的条件：角质层厚薄、干湿度及粗糙程度。②电流的频率：在接触相同电流的条件下，电流频率高对人体的总阻抗小，电流频率低对人体的总阻抗大。③接触条件：接触松紧度、接触面的大小、接触面的清洁度及耦合剂的存在。④治疗部位的不同：人体内各种组织的导电能力主要取决于它们的含水量和相对密度。例如：肌肉、脑的含水量较大，阻抗就小；而肌腱和腱鞘、骨的含水量较小，肌腱和腱鞘是不良导体，脂肪和骨骼是最差的，则呈现的阻抗就大。⑤其他因素：皮肤有无破损等。

### （二）射频除皱紧肤术的适应证和禁忌证

1. 适应证

适用于任何光学类型的松弛皮肤、皱纹、痤疮瘢痕等，特别是轻度松弛的薄皮肤。70%～80%的患者第一次治疗后即有轻微可感受到的皮肤改善，部分患者可达到激光换肤、面部提升术的效果。

2. 禁忌证

①皮肤癌病史或疑有皮肤癌变倾向的患者。②孕妇。③治疗区域有破溃或感染的区域。④装有心脏起搏器或除颤器的患者。⑤治疗区域有金属置入的患者。

### （三）射频用于皮肤科治疗特点

（1）与激光的作用原理不同，射频转化的热能产生于组织内部，发射极本身不发热，无电流通过人体，所以局部作用温度低而热效应高，减轻了对周围组织的损伤和细胞的破坏，特别是皮下脂肪液化性坏死少，有学者称之为"选择性电热作用"。

（2）用于皮肤科无创伤性治疗；治疗后立刻引起真皮胶原收缩，见效快，治疗后效果持久，真皮胶原继续增生，多数可持续3～6个月，甚至达18～24个月，可调控其真皮层受热的深度；治疗后患者无须休息、不影响工作。

（3）操作方便：由于电极种类多，且可制成各种形状，工作面可以任意控制，灵巧精确，在身体任何部位均操作方便。此外，电极可重复使用，降低了成本。

### （四）射频技术在皮肤美容科的临床应用

1. 换肤和面部提紧术

射频技术可以拉紧面部松弛的皮肤和皱纹。有研究表明：使用RF治疗后额眉部皮肤有1～4 mm高度的提升，眶周、前额、眉间皱纹减少，并有上睑部皮肤的提紧。射频技术对于双手、双上肢、下肢、臀部、腹部、乳房的皮肤松垂和皱纹，以及减腹部膨胀纹（包括妊娠纹）等都有一定的疗效。有研究证明RF治疗使胶原立刻收缩，并继续诱发新的胶原产生，全部病例无不良事件发生。

2. 痤疮治疗

研究表明，射频治疗后，皮肤收紧、皮肤毛孔缩小、痤疮减少。射频是一种新型的、安全有效的治疗严重性痤疮的替代疗法。作用原理可能是由于在射频治疗期间真皮热能作用后皮脂腺萎缩及其抗菌作用。

3. 瘢痕修复

射频产生的热量可使瘢痕组织重塑。双极射频用于治疗痤疮萎缩性瘢痕，取得一定疗效，其中特别对冰屑状和隆起的瘢痕效果较好。

4. 其他

射频技术可用于治疗血管瘤、毛细血管扩张和静脉曲张等疾病。有报道将射频和强脉冲光技术组合成新的脱毛系统，适用于各种肤色，特别是深色皮肤、铜色和白色毛发的脱毛，而这正是激光或强脉冲光脱毛的困难之处。此外，对激光脱毛后残留毛发的祛除，射频治疗也是一个好的弥补方法。

### （五）不良反应及处理

射频治疗的并发症发生率非常低，不良反应和并发症的发生是由于射频能量和波形选择不正确，使组织损伤过多、切除过深导致瘢痕形成，或因能量不足致止血效果不满意。治疗的不良反应主要是：瞬间红斑和轻微水肿，一般1～2天自行消退。偶会发生持续水肿（持续超过1周），用小量甲泼尼龙琥珀酸钠治疗。

射频技术用于改善皮肤皱纹是美容的一种全新理念，与其他除皱方法相比，它具有安全性高、不良反应极小、患者耐受性好的优点。目前射频技术在国外已有多年的临床应用，并取得显著疗效。虽然无创组织紧肤能产生满意的临床效果，但它并不等同于外科手术。作为医师，我们的目标是应用射频技术在外形修复和除皱紧肤领域为患者提供更好的医疗服务，达到更好的效果。

# 第八章

# 皮肤病的中医治疗

## 第一节 皮肤病的中医辨证方法

中医的"辨证"就是分析证候，掌握实质；"施治"就是根据对疾病本质的认识，按疾病的不同情况，采用不同的治疗方法。

下面简述中医对皮肤病的几种辨证原则。

### 一、四诊辨证

中医诊断主要是通过望、闻、问、切四诊来实现的。其中望诊里的舌象，切诊里的脉象在皮肤科运用较多，现简介如下。

#### （一）舌象

舌为心之窍，但五脏皆与舌有关。舌象可分舌质与舌苔两个方面。正常人的舌质略红而润，活动自如，不胖不瘦；舌苔薄白，不厚不腻，不滑不燥。一般认为舌质淡白，多为血虚或阳虚；舌质鲜红，多为心火上炎，热证或阴虚火旺；舌质绛红，多为邪热已入营分；舌质青紫或边有瘀斑，多属血瘀；舌体干枯、裂纹，出现芒刺，是津液亏耗或热盛伤阴；舌体淡胖，边有齿痕，为脾气虚或阳气虚；苔腻，多属湿；苔愈厚腻，表示湿浊愈重；苔薄白，多属表证；苔黄，多属热；苔黄腻，属湿热内蕴或肠胃积滞。

#### （二）脉象

正常人的脉象以不浮不沉，至数清楚，节律一致，一息四至到五至，力量柔和为准。浮脉多主表证；沉脉多主里证；迟脉多主寒证；数脉多主热证；滑脉主痰饮、蓄血、妊娠；涩脉主血少精伤、气滞血瘀；洪脉主阳盛火亢；细脉主气虚血少；弦脉主肝郁，气滞疼痛；紧脉主寒证剧痛等。

### 二、八纲辨证

八纲，即阴阳、表里、寒热、虚实，是辨证施治的基础，皮肤病的中医诊断，亦可以此为依据。

阴阳：是八纲的总纲。皮肤科辨阴阳，从病情急缓、部位深浅、皮损形态和色泽、痛痒程度而区别。

表里：是指病位的深浅。表证病邪在表，病较轻。里证病邪在里，病较重。

寒热：是指病症的两种不同性质，"寒者热之，热者寒之"，为治疗提供依据。

虚实：辨别机体强弱与病邪的盛衰，邪气盛为实，正气压为虚，外感病为实，内伤病为虚。

#### （一）阳证、表证、热证、实证

表现为急性、泛发性、瘙痒剧烈、变化快的皮肤病，如皮肤鲜红、灼热、肿痛，伴有口干口渴、尿短赤、便秘结、烦躁发热、面红、脉浮数、舌质红或舌尖红、苔黄腻。

## （二）阴证、里证、寒证、虚证

表现为慢性、肥厚性，自觉症状较轻微，皮损色淡，炎性轻或无炎性，可伴有口淡、尿清长、便不干或溏、脉沉细、苔白滑。

## 三、卫气营血辨证

### （一）卫分证

卫分证指外感温热病的最初阶段，主要表现为发热、微恶寒、头痛口渴、脉浮数、苔薄白。

### （二）气分证

卫分病不解，由里传入气分，表现为发热不恶寒、反恶热、气粗汗出、口渴引饮、小便黄、便秘、舌质红、苔黄燥、脉沉数。

### （三）营分证

气分病不解，阴液亏耗，病邪传入营分。表现为高热不退，心烦不寐，神昏，谵语，口干不欲饮，舌红绛，脉细数，皮肤潮红、水肿、起疱甚或脓疱。

### （四）血分证

营分不解，邪传血分。除表现营分证外，常有出血症状，如便血、鼻出血、皮肤血斑、血疱等，舌质深绛，脉数。

## 四、病因辨证

### （一）内因

1. 七情

中医认为喜、怒、忧、思、悲、恐、惊等情绪变化可影响脏腑，导致功能失调。这说明七情，即精神因素在皮肤病的病因学上的重要性。如斑秃患者，常可有精神创伤的病因。

2. 饮食不节

过食肥甘厚味，容易生热、生湿、生痰，造成致病因素；暴饮暴食可使脾胃运化失常；过饮醇酒可致湿热内蕴；偏食可引起维生素类缺乏。

3. 体质因素

所谓禀性，就是现代医学所指的遗传体质。《巢氏病源》记载"有禀性不耐者，见漆及新漆器，便着漆毒"，就是说有些人对漆具有过敏体质，接触漆后发生接触性皮炎。

4. 脏腑功能失调

中医认为诸痛痒疮皆属于心；肝失疏泄，易郁化火，产生肝经湿热证；诸湿肿满皆属于脾；肺胃内热熏蒸，可产生痤疮和酒渣鼻等。

### （二）外因

外因包括六淫（风、寒、暑、湿、燥、火）、外伤、虫兽，其中六淫致病因素在皮肤病中颇为常见重要。

中医把六淫作为病因，一是根据自然界 6 种不正常气候环境对人的影响，一是把 6 种气候环境的自然现象和疾病的表现联系起来认识。

六淫致病有季节性：如春天多风证（如风疹块），夏天多湿证（如湿疹）、暑热证（疔疮肿毒），秋天多燥证（如手足皲裂），冬天多寒证（如冻疮）。六淫致病依患病部位来分，大致有以下规律性：①生于上部，即颈、头、面部者多属风，或风湿或风热，因风性上行。②生于下部，即前后阴与下肢者多属湿，或湿热或寒湿，因水性趋下。③生于中部，即胸腹、腰背者多属气郁火毒，因气火多发于中部。现选择其中重要的风湿火燥致病因素，分叙如下。

1. 风证

风为春季的主气，春天多见风证。风为六淫之首，四季皆可有风邪伤人。风又为百病之长，因此风邪所致的疾病较多，并可与其他病邪结合而致病，如风湿（湿疹）、风寒（风寒型荨麻疹）、风热（风热型荨麻疹与多形性红斑）等。风证的特点往往表现为发病急，消退快，善行而数变，游走不定，如荨麻疹。风性趋燥，可表现有皮肤干燥、脱屑、瘙痒等症；风久留体内，可引起血燥血虚，如银屑病；风生升扬，发病多在人体的上部，全身可有发热、恶寒、脉浮、苔白薄等症。

2. 寒证

寒为冬天的主气，感受寒邪，系阳气不足，卫气不固，气血凝滞，如冻疮、血管炎等。

3. 暑证

暑为夏天的主气。暑邪所致的皮肤病有暑疖、痱子等。

4. 湿证

湿为长夏六月的主气，因此长夏多湿病。湿证分外湿与内湿，前者是因气候与环境潮湿引起，后者是因脾运不健所造成。湿证还可与其他病邪结合而致病，如湿热、寒湿、风湿等。湿邪所致皮肤病的特点表现为湿性污浊黏腻，如湿疹的水疱和糜烂渗液属湿症，病程缠绵，不易速愈；湿邪致病常较广泛；湿性趋下，发病多在人体的下部，也可见于全身各部；全身可有头重如裹、胸闷体倦、口淡、苔腻、脉濡缓等。

5. 火证（热证）

火和热只是程度上的不同，热极便生火，旺于夏季。多由风、寒、暑、湿、燥等外邪在体内转化而成。"热毒""火毒"常是化脓性皮肤病的致病因素。火证皮肤病的特点表现为患处红、肿、热、痛，全身可有发热、舌黄红、苔黄、脉数等。

6. 燥证

燥为秋季的主气，因此秋季多燥病。由气候干燥引起的是外燥，因津血不足引起的是内燥。燥邪所致皮肤病的特点表现为伤津液，可见皮肤干燥、肥厚、脱屑、皲裂、瘙痒等，如皮肤瘙痒症、手足皲裂等，全身可有咽干唇燥、苔薄无津、脉涩等。

## 五、皮肤病局部症状和体征的辨证

### （一）主观症状

1. 痒

痒是皮肤病最常见的症状之一，引起痒的病因是风、湿、热、虫、血虚等，即风胜作痒（如荨麻疹）、湿胜作痒（如湿疹）、热性作痒（如漆性皮炎）、虫淫作痒（如疥疮）、血虚作痒（如银屑病）。

中医学认为，"风盛则痒""诸痒属虚"，指出痒的常见病因是"风"与"血虚"。风性燥烈火可使皮肤干燥瘙痒；血虚不能荣养肌肤也引起瘙痒，风和血虚是相互联系的；血虚受风，风盛血燥，燥久血虚，互为因果。

2. 疼痛

痛系气血瘀滞，经络阻塞不通所致，即"不通则痛，通则不痛"。临床要依寒热虚实及气血不同来辨证，虚痛喜按，实痛拒按，寒痛喜暖，热痛喜凉，气痛无定处，血瘀痛则痛有定处等。

3. 麻木

麻木指知觉消失，亦称"不仁"。《金匮要略》上有，"邪在于络，肌肤不仁"，《内经》说："营卫俱虚则不仁且不用"，皆认为"不仁"多属气虚，系风痰入络而障碍营卫运行所致。

麻木主要见于麻风，也见于其他疾病，一般认为麻木成因多由：①气虚血虚所致，即"气虚则麻，血虚则木"。②风盛血燥，肌肤失养也可致麻木。

### （二）客观症状

1. 斑

斑根据颜色来辨，色红属热，色白属寒。色红属血分病，即血热；色白属气分病，即气滞；色紫黑属血瘀。此外，皮肤发黑、肤色黑晦为伤肾。

2. 丘疹

丘疹多为血热、风热所致。

3. 水疱

水疱多属湿热或热毒所致。

4. 脓疱

脓疱多因热毒炽盛所致。

5. 风疹块

风疹块白色为风寒，红色为风热。

6. 结节

结节多由气血凝滞所致。

7. 糜烂

糜烂多为湿热所致。

8. 鳞屑

鳞屑于急性病恢复期发生，为余热未清；于慢性病中发生，属血虚风燥，皮肤失养。

9. 痂

脓痂属热毒未清，血痂为血热所致。

10. 皲裂

中医认为"燥性则干、寒胜则裂"，皲裂多因血虚、风燥、寒胜所致。

11. 色素沉着

多为褐色或黄褐色，因情志郁忧，气血不和所致。

12. 脱发

发为血之余。一般脱发属血虚，大病后脱发亦属气血亏损，证见头发干枯、成片脱屑，系血虚受风、风盛血燥而不能营养肌肤所致。

13. 发白和发黄

除老年白发外，一般的白发以肾阴肝血不足为主要原因。发黄者，头发枯黄不泽多因火炎血燥。前者可用滋肾阴补肝血药物，后者可用凉血润燥药物治疗。

## 六、脏腑辨证

### (一) 心

1. 心阴虚（心血虚）

证见心烦神经萎靡，多梦失眠，情志不舒，忧思过度，皮肤粗糙，瘙痒，唇舌色淡或舌质红，脉细数或细弱，如神经性皮炎、斑秃、皮肤瘙痒症等。

2. 心阳虚（心气虚）

证见心悸气短，自汗，形寒肢冷，面色苍白，肢端青紫，舌淡或紫暗，脉细弱，如寒冷性荨麻疹、多汗症、硬皮病、肢端动脉痉挛现象等。

3. 心火亢盛

证见心中烦热，口舌糜烂，皮肤鲜红、灼热、肿痛、红色斑疹及结节，尿短赤，舌绛苔黄，脉数，如舌炎、口腔炎、颜面丹毒、疖、痈、药疹、多形性红斑。

### (二) 肝

1. 肝气郁结

肝的疏泄功能失常则出现肝气郁结，可有情绪波动、抑郁多怒，在肝经走向部位（如胸胁出现疼痛、痰核肿块小结），如慢性淋巴结炎、结节性血管炎、带状疱疹后遗神经痛等。

2. 肝经湿热

为肝经行走部位出现的湿热证候，因肝失疏泄、湿热蕴结或肝郁化火所致。阴囊湿疹、女阴溃疡等为湿热下注所致，带状疱疹为湿热横蹿所致。

3. 肝血虚

"肝藏血，其华在爪"，肝血不足，眼干目糊，肌麻甲枯，皮肤粗糙，如银屑病、鱼鳞病、反甲、脆甲病等。

### （三）脾

1. 脾运失健

"诸湿肿满，皆属于脾"，湿邪为患，多由脾虚所致，表现为皮肤糜烂渗液和瘙痒等，如急性湿疹、接触性皮炎等。

2. 脾不统血

脾有统摄血液循经而行的功能，如脾气虚不能摄血，则称为脾不统血，可出现脾气虚的症候，如疲乏气短、面色无华、皮下出血、紫癜等。

### （四）肺

（1）"肺合皮毛"，风邪侵入人体，多出现肺经病证，表现为皮肤干燥、脱屑、瘙痒、风团等，如荨麻疹、皮肤瘙痒症等。

（2）肺热熏蒸皮肤，肺蕴邪热，常与脾胃湿热共同熏蒸致病，发病部位多偏上部，如单纯疱疹常由肺胃热熏蒸所致，寻常痤疮常由肺胃内热上熏颜面、血热瘀滞所致，酒渣鼻常由肺胃积热上蒸、风寒外束血瘀凝结所致，脓疱疮常由肺经有热、脾经有湿、蕴蒸皮肤所致。

### （五）肾

肾虚见证有腰脊酸痛、膝软无力、脱发、耳鸣耳聋等。

1. 肾阳虚

除肾虚证外，还有"寒"象，证见怕冷肢凉，尿清长，舌淡而胖，脉沉细，皮肤顽硬、带肿、呈黑色或棕褐色，毛发枯悴，如硬皮病、肢端动脉痉挛现象、色素性皮肤病等。

2. 肾阴虚

除肾虚证外，还有"内热"象，证见手足心热、颧红升火、尿短赤、盗汗、舌红而干、脉细数、皮肤红斑或色素沉着，如系统性红斑狼疮、色素性皮肤病等。

## 七、气血辨证

### （一）气

气，一是指机体内流动着的富有营养的精微物质，如水谷之气等，一是指脏腑组织的活动能力，如五脏之气、六腑之气、经脉之气等。临床上所说的"气"，多数是指脏腑功能失调引起的症状。

1. 气虚

气虚是全身或某一脏腑的功能减退，表现有疲乏、语言低微、气短、自汗、脉细弱无力等，如久病和体质虚弱等。

2. 气滞

气滞是人体某一部分脏腑病变，致气运行不畅，气滞常致血瘀。表现有气滞部位或脏器的疼痛和胀闷，皮肤有结节或斑块，如结节性血管炎、色素性皮肤病等。

### （二）血

血除营养身体各部组织外，还管视物、步行、掌指的握握活动及皮肤的感觉等。血的这些功能，必须在气的推动下，以及气血在心血管内正常运动的条件下，才能得到充分的发挥。以下是血出现功能障碍后的表现。

1. 血虚

血虚指体内血液不足，导致肌肤失养。一般病程较长，可表现有皮肤干燥、脱屑、瘙痒、面色苍白、发甲不泽等，如斑秃、神经性皮炎等。

2. 血热

血热指血分有热，血热妄行。表现有皮肤发红，感染化脓，舌质红苔黄等，如多形性红斑、结节性红斑、过敏性紫癜、疖、痈等。

3. 血燥

血虚风盛则血燥，表现为"燥象"，证见皮肤粗糙、皲裂、瘙痒等，如银屑病等。

4. 血瘀

出血后血液停滞于体内，或血管中之血为病邪所阻，则出现血瘀。血瘀常伴有气滞，即气滞血瘀，表现有皮肤发红、发紫或发黑的斑疹、斑块、结节、溃疡或坏死等，疼痛，舌质发青，舌边色紫有瘀斑，脉细或涩，如冻疮、肢端动脉痉挛现象、酒渣鼻、硬皮病、血管炎、麻风病的某一阶段等。

## 八、皮肤病部位与经络、脏腑和病邪特性的关系

### （一）辨患部与经络关系

中医学认为，头部属督脉，项部属膀胱经，颜面眼睑属胃经，耳前属胆经，耳后属三焦经，耳道属肾经，鼻部属肺经，舌属心经，胸胁部属肝胆，乳房属胃经，乳头二阴属肝经。临床用引经药物如口舌疮疡用清心经实火的牛黄，胸胁部用清肝胆经湿热的龙胆草等，可取得较好疗效。

### （二）辨患部与脏腑的关系

舌属心，目属肝，唇属脾，鼻属肺，耳属肾。四肢外侧属肺，四肢内侧属心，胸属心，腋部属肝，腘部属肾。

### （三）辨患部与病邪特性关系

在人体上部多属风邪，或为风湿、风热，多用疏风清热药；在人体中部属气火，或为气郁、火郁，多用清肝火药；在人体下部多属湿邪，或为湿热、寒湿，多用清湿热药。

## 第二节 皮肤病的中医施治方法

皮肤病的治疗方法分内治与外治法两种，现分述如下。

## 一、内治法

### （一）疏表法

本法选用辛散发表药物，以达到驱除表邪的目的，适用于风邪为患的皮肤病，如皮肤干燥瘙痒，皮疹游走不定、出现风疹块、小丘疹，或发生在身体上部的皮肤病。

1. 辛温解表

适用于风寒证，皮疹呈白色，无灼热感者。

（1）药物：桂枝、紫苏叶、防风、荆芥、香薷、羌活、独活、生姜、葱白。

（2）方剂：荆防败毒散。

2. 辛凉解表

适用于风热证，皮损呈红色，并有灼热感者。

（1）药物：桑叶、菊花、薄荷、蝉蜕、青蒿、柴胡、升麻、淡豆豉、葛根、牛蒡子。

（2）方剂：消风散。

### （二）利湿法

本法选用化湿利水方药，适用于湿邪为患的皮肤病，皮疹有渗液、水疱、糜烂、浮肿、湿胜作痒者，临床可分如下几类方法治疗。

1. 清热利湿

适用于湿热证，用于皮疹发红、灼热或感染的皮肤病，如急性湿疹、脓疱疮、带状疱疹、阴囊湿疹、女阴溃疡等，常选用清热与利水药合用。

（1）药物：黄连、黄柏、苦参、秦皮、茯苓、泽泻、滑石、木通。

（2）方剂：龙胆泻肝汤，萆薢渗湿汤。

2. 温阳利湿

适用于寒湿证，如皮损淡白不红、渗液清淡、无灼热感的湿疹，或脾阳不运所寒湿脚气等。常选用温阳和利水药合用。

（1）药物：桂枝、干姜、吴茱萸、茯苓、猪苓、玉米须、冬瓜皮、甘草。

（2）方剂：苓桂术甘汤。

3. 祛风利湿

适用于风湿证，如面部湿疹，头面部脂溢性皮炎，瘙痒无度的有湿性倾向的皮肤病，常选用祛风湿疏肌表药物来定散湿邪。

（1）药物：羌活、独活、防己、豨莶草、薏苡仁、苍术、紫苏叶、槟榔。

（2）方剂：羌活胜湿汤。

### （三）清热法

本法选用寒凉药物，以清泄内蕴之热毒，适用于火热毒邪所致的皮肤病。

1. 清热解毒

用于实热证，如火热炽盛的接触性皮炎、带状疱疹、丹毒、疔疮痈肿等。

（1）药物：黄连、黄芩、黄柏、金银花、连翘、蒲公英、紫花地丁、大青叶、板蓝根。

（2）方剂：五味消毒饮、黄连解毒汤。

2. 清热凉血

用于热入血分的血热证，如血热妄行所致的发斑、紫癜。

（1）药物：犀角、牡丹皮、白薇、地骨皮、生地黄、玄参、赤芍、紫草。

（2）方剂：犀角地黄汤、清瘟败毒饮。

### （四）润燥法

本法选用滋润生津的药物，适用于皮肤干枯粗糙、皲裂、爪甲变形、脱屑、瘙痒等"燥"象，多因血虚，新血不生，肌肤失养所致，故在治疗中配伍一定数量的养血药物，共凑养血润燥之效。

1. 药物

玄参、麦冬、生地黄、天冬、沙参、当归、熟地黄、何首乌、阿胶、大血藤、川芎、白芍、女贞子。

2. 方剂

增液汤、生血润肤饮。

### （五）活血法

本法选用疏通经脉、活血化瘀的药物，适用于一切瘀证，如紫斑、结节性红斑、冻疮、酒渣鼻、硬红斑、闭塞性脉管炎、麻风等病的某一阶段。临床可分如下几种方法治疗。

1. 温经活血

用于寒凝血瘀证。表现为全身或患处喜暖怕凉，皮损处冰冷或每因遇冷受凉而使病情加重，局部有皮肤结块、疼痛，皮色苍白或潮红、紫红。选用温经散寒、活血化瘀的方药。

（1）药物：吴茱萸、桂枝、生姜、川芎、核桃仁、红花、五灵脂。

（2）方剂：温经汤、阳和汤。

2. 理气活血

用于气滞血瘀证，表现为气短少言或肝气郁结，经络阻塞，皮肤结块，疼痛，皮色紫红、暗红或青紫，选用理气行滞、活血化瘀的方药。

（1）药物：香附、郁金、青皮、陈皮、枳壳、丹参、核桃仁、红花、乳香、没药。

（2）方剂：复元活血汤、血府逐瘀汤。

### （六）软坚法

本法选用破瘀软坚或消痰软坚的药物，适用于气血凝聚、痰浊凝滞的小结节、小肿块的皮肤病。

1. 破瘀软坚

用于气血凝聚的皮肤病。皮疹为较坚硬的，皮色不变，肿痛不甚的小结节，如结节性痒疹，以及皮肤的小赘生物，疣类即是，常用攻坚破瘀药为主，同时配伍行气活血的药物。

（1）药物：三棱、莪术、鳖甲、牡蛎、䗪虫、水蛭、柴胡、郁金、陈皮、香附、当归、丹参。

（2）方剂：大黄䗪虫丸。

2. 消痰软坚

用于痰浊凝滞的皮肤病。中医学认为，痰浊凝滞经络为痰核，如瘰疬、皮下小结之类，相当于颈淋巴结核、慢性淋巴结炎等，主要用消痰软坚的药物。

（1）药物：贝母、昆布、海藻、山慈菇、海蛤壳、海浮石、白芥子。

（2）方剂：内消瘰疬丸。

### （七）止痒法

痒是皮肤病最常见的症状之一，要针对风、湿、热、虫、血虚等病因治疗。常用止痒法有如下几种。

1. 祛风止痒

一般痒多属"风"，治法宜祛风，同时根据"治风先治血，血行风自灭"的原则，还应配伍养血药物。

（1）药物：荆芥、苍术、白蒺藜、防风、牛蒡子、蝉蜕、薄荷、地肤子、苦参、僵蚕、乌梢蛇、白花蛇、全蝎、蛇蜕、当归、何首乌、枸杞子。

（2）方剂：当归饮子。

2. 安神止痒

"诸痒肿痛皆属于心"，痒常伴有心烦失眠等心经病，故此可用养心安神药物来治疗。

（1）药物：酸枣仁、柏子仁、远志、何首乌、茯苓、朱砂。

（2）方剂：补心丸、朱砂安神丸。

### （八）补养法

补养法主要适用于一些慢性皮肤病，如红斑狼疮、硬皮病、皮肤结核、麻风、慢性溃疡等。具体可分如下两类。

1. 补气血

气虚者，四君子汤；血虚者，四物汤；气血双补，八珍汤。

2. 补阴阳

阴虚者，以肾阴虚为例，金匮肾气丸；阴阳双补，龟鹿参杞胶。

### （九）祛风杀虫法

本法选用祛风化湿，活血杀虫药物，适用于麻风，体虚者兼服补益之剂。

1. 药物

大枫子、蝮蛇、苍耳子、白蒺藜、皂角刺、羌活、荆芥、防风、何首乌、川芎。

2. 方剂

扫风丸、蝮蛇酒。

### （十）清血解毒法

适用于气化传染（间接传染），精化传染（直接传染）和胎中染毒的梅毒。

1. 药物

土茯苓、水银、威灵仙、白鲜皮、苍耳子、白矾、雄黄。

2. 方剂

土茯苓合剂、金蟾脱甲酒、升丹合剂。

上述所列方法，可单独使用，也可联合使用，要根据病情灵活掌握。

## 二、外治法

中医十分重视外治法，因为皮肤病的临床表现，直接反映在皮肤外表的损害上，现将外治法中常用的外用药简介如下。

1. 解毒杀虫

硫黄、雄黄、土槿皮、铜绿、轻粉、土大黄、黄丹、苦参。

2. 祛风止痒

地肤子、蛇床子、露蜂房、明矾、薄荷、冰片、徐长卿。

3. 清热解毒

黄连、黄柏、大黄、蒲公英、紫花地丁、青黛、大飞扬、小飞扬、黑面神。

4. 收敛除湿

炉甘石、滑石、白鲜皮、赤石、枯矾、熟石膏。

5. 养血润燥

当归、熟地、紫草、玄参、蜂蜡、麻油。

上述各种药物，配成各种剂型，供临床使用。

# 第九章

# 细菌性皮肤病

## 第一节 毛囊炎

毛囊炎（Folliculitis）为金黄色葡萄球菌所引起的红色毛囊丘疹，顶端迅速化脓，周围绕以红晕。

### 一、临床表现

成年人多见。好发于头部、颈项部、臀部、外阴部等。轻度痒痛，皮损初发时为针头大红色毛囊性丘疹，逐渐变成粟粒大脓疱，中心有毛发贯穿，周围有炎性红晕。脓疱破溃后，排出少量脓血，结成黄痂，痂脱即愈，不留瘢痕，但易复发。特殊类型有：①慢性毛囊炎。②秃发性毛囊炎，发于头皮愈后遗留毛发脱落及瘢痕。③须疮，发于胡须部。④瘢痕疙瘩性毛囊炎，发于项部，呈乳头状增生或形成瘢痕硬节。

### 二、诊断

毛囊炎为浅表毛囊性脓疱，炎症较轻，浸润不深。

### 三、鉴别诊断

#### （一）疖

表面有多个蜂窝状脓栓，局部红肿更为显著，疼痛剧烈，全身症状明显。

#### （二）痱疖

痱疖亦称假性疖病，系汗腺化脓感染，常与红痱同时存在。好发于小儿头皮等处，似疖肿，但无脓栓，浸润比较局限，且局部疼痛与周围炎症均不明显。

### 四、治疗

#### （一）全身治疗

（1）注意皮肤清洁，增强机体抵抗力。积极治疗瘙痒性皮肤病及全身慢性疾病，如糖尿病等。

（2）酌情选用对致病菌敏感性高的抗生素，如新型青霉素Ⅱ，或头孢菌素、泰利必妥等。对顽固性患者可注射丙种球蛋白，自家菌苗或多价葡萄球菌菌苗。

（3）中医药治疗可选用五味消毒饮及黄连解毒汤等加减。

#### （二）局部治疗

局部外涂 2% 碘酊、聚维酮碘液、2% 水杨酸、2% 氯霉素酊、硫黄洗剂、2% 莫匹罗星软膏等。

### (三)物理疗法

可酌情选用紫外线、红外线、超短波、透热疗法等治疗。

## 第二节 疖与疖病

疖(Furuncle)为葡萄球菌所致的深部毛囊炎和毛囊周围的化脓性炎症。疖的炎症范围较深而大,多发及反复发作者称为疖病(furunculosis),病原菌主要为金黄色葡萄球菌。

### 一、临床表现

疖好发于颜面、颈项部及臀部,皮损初发为位于毛囊的圆形炎症丘疹或小结节,伴有红、肿、热、痛的红色硬节,基底浸润明显。数日后结节中央坏死变软,顶部出现黄白色点状脓栓,脓栓脱落,排出血性脓液及坏死组织,炎症逐渐消退结疤而愈,重者可伴有畏寒、发热及全身不适等。附近淋巴结常肿大,甚至引起脓毒血症或败血症。面部疖不能挤压,因此处血管、淋巴管直接与颅内海绵窦相通,如挤捏,可引起海绵窦化脓性血栓性静脉炎或脑脓肿,可导致死亡。

### 二、诊断

疖的炎症浸润较深而大,局部红、肿、热、痛明显,中央有脓栓,易于诊断。

### 三、鉴别诊断

疖应与下列疾病鉴别。

#### (一)痈

表面有多个蜂窝状脓栓,局部红肿更为显著,疼痛剧烈,全身症状明显。

#### (二)痱疖

痱疖亦称假性疖病,系汗腺化脓感染,常与红痱同时存在。好发于小儿头皮等处,似疖肿,但无脓栓,浸润比较局限,且局部疼痛与周围炎症均不如疖明显。

### 四、治疗

#### (一)全身治疗

(1)注意皮肤清洁,增强机体抵抗力。积极治疗瘙痒性皮肤病及全身慢性疾病,如糖尿病等。

(2)酌情选用对致病菌敏感性高的抗生素,如新型青霉素Ⅱ,或头孢菌素、泰利必妥等。对顽固性患者可注射丙种球蛋白、自家菌苗或多价葡萄球菌菌苗。

(3)中医药治疗可选用五味消毒饮及黄连解毒汤等加减。

#### (二)局部治疗

早期未化脓者,可局部热敷或外涂3%碘酊、复方新霉素软膏,如已化脓,应切开排脓引流。

#### (三)物理疗法

可酌情选用紫外线、红外线、超短波、透热疗法等治疗。

## 第三节 痈

痈(Carbuncle)为多个毛囊及毛囊周围急性化脓性炎症,亦可累及下面结缔组织,在脂肪组织中蔓延,脓液被皮下纤维组织间隔,而在皮肤上穿出多个脓头,因此痈的范围和症状均比疖严重。

病原菌为金黄色葡萄球菌,常见于身体比较衰弱的患者。营养不良、糖尿病、肾炎或患严重的全身性皮肤病如剥脱性皮炎、天疱疮而长期使用大剂量的皮质类固醇者容易罹患本病。

## 一、临床要点

### (一) 好发年龄
多发生于成年男性。

### (二) 好发部位
好发于颈、背、肩、腹壁及唇部等处。

### (三) 皮损特征
初起为毛囊及其周围炎症性硬块，红、肿、痛、热，表面紧张发亮，以后逐渐扩大，直径可达 10 cm 或更大，严重者甚至可占据半个背部。5～7 天后开始化脓，中央区皮肤坏死，形成多个脓头。脓液黏稠，脓栓脱落后留下多个带有脓性基底的多个溃疡，状如蜂窝，愈后留下一大片瘢痕。附近淋巴结肿大。

### (四) 唇痈
发生于唇者称唇痈，口唇极度肿胀，张口困难，容易发展为全身感染。

### (五) 血象
白细胞及中性粒细胞明显升高。

### (六) 全身症状
可有畏寒、高热、头痛、食欲缺乏等全身不适症状。严重者可因败血症而危及生命。

## 二、诊断及鉴别诊断

根据皮损有明显的炎症浸润，有多个脓灶开口，自觉疼痛，全身症状明显，不难诊断。

## 三、药物治疗

抗生素治疗，与疖同。早期给予足量的抗生素，根据细菌培养和药敏试验结果，选用敏感抗生素。一般首选半合成耐青霉素酶的新青霉素，如苯唑西林钠，口服、肌内注射或静脉给药，8～12 g/d，分 3～4 次给药，儿童 160～200 mg/（kg·d），分 3～4 次给药。或氯唑西林钠 6～8 g/d，分 3～4 次静脉给药，药物浓度为 2%，静脉注射速率 1～2 g/h。若青霉素过敏可用红霉素、甲红霉素（克拉霉素）、罗红霉素、交沙霉素、阿奇霉素。对反复多发患者可联合应用利福平治疗。

## 四、其他治疗

（1）早期与疖同，如范围较大，脓头虽穿破而仍引流不畅者需手术切开引流。手术在全麻下进行，在患部做"+"或"++"切口，切口长度应达到病损边缘，深达深筋膜，剪去坏死组织，创口内置高渗盐水纱布或庆大霉素纱条，外加包扎，以后定期更换敷料。病损面积大者，待肉芽组织生长后再行植皮。

（2）唇痈切忌切开引流。

# 第四节　脓疱疮

脓疱疮（Impetigo）亦称接触传染性脓疱疮（Impetigo contagiosa）。中医称黄水疮、滴脓疮。脓疱疮多发生在夏秋季，常由化脓性球菌引起，在暴露部位出现原发皮疹，皮疹为水疱、丘疱疹，继发脓疱，易破溃覆以脓痂，传染性很强，是一种急性炎症性皮肤病，本病易于治愈，不留瘢痕，局部可遗留暂时性色素沉着。

## 一、病因和发病机制

本病的病原菌绝大多数为金黄色葡萄球菌，少数由链球菌引起，亦可由两种细菌混合感染，极少数由其他细菌如表皮葡萄球菌、枯草杆菌等所致。

## 二、临床表现

本病好发于2~7岁儿童，成人少见。皮损初发于暴露部位，如头面、手及小腿，由于致病菌不同，临床表现亦各有特点。

由金黄色葡萄球菌引起的脓疱病，称大疱性脓疱疮（Impetigo bullosa）。初为少数散发的鲜红色丘疹或水疱，米粒至黄豆大小，可迅速增大化脓。或开始即为脓疱。脓疱丰满紧张，数日后松弛，疱周有炎性红晕、由于体位关系，脓液沉积于疱底部，呈半月状坠积性脓疱。自觉发痒，容易破裂，疱破后露出鲜红色糜烂面，上覆或多或少的脓液，干燥后结成蜜黄色或灰黄色厚痂，邻近的损害倾向融合，使痂皮互相连接有的中央部好转，边缘部有新的水疱或脓疱，形成指盖或更大的环状或连环状，称为环状脓疱病。

由溶血性链球菌或与金黄色葡萄球菌混合感染引起的脓疱疮，称寻常性脓疱疮，初起损害为红斑，迅速发生壁薄的水疱、脓疱，周围有明显的红晕，易破溃，结蜜黄色痂。脓疱经6~7天可渐消退，但因搔抓及分泌物的流溢，不断地把细菌带到其他部位，以致新的损害接连发生，周围不断有新疹出现，与邻近皮损互相融合。往往绵延数周至数月，个别病例病期竟达数年。痊愈后不留瘢痕，有时继发湿疹样变，称为湿疹样脓疱病。

少数患者鼻腔、唇、口腔、舌部黏膜及躯干亦可被侵及。重者可有畏寒、发热等毒血症的表现。如病菌毒力较强，常并发淋巴管及淋巴结炎。亦可诱发急性肾炎，极少数体弱儿童可引起脓毒症，导致死亡，同时可伴毛囊炎、疖等脓皮病。

## 三、组织病理

呈角层下脓疱，疱内含有大量破碎中性粒细胞及纤维蛋白，并有少数淋巴细胞及变形的表皮细胞。在细胞外或中性粒细胞内可见球菌团，偶尔能见到大疱底部少数棘突松解细胞，这是由于中性粒细胞溶解蛋白作用的结果。棘层显示海绵形成，其间有中性粒细胞浸润。真皮上部有中度炎症反应，血管扩张、水肿及中性粒细胞和淋巴样细胞浸润。

## 四、实验室检查

白细胞总数常升高，血沉、黏蛋白增高，痊愈后恢复正常。由链球菌引起的脓疱疮患者抗"O"一般增高，蛋白电泳显示 α 及 γ 球蛋白增高。多数患者的白细胞吞噬指数偏低。脓液培养多为金黄色葡萄球菌，血浆凝固试验绝大多数阳性。噬菌体分型以Ⅱ组71型最多。

## 五、诊断

按损害的临床特点，一般不难诊断。

## 六、鉴别诊断

需于下列疾病鉴别。

### （一）水痘

多见于冬春季，全身症状明显，绿豆至黄豆大的发亮水疱中央可见脐凹，周围绕以较大红晕，化脓与结痂现象甚轻，常侵及口腔黏膜。

### （二）脓疱性湿疹

无明显季节性，皮疹呈多形性弥漫性潮红，境界不清楚，无一定好发部位，与年龄无关。

### （三）丘疹性荨麻疹

好发于躯干、四肢，在风团样红斑基础上出现丘疹或水疱，奇痒，成批出现，反复发作。

## 七、治疗

### （一）局部疗法

以局部治疗为主，重症患者应用磺胺剂、抗生素制剂等。有较大脓疱，可用消毒针刺破疱壁，用干净棉球吸干脓液，然后涂上抗生素药物或脓疱疮泥膏。

### （二）全身疗法

对伴有发热、淋巴结炎、皮损广泛，婴儿、体弱儿童或经外用药长期治疗无效者可给予磺胺或抗生素制剂，新生儿脓疱疮和重症患者除一般支持疗法外，应按严重感染处理。最好做脓液培养及药敏试验，以选择最有效的抗生素。

## 第五节  麻风病

麻风是由麻风分枝杆菌引起的一种慢性传染病，主要侵犯皮肤黏膜和周围神经。麻风杆菌最早于1873年由挪威麻风病专家 Gerhard H.A.Hansen 从麻风病患者的皮损中分离出，为抗酸染色阳性，形态呈多形性。有的抗酸染色后为均匀的直的略有弯曲的杆状菌称为完整菌，菌体两侧面平行，两端略圆，长 $1\sim8\mu m$，宽 $0.2\sim0.5\mu m$，无鞭毛、芽孢，不能自行运动，有的可呈断裂状、鼓槌状、哑铃状、串珠状或颗粒状，称为不完整菌。现认为完整菌是活菌，不完整菌是死菌。麻风杆菌在人体内主要分布于皮肤、黏膜、周围神经及淋巴结、单核-吞噬细胞系统、横纹肌等组织与器官内。麻风杆菌排出机体后经日光照射2～3小时即丧失活力，经紫外线照射2小时则完全丧失活力。在实际工作中煮沸20～30分钟或用高压蒸汽灭菌15～20分钟可完全杀灭麻风杆菌。

麻风病患者是麻风杆菌的天然宿主，也是麻风病唯一的传染源。飞沫传播及破损的皮肤伤口接触传播是其重要的传播方式。人群对麻风杆菌的抵抗力强，与麻风病患者密切接触的配偶，患病率不超过5%，说明麻风病的易感人群少。麻风在世界上流行数千年，主要分布于亚洲、非洲及拉丁美洲，我国有2 000多年的流行史，到目前全国大约报告50万麻风患者，每年新发和复发病例约2 000例，主要分布于云南、贵州、四川、西藏等地。

麻风病的分类有两种方法：①按1973年第十届国际麻风会议推荐使用的免疫光谱五级分类法，临床上分为结核样型（TT）、界线类偏结核样型（BT）、中间界线类型（BB）、界线类偏瘤型（BL）、瘤型（LL），麻风的早期为未定类（I），这种临床类型的差别是由机体的免疫力、机体内麻风杆菌量及类型的演变所决定的。②1988年后便于流行病学调查及联合化疗观测，WHO麻风专家委员会决定将免疫光谱五级分类法简化为少菌型（PB）和多菌型（MB），PB包括TT、BT和I或皮肤涂片检查细菌阴性者，MB包括LL、BL、BB或皮肤涂片检查细菌阳性者。

麻风杆菌几乎无毒性，它可在人体组织中存在，却不引起临床症状。麻风杆菌的致病是由免疫反应引起的，机体的免疫功能决定了感染后是否发病以及发病的临床类型。麻风杆菌对周围神经束内的施万细胞有特殊亲和性，如侵入体内的麻风杆菌不能被吞噬细胞灭活、消除，就可在施万细胞内繁殖生长，继而引起组织细胞聚集分化，淋巴细胞浸润，从而导致神经轴索梭形肿胀，神经纤维减少或断裂。临床表现为受累神经肿胀，粗大，可有疼痛、压痛。有时发生干酪样坏死，神经纤维变性及钙化，使神经质地变硬，功能障碍。麻风杆菌对感觉神经的损害顺序为：温觉、痛觉、触觉。因自主神经受损导致皮肤营养、循环及出汗障碍，当麻风杆菌由神经进入周围的皮肤时，因免疫反应引起组织肉芽肿改变。

## 一、诊断

### （一）临床表现

各型麻风有其共同特点即感觉障碍及浅表神经粗大。感觉障碍是麻风的早期及主要症状，初起有知觉过敏，如蚁走感，继而温觉、触觉相继丧失。浅神经粗大可见于耳大神经、眶上神经、尺神经及腓总神经，TT的浅表神经粗而硬，LL则粗而软。

1. 未定类麻风（I）

皮肤损害为单个或多个的浅色斑片或红斑，境界清或不清，皮损无浸润及脱屑，毳毛、眉毛正常，闭汗不明显，感觉障碍轻，多为一条神经受累，轻度粗大，质软。70%可自愈，余者可转变为其他类型的麻风。

2. 结核样型麻风（TT）

皮肤损害为单发或2~3块的斑疹，呈浅红色，或为排列成环状、半环状的丘疹，色鲜红或暗红，边界清，表面干燥，附有鳞屑，皮损处毳毛脱落，眉毛不脱落，闭汗早且明显，感觉障碍出现早而明显，受累神经不对称，粗大呈结节状或条索状。因神经营养运动障碍易出现多种畸形，如爪手（尺神经）、猿手（正中神经）、垂腕（桡神经）、兔眼（面神经）。

3. 界线类偏结核样型（BT）

皮损数目偏多，为红色、暗红色或棕红色斑疹或斑块，可有环状损害，其内外界均清楚，皮损表面不如TT干燥，分布不对称，常有卫星状损害，毳毛脱落，眉毛正常，闭汗。感觉障碍发生较早，神经损害不对称，粗大，质硬。

4. 中间界线类型（BB）

皮损比较复杂，变化多端，数目较多，可有斑疹、斑块、浸润性损害等，颜色亦多样，可有红色、橘红色、棕红、黄褐色等，表面不太干燥。皮损外缘尚清楚，分布广，多对称，皮损处毳毛、眉毛脱落，有闭汗。感觉障碍发生较迟，神经损害多不对称，中度粗大，质地较软。畸形发生较迟而重。

5. 界线类偏瘤型（BL）

皮损为斑疹、斑块、浸润、丘疹、结节，颜色呈红色、棕红色、橘红色，皮损边界多数不清楚，少数皮损清楚，表面光滑、湿润，分布广泛，相对对称，皮损处毳毛、眉毛均脱落，闭汗轻。感觉障碍发生迟，神经损害多发，不对称，粗大，质地软。畸形发生迟，初期轻，晚期重。

6. 瘤型（LL）

皮损为广泛对称分布小浅色斑，边界不清，呈淡红色、红色或暗褐色，表面光亮、多汗，晚期面部皮肤弥漫增厚，结节和深在性浸润混融形成"狮面"样外观，早期有毳毛、眉毛脱落，早期闭汗不明显，但晚期出现明显闭汗，感觉障碍发生迟，神经受累普遍，对称，轻度粗大，质软。畸形发生迟而轻，但到晚期畸形重。晚期伴有黏膜、淋巴结、睾丸、眼和内脏器官明显受累。

### （二）麻风反应

在麻风慢性过程中，不论治疗与否，突然发生疾病活动性加剧的变化，其发生率占患者的10.4%~41%，常在外界因素或身体状态发生改变等诱因下发生。I型麻风反应，为细胞免疫迟发型变态反应，见于免疫状态不稳定的BB、BT、BL的患者，表现为原有皮损及麻木区扩大。并出现新的皮损及麻木区，皮损变红、发热、坏死、溃疡。浅神经干突然粗大、疼痛。旧畸形加重并出现新畸形。反应发生慢，消失慢，在反应过程中使病变内容发生"升级"或"降级"变化。II型麻风反应，属抗原抗体复合物变态反应，即血管炎型反应，又称麻风性结节性红斑（ENL），多见于已治和未治的LL、BL，少数BB亦可出现。皮损好发于颜面、四肢等皮肤。对于弥漫性LL型麻风严重时可出现坏死性结节性红斑（称Lucio phenomenon）或坏死性红斑，伴发热、全身不适、神经痛、关节痛，虹膜睫状体炎，睾丸炎、淋巴结肿大等。ENL往往频繁发生，病程较短，一般数天到十余天不等。混合型麻风反应，兼具I、II型麻风反应，常见于BB。

### （三）实验室检查

1. 皮肤涂片查菌

MB应查6个部位，PB应查5个部位，此两型的常规部位均为一侧的眉上、耳垂、下颌，此外还应选择活动性的皮损（浸润显著、色黄、红或红黄），必要时作鼻黏膜查菌，在皮肤内查见麻风杆菌是诊断麻风可靠的依据。

2. 麻风菌素试验

在上臂外侧皮内注射0.1 mL麻风菌素，分别于48小时和21天观察早晚期反应。早期反应反映机体对麻风杆菌的敏感性,晚期反应反映机体对麻风特异性细胞免疫力。反应强度与免疫力大小成正比,各型麻风的麻风菌素晚期反应为:I(-或+),TT(+++),BT(+~-),BB、BL、IL均为(-)。该试验有助于判断预后。

3. 血清学检查

用荧光抗体吸收试验(FLA-ABS)、酶联免疫吸附法(ELISA)、放射免疫测定法(RIA)检测患者血清和尿中酚糖脂I(PGL-1)抗原及血清中的PGL-1抗体。

4. 多聚酶链式反应(PCR)技术检查

患者皮肤和皮损中的麻风杆菌特异性的DNA片段和荧光定量PCR技术检测皮肤及皮损中的麻风杆菌的DNA含量,有助于诊断麻风病及监测抗麻风药物治疗疗效。

5. 特殊检查

用于不典型或轻型病例,在皮损处和正常皮肤处对照进行,包括组胺试验(可出现第二联反应缺如)、出汗试验(皮损处出汗功能障碍)、立毛肌功能试验(皮损处立毛肌功能试验不引起鸡皮疙瘩现象)。

(四)病理变化

1. 未定类麻风(I)

表皮无明显变化。真皮内有散在的非特异性炎性细胞浸润。抗酸染色,皮神经内可见到散在的抗酸杆菌,有早期泡沫细胞以及抗酸杆菌数目多,提示向瘤型发展;抗酸杆菌少或无,并可见少数上皮样细胞者,提示向结核样型发展。

2. 结核样型麻风(TT)

表皮常有炎性细胞浸润。真皮上部没有"无浸润带"、真皮内神经,血管及附件可见上皮样细胞肉芽肿,很少出现坏死。抗酸染色细菌少或无,可见朗格汉斯巨细胞,疾病活动时朗格汉斯巨细胞增多。

3. 瘤型麻风(LL)

表皮萎缩,无炎性细胞浸润,基底细胞层无破坏。真皮上部有"无浸润带",真皮内淋巴细胞少,炎症反应轻或无。真皮内及皮下组织有大量泡沫细胞浸润。明显。抗酸染色可见大量抗酸杆菌。

4. 界线类偏结核样型麻风(BT)

表皮内无炎症细胞浸润。真皮上部有窄的"无浸润带",真皮内上皮样细胞肉芽肿周围淋巴细胞少。抗酸染色抗酸杆菌(1+~2+)。

5. 中间界限类麻风(BB)

表皮内无炎性细胞浸润。真皮上部"无浸润带"明显。真皮内兼有TT和LL两型的变化。抗酸染色细菌(3+~4+)。

6. 界线类偏瘤型麻风(BL)

主要变化与LL相似,但泡沫细胞浸润中可见成团的上皮样细胞和组织细胞。抗酸染色可见大量抗酸杆菌(4+~5+)。

7. 麻风反应

I型麻风反应:表皮水肿,伴角化过度或点状角化不全。棘层有炎症细胞浸润。真皮内上皮细胞肉芽肿水肿明显,可出现纤维蛋白样变性。血管扩张充血,但无中性粒细胞浸润和血栓形成。升级反应者,上皮细胞肉芽肿周围淋巴细胞增多,抗酸染色示抗酸杆菌减少或阴性;降级反应者,真皮内有大量泡沫细胞,抗酸杆菌数目增多。II型麻风反应:示血管炎和脂膜炎,真皮内特别是皮下脂肪层内血管内皮细胞水肿,血管壁有炎症细胞浸润,纤维蛋白样变性,血管腔狭窄或栓塞,严重者出现组织坏死。

## 二、鉴别诊断

有皮肤损害的麻风病应与体癣、皮肤黑热病、结节病、银屑病、脂膜炎、多形性红斑、环状红斑、寻常狼疮、局限性硬皮病、结节性黄瘤、单纯糠疹、玫瑰糠疹、II期梅毒的皮肤损害相鉴别,这些病应从皮损是否有痒感、感觉是否障碍、是否闭汗、是否浅神经粗大、皮损经抗酸染色是否找到抗酸杆菌等几个方面加以鉴别,若仍有困难可借助PCR技术检测皮损内是否有麻风杆菌特异性的DNA片段。

无皮肤损害的麻风需与神经科某些疾病相鉴别,如股外侧皮神经炎、脊髓空洞症、进行性脊髓性肌萎缩症、肌萎缩性侧索硬化症、中毒性周围神经炎、周围神经损伤、面神经麻痹、肥大性间质性神经炎、臂丛神经血管压迫综合征、遗传性感觉神经根神经病、神经鞘瘤、腓总神经鞘内囊瘤,这些病应从有无神经粗大、感觉是否障碍、出汗试验、组胺试验、立毛肌试验和血清、尿检测 PGL-1 抗原或抗体,并结合以上神经科疾病本身的特点进行鉴别。

## 三、治疗

### (一)联合化疗(MDT)

由 WHO 1981 年推荐,我国自 1986 年应用以来,效果满意。采用两种或两种以上作用机制不同的有效化学药物,但必须包括强杀菌性药物利福平(RFP)在内的多种药物,以终止麻风的传播,防止耐药,减少复发,以达到有效治疗患者的目的。

1. MDT 方案

(1) PB 麻风:①利福平(RFP)600 mg,每月 1 次,监服。②氨苯砜(DDS)100 mg,每日 1 次,自服。

治疗期限为 6 个月。PB 麻风患者完成治疗后的监测时间,应为每年检查 1 次,至少 5 年。PB 患者的皮损如多于 5 块或 3 条以上神经受累或查麻风杆菌阳性者,均按 MB 方案治疗。对于 PB,每月自服药物不得少于 20 天,否则此月不计入疗程,6 个月疗程可在 9 个月内完成,连续中断治疗 3 个月以上者,须重复 6 个月疗程。对于 MB,疗程不得少于 24 个月,每月自服药物不得少于 20 天,否则此月不记入疗程,1 年中至少服药 8 个月,连续中断治疗超过 4 个月,须重新开始治疗,24 个月疗程可在 36 个月内完成,每年服药时间少于 8 个月者,为治疗不规则。

(2) MB 麻风:① BFP 600 mg,每月 1 次,监服。② DDS 100 mg,每日 1 次,自服。③氯法齐明(B663)300 mg,每月 1 次,监服,同时 50 mg,每日 1 次,自服。

上述治疗至少连续 2 年,如有可能也可治疗到皮肤查菌阴性。MB 麻风患者的监测,应做到每年检查 1 次,至少 10 年。

2. 各年龄组的药物剂量

各年龄组的药物剂量见下表 9-1。

表 9-1  各年龄组的药物剂量表(mg)

| 药物 | 服法 | 5 岁以下 | 5~9 岁 | 10~14 岁 | 15 岁 |
|---|---|---|---|---|---|
| RFP | 每月 1 次(监服) | 150 | 300 | 450 | 600 |
| DDS | 每日 1 次(自服) | 25(隔日) | 25 | 50 | 100 |
| B663 | 每月 1 次(监服) | 50 | 100 | 200 | 300 |
| B663 | 每日 1 次(自服) | 50(隔日) | 50 | 50 | 50 |

### (二)复发患者的治疗

均按 MB 的 MDT 方案治疗。

### (三)免疫治疗

其目的是改变 MB 患者对麻风杆菌的细胞免疫缺陷。可选用减毒活结核杆菌和麻风杆菌的混合菌苗在三角肌区皮内分三点注射,每 3 个月注射 1 次,总疗程 8~10 次,历时 18~30 个月,亦可试用卡介菌多糖核酸(斯奇康)、转移因子、猪胸腺素、IL。但其具体方案仍在研究中。

### (四)麻风反应的治疗

发生后宜迅速处理,对受累神经和关节应制动并休息,以减轻患者疼痛,防止畸形残废。主要选用皮质类固醇激素、沙利度胺(反应停)、氯法齐明(氯苯吩嗪,B663)、雷公藤 4 种药物治疗。Ⅰ型麻风反应可选用皮质类固醇激素(中小剂量)持续治疗至少 6 个月,以减轻神经炎症。Ⅱ型麻风反应可选用沙利度胺、雷公藤、氯法齐明或皮质类固醇激素治疗。采用单用或 2 种药物联合应用。对较严重者,宜优先选用沙利度胺、雷公藤或二者联用。在前 4 种药无法控制的情况下,则采用皮质类固醇激素治疗。

其用法如下。

1. 沙利度胺

每日口服 300～400 mg，直至反应控制后，逐渐减量至 50 mg/d。本药可致畸胎，对停经 2 个月以上的孕妇禁用，对育龄妇女应慎用。还可以出现中毒性神经炎、白细胞减少、心率减慢、嗜睡、口干、疲乏等症状。

2. 雷公藤

对于应用沙利度胺后无效者可选用，轻度 I 型反应时不选用，药用去皮的干根，每日 30 g，煎成汁（煎 1 小时）每日 1 剂，两煎分服，也可制成糖浆或片剂使用。此药的根皮和茎叶均有剧毒，不可内服，有胃肠道反应或白细胞减少等不良反应，尤其是每日剂量超过 30 g 时，不良反应可能增多，使用过程中需加强观察。

3. 皮质类固醇激素

对 I 型麻风反应并有神经损害的患者和 II 型麻风反应均有较好疗效，尤其是控制 ENL 十分迅速。此药治疗麻风反应的主要指征包括：①急性神经炎。②急性或亚急性眼炎（尤其是虹膜睫状体炎）。③睾丸炎。④严重 ENL 反应伴有急性发热。⑤急性喉水肿。用法为：泼尼松或泼尼松龙 5 mg 或地塞米松 0.75 mg，每日 6～12 片，口服。反应症状控制后，逐渐减量，维持 3～5 个月为宜，直至停用。对兼有神经损害的逆向反应者每日用量可高达 12～16 片；亦可用氢化可的松 100～300 mg 或地塞米松 5～15 mg，加入 5%～10% 葡萄糖液 500～1 000 mL 内做静脉滴注，每日 1 次。本药长期使用应注意不良反应的发生尤其是对 II 型反应病例。

4. 氯法齐明（B663）

可用作预防和控制 II 型麻风反应，但作用缓慢，在服药 1～2 个月后才逐渐显效。用药剂量一般为每日 100～300 mg，持续 3 个月后逐渐减量。本药较为安全，主要缺点为致皮肤红染，尤其在原来浸润损害较为明显的部位。还可使皮肤干燥，呈鱼鳞病样损害。

## 第六节　金葡菌性烫伤样皮肤综合征

金黄色葡萄球菌性皮肤烫伤样综合征（SSSS）过去称新生儿剥脱性皮炎（DEN）或 Rilter 病，是一种发病急、全身广泛红斑、松弛性大疱，大片表皮剥脱及 Nikolsky 征阳性的严重新生儿皮肤病，偶见于成人。1878 年，Rltter Von Rittenshin 将其积累的 297 例新生儿剥脱性皮炎（DEN）首先发表称之为 Ritter 病。1898 年 Wintermite 提出该病是由金黄色葡萄球菌感染引起。1956 年 Lyell 称之为中毒性表皮坏死松解症（TEN），1967 年 Lyell 分析了 128 例 TEN，根据其病因分为金葡型、药物型、特发型及其他型四型。1970 年 Melish 首次采用金黄色葡萄球菌皮肤烫伤样综合征（SSSS）名称。

从患者部分皮损中可分离出凝固酶阳性的噬菌体型金黄色葡萄球菌，主要是噬菌体 II 组，包括 3A、3C、55、71 型，其中以 55/71 型为最多，其次是 I 组和 III 组。各噬菌体组皆可产生一种可溶性毒素，称表皮松解毒素（Epidermolytic toxin）或表皮剥脱毒素（exfoliative toxin，ET）。ET 是一种可溶性外毒素，由肾脏排出，因婴儿对该毒素排泄缓慢，引起血清中 ET 升高而发病。随着年龄的增加，体内出现 ET 特异性阻止物质，表皮细胞对 ET 敏感性降低。免疫因素，特别是细胞免疫因素以及表皮内蛋白酶激活与抑制的精密调节作用与发病年龄具有一定关系。

### 一、临床要点

根据细菌毒力和机体抵抗力大小，临床上表现为不同类型。

（一）全身型

（1）前驱症状：多发生于出生后 1～5 周的婴儿，起病前皮肤或口腔黏膜常有化脓性感染病灶，如脓疱疮、咽炎、结膜炎、中耳炎等。发病突然，常在面部特别是口周或眼睑发生红斑，以后迅速蔓延至躯干及四肢近端，甚至泛发全身，皮肤有明显触痛。

(2)皮损特点：红斑经 1~2 天后在红斑基础上出现松弛性大疱，口周及眼周渗出结痂，可有大片痂皮脱落，口周留有放射性皲裂（有人认为此现象有诊断价值）。大疱常见于胸背部，四肢较少，常伴有瘀点及瘀斑，表皮大片脱落，露出鲜红色水肿性糜烂面，状似烫伤，Nikolsky 征阳性。糜烂面边缘表皮松解卷起如破纸，手足皮肤可呈破手套破短袜样剥脱。5~6 天后糜烂处皮肤干燥，脱屑，由鲜红色逐渐变为紫红色、暗红色，不再剥脱。

(3)病程及转归：病程有自限性，一般经 7~14 天痊愈。

(4)全身症状：患儿多有发热（38~39℃），厌食、呕吐、烦躁、嗜睡等全身症状。病情重者或幼小体弱者常因败血症、蜂窝织炎或肺炎而导致死亡。

### （二）顿挫型

发病初期为猩红热样红斑，皮肤触痛明显。皮疹停止于此阶段，不再发展到表皮松解剥脱。部分病例 Nikolsky 阳性。患儿无杨梅舌及腭部黏膜疹，但帕氏线可见。2~5 天开始脱屑，自面部逐渐发展到全身，一般 10 天内可痊愈。

## 二、诊断及鉴别诊断

本病多发生于新生儿，根据典型皮损，Nikolsky 征阳性及细菌培养，即可确定诊断。取水疱顶部疱壁作冰冻切片，可观察到金葡型其表皮松解裂隙在颗粒层之上，没有像 TEN 那样的坏死，而非金葡型者其裂隙在表皮之下。TEN 鉴别见表 9-2。

**表 9-2　SSSS 与非金葡型 TEN 鉴别**

| | SSSS | 非金葡型 TEN |
|---|---|---|
| 病因 | 金黄色葡萄球菌噬菌体 71 型 | 主要是药物，其他有病毒或疫苗等 |
| 发病机制 | 细菌释放表皮松解病毒 | 变态反应为主 |
| 流行病学 | 有时与脓疱疮流行有关 | 散在发生 |
| 家庭史 | 家庭中有脓疱疮或金黄色葡萄球菌感染 | 无 |
| 年龄 | 5 岁以下婴幼儿为主 | 主要是成人 |
| 发病情况 | 皮损为红斑，继起大疱由口周面部向四肢发展 | 早期有多形性红斑损害，无典型分布方式 |
| 皮肤触痛 | 明显 | 轻 |
| Nikolsky | 阳性，外观未累及皮肤亦呈阳性 | 仅皮损处阳性 |
| 黏膜 | 不累计 | 严重影响 |
| 病程 | 短（5~7 天减轻） | 长（1~3 周） |
| 组织病理 | 表皮浅层颗粒层坏死，表皮内水疱，位于粒层和棘层之间 | 表皮全层坏死，表皮下水疱位于表皮、真皮交界处 |
| 死亡率 | 较低 | 高（25%~50%） |

此病尚需与脱屑性红皮病鉴别，脱屑性红皮病，多发生在生后 2~4 个月婴儿，皮损呈脂溢性皮炎表现，红斑开始于头皮和躯干，进而发展到全身发红，在红斑基础上附有细小灰白色鳞屑。

## 三、药物治疗

### （一）一般治疗

加强护理，保持室内空气新鲜，衣服床单应每日换洗及煮沸消毒。

### （二）全身治疗

(1)加强营养，注意补充液体，能进食者应按时哺乳，补充维生素 B、维生素 C，多喂开水，注意电解质平衡。必要时可输血浆或全血，每次 10~20 mL，每日或隔日 1 次。

(2)要尽早使用足量抗生素。一般常选用半合成耐青霉素酶的青霉素，如苯唑西林钠、萘夫西林、双氯青霉素、头孢唑啉等，也可选用其他第二代或第三代头孢菌素。使用苯唑西林钠时，婴儿按 50~100 mg/（kg·d），儿童按 100~200 mg/（kg·d），分 4~6 次静脉滴注。萘夫西林剂量同上。

氯唑西林钠 30 ~ 60 mg/（kg·d），分 4 次静脉滴注或肌内注射。头孢唑啉 40 mg/（kg·d），分 2 次肌内注射。红霉素 30 ~ 50 mg/kg 静脉滴注。病情严重者可酌情联合用药，如苯唑西林钠合并红霉素、头孢菌素合并阿米卡星或阿米卡星合并红霉素。伴败血症、肾衰竭或有免疫抑制者，不能应用红霉素。

（3）皮质类固醇药物从理论上分析及实践中证明，均可加重病情，故应禁用。

### （三）局部治疗

原则上应使用无刺激性并有消炎、杀菌、收敛的药物，尽量采用暴露疗法，抽取疱液后用无菌纱布包扎，个别皮损小者可涂紫草油再扑以扑粉。亦可用生理盐水或 1 ∶ 8 000 高锰酸钾溶液外洗或湿敷。皮损干燥脱屑可搽用 0.5% 新霉素氧化锌油。亦可用 0.5% 新霉素气雾剂喷用。

# 第十章

# 病毒性皮肤病

## 第一节 单纯疱疹

单纯疱疹（Herpes simples）是由单纯疱疹病毒引起的急性炎症性皮肤病。可引起皮肤黏膜感染、中枢神经系统感染及内脏感染。多发生于皮肤黏膜交界处及外生殖器，皮损表现为成簇小水疱，在 1~2 周内自行消退，症状轻微，但易复发。

### 一、临床要点

1. 病因及诱因

本病是由单纯疱疹病毒（HSV）感染引起，该病毒可分为 HSV-1 和 HSV-2 两个亚型。HSV-1 主要经过呼吸道、消化道或皮肤黏膜直接与感染性分泌物密切接触而传播，HSV-2 则主要经过性接触而传播。

HSV 主要经皮肤黏膜破损处进入机体，并接种于破损处的皮肤或黏膜，该病毒就在上皮细胞内复制并感染感觉或自主神经末梢，当病毒充分复制，致细胞溶解，局部炎症反应形成后，在红斑基底上即形成特征性小水疱。局部淋巴管及淋巴结因引流病毒复制区感染性液体而受累。大多数患者炎症均局限，仅新生儿及免疫力低下者病毒进入血液形成病毒血症及病毒内脏播散。在所有患者中，病毒沿周围神经感觉支到达背根神经节而形成潜在性感染，当机体遇到某些诱因如发热、日晒、损伤、月经、情绪激动、手术等刺激时，病毒被激活，并沿轴索向所支配的周围皮肤扩散，引起复发性感染。

2. 皮肤疱疹

（1）皮疹好发于皮肤和黏膜交界处，以口唇、口角及鼻孔附近等处多见。先有局部皮肤灼热、瘙痒及刺痛感，随即出现红斑，在红斑基础上发生簇集性米粒大小水疱，疱液清，壁薄易破，水疱破裂后出现糜烂面，2~10 天后干燥结痂。痂皮脱后可出现色素沉着，全病程约 1~2 周，但易在原部位复发。

（2）原发感染可出现发热（体温高达 39℃左右）、全身不适、局部淋巴结肿大，病程 7~10 天。

3. 疱疹性齿龈口腔炎

（1）本病系 HSV-1 引起的原发感染，以儿童及青少年多见。

（2）在口腔前、后部、舌部及硬腭、软腭处见水疱，水疱常破溃形成溃疡，直径 2~3 mm，周围有红晕，其上覆以淡黄色伪膜，有剧痛，影响进食，齿龈红肿且易出血。有发热、颈部淋巴结肿大，病程 3~14 天。

4. 疱疹性瘭疽

疱疹性瘭疽是原发性口或生殖器疱疹的一种并发症。临床表现为手指突发水肿、红斑、局部压痛、水疱和脓疱，可出现发热、肘窝和腋窝淋巴结肿大及压痛。

5. 疱疹性湿疹

疱疹性湿疹为在异位性皮炎或其他皮肤病基础上感染单纯疱疹病毒所致。临床表现为在皮损区及其周围皮肤突然发生多数具脐窝的水疱、脓疱，伴有全身症状。

6. 复发性疱疹角膜结膜炎多

复发性疱疹角膜结膜炎多为单侧性，初起眼睑红肿、疼痛、视觉模糊，继而出现水疱（滤泡性结膜炎），约 2/3 侵犯角膜，表现为树枝状或葡萄状角膜溃疡。反复发作后可引起瘢痕形成而致永久性视力障碍。原发者常伴耳前淋巴结肿大和疼痛。除角膜外，晶体、视网膜、脉络膜亦可受累。

7. 中枢及外周神经系统的 HSV 感染

（1）急性脑炎：临床表现多呈暴发性或急性发作，有发热、头痛、呕吐、意识障碍和抽搐，常有性格改变、行为异常、幻觉和失语等颞叶受损的表现。病情严重，死亡率高达 30%～50%。幸存者常有神经系统后遗症。

（2）急性脑膜炎、脊髓炎和神经根炎：HSV 脑膜炎是一种急性自限性疾病，临床表现为头痛、发热及轻度畏光，持续 2～7 天，其特点是脑脊液中淋巴细胞增多，罕见神经系统后遗症。

8. 播散性感染

（1）主要见于免疫功能缺陷者，可累及皮肤黏膜和内脏，原发性生殖器疱疹不常发生皮肤黏膜播散。内脏 HSV 感染通常由病毒血症所致，且常累及多个器官。

（2）初起表现为严重的疱疹性齿龈口腔炎或生殖器疱疹，伴高热，甚至惊厥，继而全身发生广泛性具脐窝状水疱，因病毒血症而发生疱疹性食管炎、肝炎、肺炎、胃肠炎等脏器损害，最后导致死亡。

9. 新生儿 HSV 感染

（1）主要由 HSV-2 所致，因出生时接触生殖道分泌物而被感染。多见于早产儿及缺乏获得性 IgG 的新生儿，常在生后第 4～6 天起病，以内脏和中枢神经系统感染发病率最高。

（2）新生儿 HSV 感染包括：①皮肤、眼及口腔疾病。②脑炎。③播散性感染。临床表现为发热、咳嗽、气急、黄疸、出血、抽搐、肝脾肿大、皮肤及口腔疱疹、发绀、意识障碍，常在生后 9～12 天死亡，尸检可见肝、肺、脑、消化道、肾上腺、脾等有播散性疱疹病变。幸存者，几乎均遗留永久性大脑功能障碍。

## 二、诊断及鉴别诊断

根据其临床特点如成群水疱，好侵犯皮肤和黏膜交界处，自觉灼热及瘙痒，病程短，易复发等特点诊断不难，必要时行病毒培养及特殊检查如脑电图、脑部 CT 等。本病需与带状疱疹、脓疱疮、湿疹相鉴别。

## 三、治疗

（一）治疗原则

（1）治疗以缩短病程，防止继发感染和并发症、减少复发为主，对反复发作者应除去诱发因素。

（2）支持及对症治疗对全身性严重感染者，对症处理很重要。脑炎、脑膜炎患者的高热、昏迷、抽搐、脑水肿及呼吸衰竭应积极抢救处理。

（3）系统性抗病毒治疗：对 HSV 引起的脑炎、脑膜炎、肺炎等患者应尽早应用抗病毒药物。依病情轻重采用不同剂量和疗程。

（二）基本治疗

治疗单纯疱疹主要是抗病毒制剂，如阿昔洛韦及其衍生物泛昔洛韦、万乃洛韦等。这些药物能选择性地抑制病毒复制，对正常细胞毒性很低，可明显减轻症状，缩短愈合时间，但不能防止复发，见表 10-1。

表 10-1　单纯疱疹的基本治疗

| 作用靶位 | 阻断病毒的复制，抑制病毒的活性，减少排毒，改善临床症状，缩短病程，但不能根本消除病毒，也不能阻止复发 |
|---|---|
| 系统治疗 | 抗病毒药物，阿昔洛韦，泛昔洛韦（喷昔洛韦前体），泛昔洛韦。免疫抑制者：静脉滴注阿昔洛韦、膦甲酸或西多福韦。但疗效不确切的有：阿糖腺苷、干扰素、白介素-2 |
| 局部治疗 | 干扰素-β凝胶、西多福韦凝胶、阿昔洛韦霜、碘苷眼药水、三氟胸苷（TFT）软膏 |
| 防止复发 | 防止创伤、受凉、感染、劳累 |

### （三）治疗措施

对皮肤黏膜感染，阿昔洛韦和其类似物泛昔洛韦和伐昔洛韦是主要的治疗药物。

阿昔洛韦是最常见的治疗单纯疱疹的药物，并有静脉、口服、外用多种制剂。泛昔洛韦是喷昔洛韦的口服制剂，对单纯疱疹1、2型病毒感染有效。有静脉喷昔洛韦制剂。伐昔洛韦是阿昔洛韦的缬氨酰酯化合物，生物利用度比阿昔洛韦高。更昔洛韦对单纯疱疹1、2型病毒感染都有效，但毒性比阿昔洛韦、泛昔洛韦、伐昔洛韦高，不推荐用于HSV的感染。

1. 皮肤黏膜HSV感染

（1）免疫抑制患者。①原发感染或初次发作的非原发感染：静脉阿昔洛韦（5 mg/kg，每8小时1次）或口服阿昔洛韦（400 mg/次，每天4次，疗程7~10天），能减少疼痛加快愈合。②抑制复发：在复发高发期如移植后，静脉阿昔洛韦（5 mg/kg，每12小时1次）或口服阿昔洛韦（400~800 mg/次，每天3~5次）。在HIV感染患者，口服泛昔洛韦（Famciclovir，250 mg，每日3次）或伐昔洛韦（Valaciclovir，1 g/次，每天2次）也有效。③免疫调节剂：可选用α-干扰素或白细胞介素2（IL-2）、转移因子或胸腺素等免疫增强剂。④局部治疗：皮损处以5%阿昔洛韦霜、3%酞丁胺（Ftibamzone）霜外用，5%碘苷溶于100%二甲基亚砜擦洗，每日洗2次，4~5日。膦甲酸，3%的膦甲酸液可涂抹皮肤及黏膜疱疹，每日3次，连用4天。

（2）生殖器疱疹（详见性传播疾病）。

（3）口唇HSV感染。①首次发作：口服阿昔洛韦（200 mg/次，每天4~5次）；口服伐昔洛韦（1 g/次，每天2次）或泛昔洛韦（250 mg/次，每天2次）。②复发：外用喷昔洛韦霜能加快口唇疱疹愈合，欧洲已批准使用外用阿昔洛韦。美国有阿昔洛韦的软膏，但无临床效果。口服伐昔洛韦有部分疗效，口服阿昔洛韦疗效很小。③预防口唇HSV复发：在可能发作前和发作期（通常5~10天）口服阿昔洛韦（400 mg/次，每天2次），能预防和强烈日晒相关的口唇单纯疱疹的复发。

（4）疱疹性甲沟炎：口服阿昔洛韦（200 mg/次，每天5次，疗程7~10天）。

2. 眼HSV感染

急性角膜炎，外用三氟胸苷、碘苷、阿糖腺苷、西多福韦（Cidofovir）和干扰素都有效。常用0.1%阿昔洛韦眼液、0.1%酞丁胺眼液滴眼，涂以3%阿糖腺苷（Ara-A）软膏或0.5%疱疹净（碘苷）眼膏，每3~4小时1次。或者滴入0.1%疱疹净溶液，每次1~2滴，白天1~2小时1次；夜间2~3小时1次。7~10日为1疗程。用1%三氟胸腺嘧啶核苷（TFT）滴眼，对HSV高度敏感，效果更佳，每2小时1次，连用3~4日。

3. 中枢神经系统感染

（1）单纯疱疹性脑炎：静脉注射阿昔洛韦（10 mg/kg，每8小时1次或30 mg/kg，每天1次）疗程10天。

（2）单纯疱疹性无菌性脑膜炎：可用静脉注射阿昔洛韦[10~30 mg/(kg·d)]。

4. 新生儿HSV感染

阿昔洛韦[60 mg/(kg·d)，每8小时1次]。推荐疗程21天。

5. 内脏HSV感染

（1）单纯疱疹性食管炎：静脉注射阿昔洛韦[5 mg/(kg·d)，每8小时1次]。对于轻度免疫抑制患者口服伐昔洛韦或泛昔洛韦也有效。

（2）单纯疱疹性肺炎：可考虑使用静脉注射阿昔洛韦［15 mg/（kg·d）］。

6. 播散性 HSV 感染

试用静脉注射阿昔洛韦。没有确凿证据显示治疗能降低死亡率。

7. HSV 相关多形红斑

口服阿昔洛韦（400 mg/次，每天 2~3 次）能抑制多形红斑。

8. 膦甲酸钠（Foscarnet sodium）

膦甲酸钠用于耐阿昔洛韦的单纯疱疹。通过静脉输注给药。如经中心静脉给药，可将输液配制成 24 mg/mL；如经周围静脉给药，输液的浓度应为 12 mg/mL，均以 0.9% 氯化钠或 5% 葡萄糖注射液稀释。每次输注时，可另加 0.9% 氯化钠注射液 500 mL 或 1 000 mL，以减轻肾毒性。治疗对阿昔洛韦耐药的单纯疱疹病毒感染但肾功能正常的成人患者，每天可用 40 mg/kg，1 小时输完，共用 2~3 周，或直至病损完全愈合。孕妇和哺乳者禁用。外用三氟胸苷或 5% 的西多福韦凝胶对部分患者有效。

## 第二节　水痘和带状疱疹

### 一、水痘

水痘（varicella）是由水痘-带状疱疹病毒引起的一种分布广泛、传染性很强、以儿童发病为主的一种传染病。愈后可获终身免疫力。

**（一）临床要点**

1. 病因及诱因

病原体是水痘-带状疱疹病毒。其病毒存在于患者的呼吸道鼻咽分泌物和疱疹的疱液中，经飞沫或直接接触疱液而传染，造成流行。水痘传染性很强，从发病前 1 日到全部皮疹干燥结痂，均具有传染性，绝大多数（99%）在接触后 10~20 天发病。母亲患了水痘可经胎盘引起胎儿的先天感染，在妊娠头 6 个月内感染可以导致胎儿严重的畸形和中枢神经系统损伤。在出生前不久或在出生中，母体感染也可使婴儿产生严重的系统疾患。

多数水痘病例发生于儿童，不到 2% 的病例发生于 20 岁以后。免疫功能缺陷者亦易感染水痘。本病一年四季均可发生，以春季为高。一次患水痘常可获终身免疫，但可发生带状疱疹。

2. 潜伏期

通常为 14~16 天，最长 20~23 天。

3. 前驱症状

有发热乏力，全身倦怠等前驱症状。

4. 皮疹

初起为红色针头大小的斑疹，后迅速变为丘疱疹，24 小时左右发展为绿豆大小水疱，周围绕以红晕。初起疱液透明，1~2 天变成浅黄色，3~5 天后疱疹呈脐样凹陷，逐渐干瘪结痂，再过数日痂皮脱落，不留瘢痕。在发病 3~5 天内，皮疹相继分批出现，故同时可见到红斑、丘疹、水疱及结痂等。皮疹数量多少不一，可从少数几个至 2 000 个不等。

5. 皮损特征

以躯干为多，呈向心性分布，可累及口腔、眼、外阴等黏膜。

6. 自觉症状

主要为瘙痒。

7. 病程及转归

本病为自限性疾病，病程为 2 周左右。

8. 异型

在临床上尚可出现以下一些异型。

（1）大疱型水痘：较少见，通常只见于 2 岁以下的儿童，皮疹以大疱为主，疱壁破裂后出现糜烂面，很快愈合，不留瘢痕。

（2）出血性水痘：少见，有高热及严重的全身症状，皮疹表现为泛发性出血性水疱。好发于营养不良、恶性淋巴瘤、白血病等患者。

（3）新生儿水痘：少见，通常是在分娩时由母亲传染，呈轻度临床表现，但亦可发生泛发性系统性损害而致死亡。

（4）成人水痘：症状较小儿为重，前驱期长、高热、全身症状重、皮疹数目较多、痒重。

9. 并发症

并发症并不多见，主要有以下几种。

（1）皮肤、黏膜继发感染：常见的病原菌是化脓性链球菌或金黄色葡萄球菌。

（2）水痘性肺炎：是水痘最严重的并发症，成人多见（达 20%）。通常在病程 3～5 天出现，表现为咳嗽、咯血、高热、恶寒、胸痛、呼吸困难、发绀等症状，一般在 1～2 周内痊愈。极少数可因肺功能衰竭而死亡，肺炎的缓解和皮疹的改善相平行。

（3）儿童的中枢神经系统损害：可表现为急性小脑共济失调，一般在出疹后约 21 天发生，偶尔在发疹前出现。最突出的临床表现是共济失调与脑膜刺激征，脑脊液含有淋巴细胞、蛋白质含量增加。此外可发生化脓性脑膜炎、脑炎、横贯性脊髓炎及 Reye 综合征。

（4）其他并发症：有血小板减少性紫癜、心肌炎、角膜损害、肾炎、关节炎及肝炎等。

### （二）诊断及鉴别诊断

根据发热，皮肤分批出现斑疹、丘疹、水疱及结痂，呈向心性分布等特点，一般诊断不难。需与丘疹性荨麻疹、脓疱疮相鉴别。

### （三）药物治疗

1. 全身治疗

本病有自限性，一般治疗以局部对症、防止继发感染为主，较重者可选用以下药物治疗。

（1）无环鸟苷：口服 100～200 mg/次，1/4 h，5 次/d 或按体重 5～10 mg/kg 静脉滴注，1/8 h，5～7 天为 1 个疗程。

（2）双黄连粉针剂：60 mg 加入 5% 葡萄糖溶液中静脉滴注，1 次/d。

（3）双嘧达莫：口服，3～5 mg/次，2～3 次/d，连用 3 天。

（4）丙种球蛋白：肌内注射，3 mL/次，1 次/d，连用 3 天。

（5）抗组胺类药物：瘙痒重者可选用扑尔敏（氯苯那敏，4～8 mg/次，3 次/d，口服；或 10 mg/次，2～3 次/d，肌内注射）、苯海拉明（25 mg/次，3 次/d，口服；或 20 mg/次，2～3 次/d，肌内注射）、赛庚啶（2～4 mg/次，3 次/d，口服）、酮替芬（1 mg/次，1 次/d，口服），也可选用非镇静抗组胺药如阿司咪唑（10 mg/次，1 次/d，口服）、氯雷他定（10 mg/次，3 次/d，口服）、西替利嗪（10 mg/次，1 次/d，口服；肾功能不全者，5 mg/次，12 岁以下儿童慎用）、特非那定等（60 mg/次，2 次/d，口服）。

2. 局部治疗

（1）外搽炉甘石洗剂，破溃处可外涂 2% 甲紫。

（2）继发感染者外用 0.5% 依沙吖啶软膏、百多邦等。

## 二、带状疱疹

带状疱疹（herpes zoster）是由水痘 - 带状疱疹病毒所引起的急性炎症性皮肤病。

### （一）临床要点

1. 病因及诱因

本病病原体是水痘 - 带状疱疹病毒。初次感染本病毒，临床上表现为水痘或呈隐性感染，以后此病毒从皮肤感觉神经纤维向心侵入脊髓背侧神经根和三叉神经节的神经细胞内，形成慢性潜伏性感染。当机体遇到某些诱因如患恶性肿瘤，大剂量接受皮质类固醇激素及免疫抑制治疗时，放疗及化疗、外伤、过劳、各种感染及应用砷、锑重金属药物时，水痘-带状疱疹病毒被再激活，并生长繁殖，使受侵犯的神经节发炎及坏死，产生神经痛。同时，被再激活的病毒可沿着周围神经纤维而移动到皮肤，在皮肤上产生带状疱疹所特有的节段性水疱疹。偶尔，病毒可扩展至脊髓前角运动神经细胞而出现运动神经麻痹。

2. 前驱症状

出疹前数日一般先有轻度发热，疲倦无力、周身不适、食欲缺乏、局部皮肤感觉过敏、烧灼感或神经痛等前驱症状，2~5天后局部出现皮损，但亦有无前驱症状即发疹者。

3. 皮损特征

皮损特征表现为在一定神经分布区域发生不规则红斑，继而出现多数或簇性的丘疱疹，并很快发展呈水疱，呈粟粒至绿豆大小，疱液初期清晰透明或呈浅黄色半透明，约3天后疱液混浊或呈出血性。疱壁较厚不易破裂，5~10天后疱疹干瘪结痂，痂脱而愈，可留有暂时性淡红色斑或色素沉着，不留瘢痕。

4. 皮损轻重各不相同

仅出现神经痛而不见皮损称无疹型带状疱疹；局部仅出现红斑、丘疹，不发生水疱，症状轻，病程短者称不全性或顿挫型带状疱疹；形成大疱（水疱直径约在1 cm以上）者称大疱型带状疱疹；疱内容物呈血性者称出血型带状疱疹；水疱基底部组织坏死，呈紫黑色结痂，愈后遗留瘢痕者称坏疽型带状疱疹；在恶性淋巴瘤或年老体弱者，在局部发疹数日内，全身可出现水痘样皮疹，并常伴有高热，可并发肺炎、脑膜脑炎、肝炎及其他严重并发症，病情严重，可致死亡，称泛发性带状疱疹。

5. 皮损见于任何感觉神经分布区

最常见于肋间神经（占53%），颈部神经（占20%），三叉神经（占15%，上支累及角膜和眼的其他部位，中支受累则在悬雍垂及扁桃体发疹，下支受累则在舌前部、颊黏膜及口腔底部发疹），腰骶部神经（占11%）。如果波及第Ⅲ、Ⅳ颅神经，往往提示脑干及其他神经根亦已受累。当面神经感觉支受累时，可出现耳道与舌的损伤。皮疹多沿某一周围神经分布，排列成带状，发生于身体的一侧，不超过体表正中线，有时在中线的对侧，可有少数皮疹，此是由于横过对称的小分支受累所致。

6. 神经痛

神经痛是本病的特征之一，一般在神经痛的同时或稍后即发生皮疹，亦有在神经痛4~5天后才出现皮疹，因此易误诊为心绞痛、溃疡病、胆管或肾绞痛、阑尾炎、肋肌痛或早期青光眼等。神经痛程度轻重不等，与皮疹严重程度亦无平行关系，儿童患者常无疼痛或疼痛很轻，年老体弱者疼痛剧烈，甚至难以忍受。治疗后神经痛在年轻患者中少见，但50岁以上患者，至少有50%的患者在皮损完全消退后仍遗留有神经痛，此种后遗神经痛可持续数月之久。

7. 病程及转归

儿童及青年人为2~3周，老年人3~4周。

8. 特殊类型带状疱疹

（1）眼带状疱疹：三叉神经眼支受累，多见于老年人，症状严重，疼痛剧烈，角膜上出现水疱，水疱可迅速破溃而形成溃疡性角膜炎，可因瘢痕形成而失明。严重者可发生全眼球炎、脑炎，甚至死亡。

（2）耳带状疱疹：由于病毒侵犯面神经及听神经所致。表现为外耳道或鼓膜的水疱，患侧面瘫、耳鸣、耳聋、眩晕、恶心、呕吐、眼球震颤、舌前1/3处味觉消失、流泪等症状。当膝状神经节受累，影响面神经的运动和感觉纤维，产生面瘫、耳痛及外耳道疱疹三联征，称为Ramsay-Hunt综合征。

（3）带状疱疹性脑膜炎：系病毒侵犯中枢神经系统所发生的变态反应所致，表现有头痛、呕吐、惊厥或其他进行性感觉障碍、共济失调及其他小脑症状等。

（4）骶部带状疱疹：在$S_3$神经支配区的带状疱疹患者中有神经原性膀胱、排尿踌躇或尿潴留。

（5）运动性麻痹：多为眼、面麻痹，脊髓根运动性麻痹则较少见。麻痹的肌肉与支配皮肤的神经相一致，可持续数周至数月，但大部分均能恢复。

（6）内脏带状疱疹：系病毒侵犯交感神经及副交感神经的内脏神经纤维所致，表现有胃肠道及泌尿道症状，亦可发生节段性胃肠炎及单侧性膀胱溃疡。

## (二）诊断及鉴别诊断

根据成簇水疱沿周围神经分布，带状排列，单侧性及明显神经痛等特点，诊断不难。主要和单纯疱疹相鉴别。

## （三）药物治疗

### 1. 全身治疗

（1）干扰素：$1\times 10^6 \sim 3\times 10^6$ U，1次/d，肌内注射，疗程根据病情而定。

（2）无环鸟苷：按照体重 5～10 mg/kg，1次/8 h，静脉注射，或 0.6～0.8 g/次，5次/d，疗程 7～10 天。

（3）泛昔洛韦：0.25/次，3次/d。

（4）伐昔洛韦：0.3/次，2次/d。

（5）聚肌胞：2～4 mg/次肌内注射，每周2次。西咪替丁口服，800 mg/次，4次/d。

（6）维生素 $B_1$、维生素 $B_6$、维生素 $B_{12}$ 等：内服或注射。

（7）冻干麻疹减毒活疫苗肌内注射，成人每日 4 mL，儿童每日 2 mL，3～5次为1个疗程。

（8）双黄连粉针剂：60 mg 加入 5% 的葡萄糖溶液静脉滴注，1次/d。

（9）糖皮质激素：目前尚有争论，有人主张老年患者，若无明显禁忌，最好在起病的 5～7 天内应用泼尼松 40～60 mg/d，疗程 10～12 天，可以减轻炎症，减少带状疱疹后遗神经痛。然而，有资料提示，激素可延缓皮损愈合，对神经痛无效。

（10）利巴韦林：10～15 mg/(kg·d)，分2次肌内注射或静脉滴注，7～10天为1个疗程。

（11）双嘧达莫：口服，25～50 mg/次，4次/d，连服10天。

（12）止痛剂：消炎痛口服，25 mg/次，3次/d，或 3-乙酰乌头碱肌内注射，0.3 mg/次，1～2次/d。

### 2. 局部治疗

（1）干扰素原液（1万～1.5万 U/mL）外搽：3～5次/d。

（2）无环鸟苷霜外搽：3次/d。

（3）0.1% 酞丁安二甲亚砜溶液外搽：2～3次/d。

（4）1% 磷乙酸霜外搽：2～3次/d。

（5）40% 疱疹净溶液外搽：2～3次/d。

（6）2% 甲紫溶液，0.5% 依沙吖啶软膏外搽。

## （四）其他治疗

皮损处 He-Ne 激光、$CO_2$ 激光扩束照射、磁疗或音频疗法。

# 第三节 手足口病

手足口病（hand-foot-mouth disease，HFMD）是小儿常见的传染病。以发热、口腔黏膜、手、足皮肤发生疱疹为主要特征，多数患者可自愈，少数病例可发生无菌性脑膜炎、脑脊髓炎、脑炎，严重者为脑干炎，重症者可并发肺炎、肺水肿/出血、心肌炎等，个别重症幼婴病情进展快，易致残或发生死亡。柯萨奇 CVA16 型及肠道病毒 EV71 型是该病引起暴发和散发的主要病原。至于由柯萨奇 A4、5、7、9、10 型，B2、5、13 型或艾柯病毒引起 HFMD 的散发也偶有报道。

# 一、病原学

CVA16 及 EV71 均可归属于肠道病毒，属 RNA 病毒类的小 RNA 病毒科，具有共性。现代流行的 CVA16 虽然其传播地域广、时间跨度大，但与同期 EV71 变异相比，病毒变异较小，其 VP1 的变异率为 13.4%，VP4 为 16.3%，且 CVA16 标准株 A 基因型在 20 世纪 70 年代后就很少发现。EV71 型比 CVA16 型的神经毒性更强，变异性更高。基于 EV71 的 VP1 基因序列分析，可将其分为 A、B、C 三个基因型及 B1、B2、B3、B4、C1 和 C2 等基因亚型。其 BrCr-CA-70 原型株属于 A 型；1972—1988 年在澳大利亚和美国、1994 年在哥伦比亚和 1997 年在马来西亚的流行株均属 B 型（B1、B2 和 B3）；1998 年后中国台湾以 C2 为主，其他 B 型少见，但 1999—2003 年则又以 B4 为主；2000 年韩国流行 C3 亚型，2000—2004 年中国台湾流行 C4 型，1998—2004 年中国大陆均以 C4 亚型小规模流行。CVA16 和 EV71（BrCr-CA-70）的核苷酸和氨基酸序列的同源性分别为 77% 和 89%；实验室发现 EV71 型除导致多种临床症状外，约有 10% 的临床手足口病可出现神经系统症状，怀疑其神经毒性是否由基因位点序列差别引起，或与感染病毒量或个体免疫差异有关，目前还尚无足够证据。现已发现分离来自 EV71 引起脑炎的毒株具有可在 40℃ 条件下复制，比疱疹症状毒株更易在 HTB-14（一种星形细胞瘤）细胞及贴壁的 PB-MC 上复制的能力。总之，EV71 神经毒性的机制尚待探讨。

## 二、流行病学

HFMD 在 1957 年于新西兰流行，Seddon 曾描述过。1958 年在加拿大流行时 Robinson 等从患者粪便和咽拭子中分离出病毒，初步认为 CVA16 是本病病原，1959 年在英国伯明翰流行，Atsop 从患者疱疹液中分离出 CVA16，首次定名为"手足口病"。同时认定 CVA4、CVA5 也可引起"手足口病"表现。从 1962—1968 年国外相继报道多种肠道病毒均可引起小儿手足口病综合征，但主要病原都认为是柯萨奇 A16 型。我国自 1981 年上海首次报道 CVA16 型手足口病的流行。国内福建省于 1983 年从患儿的粪便和疱疹中分离出病毒，1985 年血清学证实为 CVA16 型病毒。随后北京、吉林、福建等地陆续有相关报道。1986 年 6 月北京解放军第 302 医院从一例手足口病合并脑膜脑炎的 3 岁男患儿咽部分离到 CVA16 型病毒且其双份血清中和抗体效价 4 倍以上增高。1989 年郑志明报道从成年人手足口病患者中分离出 EV71 型病毒，1998 年我国台湾 HFMD 大流行，造成 10 多万人发病，78 人死亡，经鉴定病原为 EV71 型。随后，在我国大陆和台湾地区，以及马尼拉等东南亚地区均发现 CVA16 型和 EV71 有同时流行传播的现象。有学者自 1984—1986 年在北京 CVA16 型较大流行期间，开始收集基层门诊部及住院记载的北京地区柯萨奇 A16 型手足口病 39 例，其中伴中枢神经系统感染患者 4 例，心肌炎 1 例。1～12 月均有发病，而 33 例（84.6%）发生在 3～10 月，男女之比 22∶17，5 岁以内占 89.7%（35/39），33 例是入托幼儿，仅 6 例为散发病例。

1969 年加利福尼亚发生手足口病大流行，首次培养出 EV71 型，于 1972 年才真正分离出该病毒。20 世纪 70 年代以来美国、孟加拉国、澳大利亚、匈牙利、保加利亚，整个欧亚小儿中 EV71 型屡屡流行或暴发，1978 年保加利亚对 EV71 相关神经系统疾病进行报道，与其他国家流行特征不同的是 21% 的患者表现为瘫痪症状，在 705 例患者中 149 例有瘫痪，其中 44 例死亡。1994 年 10～12 月英国又暴发一次 CVA16 手足口病，患者大多是 1～4 岁幼婴，大部分患者症状平和。1997 年马来西亚发生 EV71 手足口病，仅 4～8 月就发病 2 628 例。病初 2 月内死亡 29 例，其平均年龄 1.5 岁。1998—1999 年东南亚和我国台湾发生 HFMD 大流行，仅台湾地区就有 129 106 例发病，其中重症 405 例，78 例死亡；从死亡儿童脏器和疱疹中均分离到肠道病毒 EV71 型，其中多数为 C2 亚型，仅少数为 B4 亚型。2006 年后 EV71 型在我国大陆散发流行，2007 年全国共报道手足口病病例 83 344 例，死亡 17 例，仅山东省就报道 39 606 例；北京、上海也有上万例手足口病病例报道。2008 年全年 488 955 例，其中 1 165 例有严重并发症，死亡 126 例，2009 年 1～11 月全国发病数为 1 101 228 例，其中死亡 340 例，死亡者大多为 5 岁以下幼儿，重症病例的并发症以脑炎、无菌性脑膜炎、肺水肿或肺出血、急性软瘫、心肌炎和休克为多见。

传染源主要是患儿（者）和健康带毒者。人是肠道病毒唯一的传染来源。如患者在发病前数天，咽喉部位与粪便中就可发现病毒，此时即有传染性，通常发病后 1 周内传染力最强。患者在发病 1～2 周内自口腔咽喉排出病毒，3～5 周内仍可从粪便中分离出病毒，出疹时疱疹液中含大量病毒，破溃时病毒即溢出，接触者常是继发带毒和排毒者，也可能成为患者和新的传染源。人是肠道病毒唯一的传染来源。粪便-口腔途径是传播的主要方式，也可通过未发者的鼻、咽、口排毒，有嘴、手、空气、飞沫、污染的食具、玩具、床上用品、水源及苍蝇吸吮的食物等多种传播途径。接触者，易感者主要通过病从口入，病毒亦可通过气溶胶播散，年龄越小的婴幼儿最易感；幼儿园、托幼机构常是群体发病疫点，小学校学生也常被传染。有报道：每次大流行中隐性感染与显性感染之比为（30～100）∶1，感染后对同型病毒有持久免疫力，一年四季均可发病，以夏秋季更多见。死亡者90%以上为5岁以下儿童，且都伴有中枢神经系统、肺部或心脏等并发病症。成年人偶有受染者，但死于该病者罕见。

人对HFMD普遍易感，显性或隐性感染后均可获得特异性免疫力，但免疫力持续时间尚不明确。病毒的各型间无交叉免疫。各年龄均可感染发病，但以不超过3岁年龄组发病率最高。

东南亚报道，该病流行周期为2～3年，由于HFMDV传染性强，传播途径复杂，传播速度快，易感人群多，可发生幼托儿童集体感染和家庭聚集发病现象，一旦流行，短时期可造成较大范围暴发，疫情控制难度大。

## 三、发病机制和病理

病毒自咽部或肠道入侵，在局部黏膜或淋巴组织复制，引起口、咽、消化及呼吸道表浅炎症，主要通过淋巴引流入血，产生病毒血症，根据病毒习性在到达周身各器官或皮肤黏膜等处时进行定点复制，引起病变。CVA16型和EV71型主要在口腔黏膜、皮肤远侧端、皱褶处定位复制，产生小红斑、丘疹及疱疹，此时从水疱液、鼻咽部采集的病毒分离标本阳性率高。周身病理变化受病毒损伤因不同脏器而异，如EV71型比柯萨奇A16型的毒性强，入侵多或复制量大，则可引起在心、脑、肺、肝等多处广泛组织损伤和坏死。患儿可出现心脑功能急剧失代偿，继发神经性肺水肿，肺血管渗透性增加而死亡。而侵犯中枢神经系统的病变多与脊髓灰质炎相似，如我国台湾1例EV71型感染患儿在感染2个月时的脊柱腰骶段磁共振扫描显示：脊髓右前角区域受损，临床上感染EV71型后2个月仍患有右小腿残疾。

另有资料提示，EV71型感染后，中枢神经系统小血管内皮最易受到损伤，细胞融合，血管炎症病变，血栓形成可导致缺血和梗死，在脊髓索、脑干、间脑、大脑和小脑的局部组织中还存在广泛的血管周围和实质细胞炎症。中国台湾1998年死于EV71型的一例尸体解剖显示：下丘脑、中脑、脑桥、延髓和脊髓出现弥漫性炎性改变和灶性坏死，以延髓水平处坏死灶最严重。国外报道：从延髓、脊髓及脑组织中均可分离到HFMD病原，认为临床脑膜炎、脑炎或麻痹均是手足口病病毒直接侵入脑组织和脊髓形成病理损害的后果。中医认为：HFMD由外感风热夹湿，与气血相搏，毒热蕴于肌肤，而见发热，手足红斑及疱疹。毒热上攻则咽痛，口舌生疮。热毒内陷攻于心脑可见心肺及神经系统各征。

## 四、临床表现

潜伏期3～5天，最短在24小时内。学者整理的39例感染CVA16型的患者均无明显前驱期。突然起病即有发热者占97.4%（38/39），最高体温达41℃，多数在38℃左右或低热，持续1～3天，有并发症者可发热7～8天，呼吸道症状很轻，随病情进展100%发生口腔炎、溃疡及皮肤疱疹。口腔疱疹好发于内唇、颊黏膜、舌、齿龈或硬腭处，小如米粒，大如绿豆，破溃后成溃疡，非常疼痛，是患儿哭闹、烦躁、流涎、拒食、拒奶的缘由。会说话的小儿诉咽痛、咀嚼痛。口腔出现疱疹后，0.5～2天内可见手足远端斑丘疹及疱疹，疹形圆或椭圆、略扁，比水痘疹小，质较硬，疹周有红晕，无化脓，可呈干瘪凹陷状，罕见褐色痂皮，脱落后不留瘢痕及色素沉着。皮疹以手、足、臀多见，呈离心性分布。患者可不治自愈，病程5～7天，偶见10天左右，少见复发。偶见并发脑膜脑炎、心肌炎或全身性感染。

EV71型呈急性起病、发热、手脚掌部出现斑丘疹和疱疹，臀部或膝盖也可出现皮疹。皮疹周围有炎性红晕，疱内液体较少；口腔黏膜咽部充血、咽门、软腭及悬雍垂上出现散在灰白色疱疹，吞咽时疼痛明显。部分患儿可伴有咳嗽、流涕、食欲缺乏、恶心、呕吐和头痛等症状。多数不治自愈。重症病例：①有手足口病的临床表现，患者2～6天后可同时伴有呕吐、肌阵挛或频繁抽搐或脑炎、昏迷颈强、弛缓性麻痹、心肺衰竭、肺水肿等。②手足口病流行地区的婴儿有的虽无手足口病典型表现，但有发热伴发作性肌阵挛，震颤或共济失调；有的直接出现脑神经受损如复视、斜视、面瘫或急性弛缓性麻痹，脑神经根受损，延髓性麻痹和语言及发音障碍或脑膜脑炎，有的则表现为脑干受损，短暂肌阵挛后瞬间出现急性呼吸衰竭、皮肤苍白、发绀、外周循环衰竭、休克、昏迷、呼吸停止。③特别危重者多在入院后12小时内死亡。大多数患儿的中枢神经受累症状体征出现于皮疹后2～4小时。部分患儿表现为吉兰－巴雷综合征，有的在急性期即合并脑病死亡，抢救成活者仍可见永久性肌麻痹。④重症病例在呼吸循环衰竭前，常见呼吸浅促、困难，呼吸节律改变，口唇发绀，口吐白色、粉红色或泡沫痰液；肺部可闻及痰鸣音或湿啰音。在循环系统则可见面色苍白、心率增快或缓慢、脉搏浅速、减弱甚至消失，四肢发凉，指（趾）发绀，血压升高或下降。发生脑疝者可见瞳孔一大一小，甚至呼吸循环骤然丧失而猝死。⑤绝大部分病儿发热，呼吸和消化道症状呈自限性，部分病例仅表现为皮疹或疱疹性咽峡炎，则预后良好，无后遗症。

## 五、诊断

（1）流行季节，有手足口病接触史的易感者，特别是学龄前儿童、婴幼儿更多见。

（2）有上述临床症状和体征表现和下面理化检查的依据即可做出初诊。

（3）实验室检查。①末梢血白细胞：一般病例白细胞计数正常，重症病例白细胞计数可明显升高。②血生化检查：部分病例可轻度 ALT、AST、CK-MB 升高，重症病例则见血糖可升高。③脑脊液检查：外观清亮，压力增高，白细胞增多（危重病例多核细胞可多于单核细胞），蛋白正常或轻度增多，糖和氯化物正常。④病原学检查：特异性 CAV16 型、EV71 型核酸阳性或分离到 CAV16 型病毒或 EV71 型病毒（自咽拭子或咽喉洗液、粪便或肛拭子、脑脊液或疱疹液以及脑、肺、脾、淋巴结等组织标本中分离到肠道病毒阳性）。⑤血清学检验：自患者血清中查出特异性肠病毒如 CVA16 型、CV71 型的 IgM 抗体阳性或急性期与恢复期血清 IgG 抗体有 4 倍以上的升高。

（4）物理学检查发现手足口病的阳性异常结果。① X 线胸片：可表现为双肺纹理增多，网格状，点片状，大片状阴影，部分病例以单侧为主，快速进展为双侧大片阴影。②磁共振：以脑干、脊髓灰质损害为主。③脑电图：部分病例可表现为弥漫性慢波，少数可出现棘（尖）慢波。④心电图：无特异性改变。可见窦性心动过速或过缓，ST-T 改变。

（5）确定诊断的依据。在上述临床初步诊断的基础上，CVA16 型、EV71 型等肠道病毒的特异性核酸检测阳性；或从患者血清-脑脊液-咽、粪、肛拭子、疱疹液标本中分离到肠道病毒或从双份血清中获得相应肠道病毒 IgG 抗体 4 倍以上增高，或 IgM 抗体（如 CVA16、EV71、IgM 抗体）阳性，即可确诊。

（6）暴发流行时，应早期发现小儿危重者的依据。对年龄小于 3 岁，持续高热不退，末梢循环不良，呼吸、心率明显增快，精神差，呕吐，抽搐，肢体抖动或无力，外周血细胞计数明显增高，高血糖、高血压或低血压患儿，应严密观察病情变化，开展必要的辅助检查有针对性地做好救治工作。对精神萎靡、昏睡、抽搐、瘫痪，有微循环障碍指征、肺水肿、肺炎者必须转指定医疗机构住院抢救。

## 六、鉴别诊断

（1）该病发热出疹期应与麻疹、水痘、风疹、幼儿急疹和丘疹性荨麻疹相鉴别。通常麻疹有发热、咳嗽、球结膜充血、畏光、Koplik 斑、全身典型斑丘疹等表现，其皮疹多发生于病程第 4 天，约需 3 天由上到下遍布全身。水痘多于病程第 1~2 天出疹，皮疹呈离心性分布，且具红斑、丘疹、水疱、结痂"四世同堂"现象。风疹也多于病程 1~2 天出疹，皮疹 1 天出齐，多有发热伴耳后淋巴结肿大。幼儿急疹常有高热，热退疹出，1 天出齐的临床特点。丘疹性荨麻疹不发热、初起可见 1~2cm 风团，剧痒，小疱大疱的疱壁厚，抓破后流出浆液结痂，1~2 周痂皮脱落，残留瘢痕或色素沉着。

（2）手足口病皮疹主要发生于口腔者，还需与主要侵犯咽部扁桃体、水疱多形成糜烂面的疱疹性咽峡炎和主要侵犯唇、齿、龈、口的疱疹性齿龈口炎相鉴别。

（3）重症者应与其他病毒、细菌性中枢神经系统感染的脑膜炎、脑炎、脊髓灰质炎心肌炎、肺炎等感染性疾病相鉴别，除流行病学接触史外，常需依靠病原和特异性免疫 IgM、IgG 抗体的诊断来鉴别。

## 七、治疗

按临床表现主要包括 4 个阶段的治疗。

### （一）手足口病/疱疹性咽峡炎阶段

（1）一般治疗：注意隔离，避免交叉感染，适当休息，清淡饮食，做好口腔和皮肤护理。

（2）对症治疗：发热、呕吐、腹泻等给予相应处理。

### （二）神经系统受累阶段

该阶段患者出现神经系统症状和体征，如头痛、呕吐、精神差、易激惹、嗜睡、肢体无力、肌阵挛、抽搐或急性迟缓性麻痹等。

（1）控制颅内高压：限制入量，给予甘露醇每次 0.5～1.0 g/kg，1/（4～8 小时），20～30 分钟静脉注射，根据病情调整给药间隔时间及剂量。必要时加用呋塞米。

（2）静脉注射免疫球蛋白，总量 2 g/kg，分 2～5 天给予。

（3）酌情应用糖皮质激素治疗，参考剂量：甲泼尼龙（甲基强的松龙）1～2 mg/（kg·d），氢化可的松 3～5 mg/（kg·d），或地塞米松 0.2～0.5 mg/（kg·d），分 1～2 次。重症病例可给予短期大剂量冲击疗法，甲泼尼松龙 10～30 mg/（kg·d）。

（4）其他对症治疗，如降温、镇静、止惊（地西泮、苯巴比妥、水合氯醛等）。

（5）严密观察病情变化，密切监护，注意严重并发症。

### （三）心肺衰竭阶段

在原发病的基础上突然出现呼吸急促、面色苍白、发绀、出冷汗、心率快、吐白色或粉红色血性泡沫样痰、出现肺部啰音增多、血压明显异常、频繁的肌阵挛、惊厥和（或）意识障碍加重等以及高血糖、低氧血症、X 线胸片异常明显加重或出现肺水肿表现。

（1）保持呼吸道通畅，吸氧。

（2）确保两条静脉通道的畅通，监测呼吸、心率、血压和血氧饱和度。

（3）呼吸功能障碍时，及时气管插管使用正压机械通气，建议小儿患者呼吸机初调参数：吸入氧浓度 80%～100%，PIP 1.96～2.94 kPa（20～30 cmH$_2$O），PEEP 0.392～0.785 kPa（4～8 cmH$_2$O），20～40 次/分，潮气量 6～8 mL/kg。以后根据血气随时调整呼吸机参数。

（4）在维持血压稳定的情况下，限制液体入量。

（5）头肩抬高 15°～30°，保持中立位；插胃管、导尿（禁止压迫膀胱排尿）。

（6）药物治疗：①应用降颅压药物。②应用糖皮质激素治疗，必要时给予冲击疗法。③静脉注射免疫球蛋白。④血管活性等药物的应用：根据血压、循环的变化可选用多巴胺、多巴酚丁胺、米力农等药物，酌情应用强心、利尿药物治疗。⑤果糖二磷酸钠或磷酸肌酸静注。⑥抑制胃酸分泌：可静脉应用西咪替丁、奥美拉唑（洛赛克）等。⑦退热治疗。⑧监测血糖变化，必要时可皮下或静脉注射胰岛素。⑨惊厥时给予镇静药物治疗。⑩有效抗生素防治肺部细菌感染。⑪保护重要脏器功能。

### （四）生命体征稳定期

经抢救后生命体征基本稳定，但仍有患者留有神经系统症状和体征。

（1）做好呼吸道管理，避免并发呼吸道感染。

（2）支持疗法和促进各脏器功能恢复的药物。

（3）功能康复治疗或中西医结合治疗。

## 八、预防

手足口病传播途径多，婴幼儿和儿童普遍易感。做好儿童个人、家庭和托幼机构的卫生是预防本病感染的关键。按手足口病预防控制指南的要求，具体预防措施分如下 3 方面。

### （一）个人预防措施

（1）饭前便后、外出回来后要用肥皂或洗手液等给儿童洗手，不要让儿童喝生水、吃生冷食物，避免接触患病儿童。

（2）看护人接触儿童前、替幼童更换尿布、处理粪便后均要洗手，并妥善处理污物。

（3）婴幼儿使用的奶瓶、奶嘴使用前后应充分清洗。

（4）本病流行期间不宜带儿童到人群聚集、空气流通差的公共场所，注意保护家庭环境卫生，居室要经常通风，勤晒衣被。

（5）儿童出现相关症状要及时到医疗机构就诊。居家治疗的儿童，不要接触其他儿童，父母要及时对患儿的衣物进行晾晒或消毒，对患儿粪便及时进行消毒处理；轻症患儿不必住院，宜居家治疗、休息，以减少交叉感染。

### （二）托幼机构及小学等集体单位的预防控制措施

（1）本病流行季节，教室和宿舍等场所要保持良好通风。
（2）每日对玩具、个人卫生用具、餐具等物品进行清洗消毒。
（3）进行清扫或消毒工作（尤其清扫厕所）时，工作人员应戴手套。清洗工作结束后应立即洗手。
（4）每日对门把手、楼梯扶手、桌面等物体表面进行擦拭消毒。
（5）教育指导儿童养成正确洗手的习惯。
（6）每日进行晨检，发现可疑患儿时，要对患儿采取及时送诊、居家休息的措施；对患儿所用的物品要立即进行消毒处理。
（7）患儿增多时，要及时向卫生和教育部门报告。根据疫情控制需要，教育和卫生部门可决定采取托幼机构或小学放假措施。

### （三）医疗机构的预防控制措施

（1）疾病流行期间，医院应实行预检分诊，并专辟诊室（台）接诊疑似手足口患者，引导发热出疹患儿到专门诊室（台）就诊、候诊及就诊等区域应增加清洁消毒频次，室内清扫时应采用湿式清洁方式。
（2）医务人员在诊疗、护理每一位患者后，均应认真洗手或对双手消毒。
（3）诊疗、护理患者过程中所使用的非一次性的仪器、物品等要擦拭消毒。
（4）同一间病房内不应收治其他非肠道病毒感染的患儿。重症患儿应单独隔离治疗。
（5）对住院患儿使用过的病床及桌椅等设施和物品必须消毒处理后才能继续使用。
（6）患儿的呼吸道分泌物和粪便及其污染的物品要进行消毒处理。
（7）医疗机构发现手足口患者增多或肠道病毒感染相关死亡病例时，要立即向当地卫生行政部门和疾控机构报告。

## 九、预后

无神经系统和心肺并发症的患者都呈自限性过程，预后多良好。并发中枢神经系统感染者有一定的病死率，中国台湾报道肠道病毒EV71型中枢性感染者的死亡率为14%，生存者可有程度不等的长期后遗症，包括肢体肌力弱，语言不利，甚至需人工辅助呼吸以及管道饲养。脊髓受累发生软瘫者尚有肌萎缩等后遗症。

# 第十一章

# 过敏性或变态反应性皮肤病

## 第一节 荨麻疹

荨麻疹（nettle rash）是由多种因素引起皮肤黏膜小血管扩张、通透性增高而出现的局限性水肿反应。其表现为风团、瘙痒。中医称"隐疹"，俗称"风疹块"。

### 一、病因及发病机制

发病机制较为复杂，引起荨麻疹的原因甚多。急性荨麻疹多数可找到原因，慢性荨麻疹的原因很难确定，常见原因如下。

#### （一）药物

许多药物均可以引起荨麻疹，主要药物有青霉素、链霉素、血清制品、生物制品、呋喃唑酮、水杨酸类药物等。药物引起的荨麻疹大多属 I 型变态反应，主要抗体为 IgE。临床上多表现为急性荨麻疹，伴有发热等全身症状。

#### （二）感染

感染也是引起荨麻疹的常见原因，感染的种类包括细菌感染、真菌感染、病毒感染、寄生虫感染等。临床上易并发荨麻疹的感染性疾病有疖、脓疱疮、急性血吸虫病、急性钩虫感染等。一般急性荨麻疹常合并急性化脓性感染，慢性荨麻疹常伴有胆囊炎、鼻窦炎、病毒性肝炎等慢性或隐性感染病灶。近年研究表明胃肠道幽门螺杆菌感染与慢性荨麻疹之间存在一定关系。

#### （三）食物

因食物过敏引起荨麻疹是临床常见的原因，所谓"蛋白胨性荨麻疹"，大多由食物，特别是动物性食品如鱼、虾、螃蟹、蚌类、肉类食品中所含的蛋白胨或其他蛋白质成分被吸收，而引起的变态反应。但部分敏感性体质的患者可能对多种食物过敏如桃子、杧果等。食品添加剂中的色素、香料及防腐剂也是常见的过敏物质。

#### （四）环境因素

许多物理性环境因素可引起本病或激发本病。如寒冷、冷风、冷水可引起寒冷性荨麻疹，过热后可以引起热荨麻疹，运动后诱发胆碱性荨麻疹，日光照射后可引起日光性荨麻疹，机械性刺激可引起皮肤划痕症、压力性荨麻疹或接触性荨麻疹等。

#### （五）作为系统性疾病的一种表现

某些系统性疾病尤其是自身免疫性疾病可以伴发荨麻疹。有人指出甲状腺自身免疫性疾病患者伴荨麻疹的机会较多，有人观察140例慢性荨麻疹患者，约12%伴有甲状腺自身免疫疾病，其中88%为女性，而这些患者大多无相关的临床症状，甲状腺功能也可正常，仅通过测定甲状腺微粒体抗体才能发现。

### （六）遗传因素

某些类型的荨麻疹如家族性冷性荨麻疹、遗传性家族性荨麻疹综合征等，均与遗传有密切关系。

### （七）自身抗体

部分慢性荨麻疹的发生与血清中存在抗IgE受体Fc$\varepsilon$RI$\alpha$链的自身抗体IgG有关。有人观察107例慢性荨麻疹患者发现其中31%的患者存在功能性抗IgE受体的自身抗体。其可能的发病机制是抗IgE受体Fc$\varepsilon$RI$\alpha$链的自身抗体IgG与肥大细胞及嗜碱粒细胞表面的高亲和力IgE受体Fc$\varepsilon$RI的$\alpha$链结合而发生持续的炎性刺激，继而活化补体，产生补体活化产物C5a，导致肥大细胞脱颗粒而释放组胺。

## 二、临床表现

基本损害为皮肤出现风团，发作常很突然，发展较快。短时间内皮肤出现多处风团，逐渐扩大，并可互相融合成巨片状皮疹。境界一般清楚，皮疹稍高起，呈正常肤色或淡红色或鲜红色或苍白色。毛孔扩大、下凹，皮肤增厚，自觉有程度不等的瘙痒，大多瘙痒剧烈。皮疹可以自然消退，风团持续时间短者几分钟，长则数小时，极少有超过24小时以上不退者，但容易复发，一批消退之后，另一批又起。患者可伴有血管性水肿，水肿部位境界不清楚。某些结缔组织疏松的部位，如眼睑、颈部、下颌、手背、足背、口唇，水肿更为明显。临床上常见的有下列几种类型。

### （一）急性荨麻疹

本病发病急，发作突然，皮疹数量较多，面积比较广泛，风团常为大片状。病程不超过6周，易反复发作。严重时可伴有全身症状，如头痛、发热、全身无力、疲劳等，合并血管性水肿的机会较多。如果伴有消化道黏膜病变，可致腹痛、腹泻、便秘、恶心、呕吐，严重者可引起腹绞痛。伴有呼吸道黏膜病变者可致胸闷、窘迫感、呼吸困难，甚至青紫。

### （二）慢性荨麻疹

风团反复发作，病程超过6周，有的病程可达数月，甚至数年。发作一般较轻，皮疹数量少，有时仅少数风团，呈一过性而不引起患者的症状，常在晚上发作。伴皮肤划痕症的机会比较多，伴腹部症状和呼吸道症状的机会相对较少。

### （三）物理性荨麻疹

物理性荨麻疹包括了由各种物理因素引起的荨麻疹，根据各自不同的特点，又可进一步分为下列类型。

1. 皮肤划痕症

皮肤划痕症很常见，据估计，发病率约为人群的5%，摩擦、划刺或击打皮肤，均可引起风团发作。起病突然，青年人较多见，反复发作，病程可长达数月甚至数年。病因大多不明，病毒感染、药物和环境因素均可导致发病。发作程度不等，有的轻，有的重，伴瘙痒。发疹一般仅限于刺激、搔抓或摩擦的部位。

2. 迟发性皮肤划痕症

临床表现与皮肤划痕症相似，但在刺激后1~6小时才出现风团，且风团可持续24~48小时。

3. 压力性荨麻疹

皮肤经受压力刺激后4~6小时发生深在性水肿，持续8~72小时，伴痒感、烧灼或疼痛是本型的特点。多发生于青年人，慢性经过，平均病期可长达9年。并有全身症状如全身不适、疲劳、发热、发冷、头痛、全身关节痛等，可与慢性荨麻疹、血管性水肿同时存在。好发部位为手、足、颈、躯干、臀部和面部。

4. 胆碱能性荨麻疹

皮疹特点为风团样小丘疹，大小2~4mm，周围绕以轻度到明显的红斑。好发年龄为10~30岁，大多在运动时或运动后不久发生，伴有痒感、刺感、灼感、热感或皮肤刺激感，遇热或情绪紧张后亦可诱发此病，皮疹持续数分钟到数小时，一般持续 0.5 小时左右。有时风团可以互相融合成大片皮疹，全身症状轻或不明显，偶尔可引起血管性水肿、低血压、眩晕和消化道症状。此型可用实验诊断方法证实，即皮内注射 100 U 生理盐水稀释的乙酰甲胆碱（methacholine），约有 1/3 的患者可诱发风团。

5. 寒冷性荨麻疹

寒冷性荨麻疹可分为家族性和获得性两种。前者较为罕见，为常染色体显性遗传；后者较为常见，多见于 18～25 岁青年。本型荨麻疹常与皮肤划痕症伴存。患者常在气温骤降时或接触冷水之后发生，皮疹广泛或伴有血管性水肿者，可能引起严重的全身症状。本病原因不明，有些患者在感染、服药或情绪紧张后引起发作。用寒冷进行激发后，可在血清中检测出肥大细胞释放的介质如组胺、酸性和中性趋化因子、血小板激活因子、前列腺素 $D_2$ 等，但无补体被激活的证据。

6. 日光性荨麻疹

暴露在日光下可引起本病发作，约经 1 小时左右可以消退。本病应与多形性日光疹区别，后者很少有风团样皮疹，且一般发生于暴露在日光下数小时之后，病程较长，皮疹持续数天才退。

7. 接触性荨麻疹

其特点是皮肤接触某些物质后 0.5～1 小时内引起风团和红斑，发作可为局限性荨麻疹、系统性荨麻疹、荨麻疹伴有哮喘，或荨麻疹伴有其他变态反应。有人将接触性荨麻疹的病因分为免疫性机制和非免疫性机制 2 类。非免疫性是由于原发性刺激物直接作用肥大细胞释放组胺等物质而引起，几乎所有接触者均发病，不需物质致敏。而免疫性属 I 型变态反应，可检出特异性 IgE 抗体。

### （四）荨麻疹性血管炎

其临床经过为慢性荨麻疹，在病理上表现为血管炎，可能是由于免疫复合物沉积在血管壁的结果。许多患者可伴有程度不同的全身症状和体征，严重者可伴有血管性水肿、紫癜和多形性红斑样皮疹，全身症状包括关节痛、发热、腹痛、虹膜炎、肾病以及肺部病变等。临床表现为慢性荨麻疹，皮疹一般在 24 小时内可消退，但易此起彼伏。荨麻疹和荨麻疹血管炎可伴存，有血管炎改变的荨麻疹可持续 1～3 天，并残留紫癜、脱屑和色素沉着等改变。自觉烧灼感或疼痛，一般不痒。皮肤活检为坏死性血管炎改变，小血管壁可见白细胞碎裂及纤维素样物质沉积。实验室检查：血沉增快，严重患者可伴有低补体血症，包括 CH50、C14、C4 和 C2 减少，直接免疫荧光检查在血管壁上可见免疫球蛋白和补体的沉积。

### （五）自身免疫性荨麻疹

临床表现为慢性荨麻疹，但可能临床症状更为明显。组织病理与一般慢性荨麻疹无明显区别，但患者血清中常存在抗 IgE 受体 Fc ε RI α 链的自身抗体 IgG，自体血清皮肤试验（在患者真皮下注射自身血清时立即发生风团或红晕样反应，类似与自然发生的荨麻疹）阳性。患者常具有自身免疫性疾病基础，如寻常型天疱疮、皮肌炎、系统性红斑狼疮等。

## 三、诊断及鉴别诊断

本病根据临床上出现风团样皮疹，即可确诊。诊断一般不困难，但引起荨麻疹的原因比较复杂，确定引起荨麻疹的原因常很困难，因此，必须通过详细采取病史，详细体格检查，以及有关的实验室检查确诊。

### （一）病史

应注意发疹与药物、食物、日光、寒冷及外界环境因素的关系，了解在什么情况发作，哪些因素可使症状加重，发作的规律，临床经过，治疗效果等。

### （二）体格检查

要注意身体内有无感染病灶，包括寄生虫感染、真菌感染、细菌感染等，以及感染病灶与本病有无联系，治疗这些感染病灶后，症状是否相应缓解。

### （三）实验室检查

血常规、血沉、血清补体、大便找寄生虫卵，寒冷性荨麻疹最好测血冷球蛋白、冷纤维蛋白原、冷溶血素等。

## 四、治疗

由于荨麻疹的原因各异，治疗效果也不一样，有的容易治愈，有的很难治疗。治疗具体措施如下。

### （一）去除病因

对每位患者都应力求找到引起发作的原因，并加以避免。如果是感染引起者，应积极治疗感染病灶。药物引起者应停用过敏药物；食物过敏引起者，找出过敏食物后，不要再吃这种食物。

### （二）避免诱发因素

如寒冷性荨麻疹应注意保暖，乙酰胆碱性荨麻疹减少运动、出汗及情绪波动，接触性荨麻疹减少接触的机会等。

### （三）抗组胺类药物

抗组胺类药物是治疗各型荨麻疹最常用的药物。大多数患者经抗组胺药物治疗后即可获得满意的疗效，少数患者较为顽固。对顽固难治性荨麻疹可以增大剂量或联合用药。

1. $H_1$ 受体阻滞药

$H_1$ 受体阻滞药具有较强的抗组胺和抗其他炎症介质的作用，治疗各型荨麻疹都有较好的效果。常用的 $H_1$ 受体阻滞药有苯海拉明、赛庚啶、扑尔敏等，阿伐斯汀、西替利嗪、咪唑斯汀、氯雷他定、依巴斯汀（10 mg/d）、氮卓斯汀（4 mg/d）、地氯雷他定（5 mg/d）等。单独治疗无效时，可以选择两种不同类型的 $H_1$ 受体阻滞药合用或与 $H_2$ 受体阻滞药联合应用，常用的 $H_2$ 受体阻滞药有西咪替丁、雷尼替丁、法莫替丁等。有人报道，$H_1$ 和 $H_2$ 受体阻滞药联合应用有协同作用，能增加 $H_1$ 拮抗剂的作用。$H_2$ 受体阻滞药单独使用时效果不佳。如果采用两种以上的抗组胺药都是 $H_1$ 受体阻滞药，则应选用两者在结构上不同的药物，或一种作用强的抗组胺药物与一种作用较弱的抗组胺药物联合使用，或一种有思睡、镇静作用的抗组胺药物与一种没有思睡作用的抗组胺药如咪唑司丁、西替利嗪等联合应用。安他乐具有较强的抗组胺、抗胆碱和镇静作用，止痒效果也很好。用于急、慢性荨麻疹和寒冷性荨麻疹均有效。剂量因人而异。且个体差别颇大，成人始量为每次 25 mg，3 或 4 次/日，并可逐步调整到每次 50～100 mg，3 或 4 次/日。若单独使用无效时，可考虑与其他药物合并使用。

2. 多塞平

多塞平是一种三环类抗忧郁剂，主要用于治疗忧郁和焦虑性神经官能症，本药也具有很强的抗 $H_1$ 和 $H_2$ 受体作用。有文献报道作为 $H_1$ 拮抗剂，多塞平比苯海拉明的作用强 700 倍以上，比安他乐强 50 倍。作为 $H_2$ 拮抗剂比西咪替丁强 6 倍，剂量为每次 25 mg，3 次/日。对慢性荨麻疹效果尤佳，且不良反应较小。对传统使用的抗组胺药物无效的荨麻疹患者，多塞平是较好的选用药物。

### （四）抑制肥大细胞脱颗粒作用，减少组胺释放的药物

1. 硫酸间羟异丁肾上腺素

硫酸间羟异丁肾上腺素为 $\beta_2$ 肾上腺受体促进剂，在体内能增加 cAMP 的浓度，从而抑制肥大细胞脱颗粒。剂量为每次 2.5～5 mg，每日 3 次，亦可皮下注射，成人每次 0.25～0.5 mg。

2. 酮替酚（ketotifen）

每次最大剂量为 1 mg，每日 3 次。通过增加体内 cAMP 的浓度，抑制肥大细胞脱颗粒，阻止炎症介质（如组胺、慢反应物质等）的释放。其抑制作用较色甘酸钠强而快，并可口服。

3. 色甘酸钠（cromoglycate）

色甘酸钠能阻断抗原-抗体的结合，抑制炎症介质的释放。成人每次 20 mg，3 次/日吸入。若与糖皮质激素联合作用，可减少后者的用量，并增强疗效。

4. 曲尼司特（tranilast）

每次 100 mg，每日 3 次。通过稳定肥大细胞膜而减少组胺的释放。

### （五）糖皮质激素

糖皮质激素具有较强的抗炎、抗过敏作用。能稳定肥大细胞膜和溶酶体膜，抑制炎症介质和溶酶体酶的释放；能收缩血管，减少渗出。对荨麻疹的疗效很好，特别适用于急性荨麻疹、血清病性荨麻疹、

压力性荨麻疹。某些严重类型伴有明显全身症状的荨麻疹,如高热、皮疹广泛、腹绞痛、低血容量和低血压、心脏损害、中枢神经症状、喉部及呼吸道阻塞症状等,更应使用糖皮质激素。由于糖皮质激素有一定的不良反应,停药后易反跳,因此,轻型患者用一般抗组胺药物能控制者,不一定都使用此类药物。常用药物和剂量如下:①泼尼松40～80 mg/d,分3或4次口服。②曲安西龙:每日12～16 mg,口服。③地塞米松6～9 mg/d,分3或4次口服。④得宝松1 mL,肌内注射,每月1次,病情控制后改为口服制剂。紧急情况下,采用氢化可的松200～400 mg,地塞米松5～20 mg或甲泼尼龙40～120 mg静脉滴注。

### (六)免疫抑制剂

当慢性荨麻疹患者具有自身免疫基础,病情反复,上述治疗不能取得满意疗效时,可应用免疫抑制剂,环孢素具有较好的疗效,硫唑嘌呤、环磷酰胺、甲氨蝶呤及免疫球蛋白等均可试用,雷公藤也具有一定疗效。

### (七)非特异性抗过敏疗法及其他疗法

10%葡萄糖酸钙注射液10 mL,1次/日,静注;普鲁卡因静脉滴注,每次用量0.25～0.5 g加入5%葡萄糖注射液500 mL中;10%硫代硫酸钠10 mL,1次/日,静注,自血疗法或组织疗法;组胺球蛋白肌内注射或穴位注射;抗血纤溶芳酸0.25～0.5 g/次,3次/日,口服或每次0.25～0.5 g,用5%葡萄糖液稀释后,静脉滴注;6-氨基己酸,每次2 g,口服或每次4～6 g加5%葡萄糖液中静脉滴注;利血平0.25 mg/d,每日3次,口服,氨茶碱0.1～0.2 g,3次/日,口服;转移因子1 U上臂内侧皮下注射,每周2次,共6～10次,对慢性荨麻疹有一定疗效;卡介菌多糖核酸1 mg,肌注,隔日1次。上述药物单独使用效果一般不理想,通常与抗组胺类药物联合使用,以增强效果,减少复发机会。

### (八)某些特殊情况的处理

如荨麻疹因感染引起者,应根据感染的情况,选用适当的抗感染药物进行治疗。

1. 对寒冷性荨麻疹

抗组胺药物中以赛庚啶、多塞平、酮替芬、羟嗪、咪唑司丁疗效较好;可联合应用维生素E 100～200 mg,3次/日;桂利嗪25 mg,每日3次及$H_2$受体阻滞药。阿扎他啶(azatadine),1 mg,每日3次通过抗组胺、抗胆碱、抗5-羟色胺作用,对寒冷性荨麻疹效果较好。还需注意:①保护自己,避免骤冷影响。②抗组胺药物中,选用赛庚啶、多塞平、酮替芬。③通过逐渐适应低温环境和冷水进行脱过敏。

2. 对日光性荨麻疹

除采用抗组胺药物羟嗪、氯苯那敏外,还可:①服用氯喹125～250 mg/d、羟氯喹100～200 mg/d,沙利度胺25～50 mg/d;②试服高氯环嗪(homochiorcyclizine)30 mg/d;③反复照射日光或人工光,从小剂量开始,逐渐增加照射剂量,通过此法进行脱过敏;④涂用遮光剂;⑤避免服光敏药物与食物。

3. 对胆碱能性荨麻疹

①首选具有抗胆碱能作用的$H_1$受体阻滞药如玻丽玛朗5 mg,每日2次或10 mg,睡前服用;也可应用山莨菪碱10 mg,2次或3次/日。②还原型谷胱甘肽(reduced glutathione)具有一定疗效,其机制可能是通过激活胆碱酯酶水解乙酰胆碱。③要适当限制强烈的运动。④通过逐渐增加水温和运动量,有可能增加耐受而达到脱敏目的。⑤有人报道使用特非拉丁和甲磺酸波尔啶(抗胆碱药物)联合应用效果很好。

### (九)外用药物

下列药物有收敛止痒作用:①复方炉甘石洗剂外涂皮疹处。②柳酚酊外涂皮疹处。③三黄洗剂外涂皮疹处。④地肤子、白芷、防风、川椒、透骨草各15 g煎水后外洗。

## 第二节 湿疹

湿疹(eczema)是由多种内外因素引起的皮肤炎症反应性疾病,以红斑、丘疹、鳞屑、瘙痒为主要临床表现,急性期具有渗出倾向,常反复发作。组织病理表现为表皮细胞间水肿,棘层不同程度的肥厚及真皮浅层周围淋巴细胞浸润。"湿疹"和"皮炎"通常被看作同义词,有些学者习惯用"皮炎"一词来概括所有类型的皮肤炎症,即湿疹是皮炎,但病因已经清楚的皮炎应从湿疹中独立出来,如接触性皮炎、日光性皮炎等,而将病因仍然不清的一些炎症性皮肤病仍然归属于湿疹。随着检测手段的提高,越来越多曾经所谓"湿疹"的炎症性皮肤病的病因被逐渐弄清并被命名为相应的皮炎,所以湿疹的范围在逐渐地缩小。目前许多皮肤病学者认为湿疹应属于接触性皮炎,认为曾经称为皮炎/湿疹的一类疾病中,大多可归属于接触性皮炎和异位性皮炎。其理由如下:慢性接触性皮炎与湿疹在临床上不易区别,组织学改变相似,发病机制均可用Ⅳ型变态反应解释,部分原来病因不明的所谓湿疹,随着医学的发展已逐渐发现致病的接触物而被列入接触性皮炎中。尽管如此,湿疹在临床上仍然十分常见,由于病因的复杂性,很多情况下仍然难与接触性皮炎、异位性皮炎截然分开。

## 一、病因及发病机制

湿疹为一种过敏性疾病,属于Ⅳ型变态反应,引起湿疹的原因甚多,包括内在因素和外在因素。内在因素如消化系统功能失调、神经精神因素、体内存在慢性病灶、内分泌功能失调等。外在因素如气候条件(冷、热、潮湿、干燥)、生活环境、日常用品、饮食习惯等。湿疹患者大多数找不到确切病因,上述因素经常作为一种诱因,使症状加重或反复发作。部分患者有一定的遗传倾向,湿疹患者本人及家族成员中患其他过敏性疾病的机会明显增多。

## 二、临床表现与分型

湿疹在临床上表现为多形性皮疹,有红斑、丘疹、水疱、渗液、结痂、浸润、皲裂等。易反复发作,分布一般对称,自觉瘙痒明显。

### (一)按病情分

习惯上按病情分为急性、亚急性和慢性湿疹。

1. 急性湿疹

急性湿疹起病急,发展快,皮疹广泛而对称。皮损以红斑、丘疹、水疱为主,境界一般不清楚。水疱抓破后,形成糜烂面,并有明显的渗液。若伴有感染,炎症更为明显,创面有大量脓性分泌物,或有脓痂,痂下为脓液积聚。浅表的化脓性感染又可作为一个新的刺激,使皮疹范围进一步扩大。此外,还可合并毛囊炎、疖、丹毒、淋巴管炎和淋巴结炎等。

自觉症状为急剧瘙痒,常以搔抓、开水或盐水烫洗以求止痒,其结果因刺激皮肤,使症状进一步加重。

2. 亚急性湿疹

亚急性湿疹可由急性湿疹治疗不当而来,亦可初发即为亚急性湿疹,皮损以丘疹、鳞屑、结痂为主,仅有少数丘疱疹、小水疱及糜烂,亦可有轻度浸润。自觉症状为剧痒,有时因搔抓、剥蚀或皲裂而引起疼痛。搔抓、烫洗、饮酒、化纤皮毛织品的刺激可使亚急性湿疹呈急性发作,症状进一步加重。

3. 慢性湿疹

因急性湿疹或亚急性湿疹反复发作,经久不愈,形成慢性湿疹;亦可开始发病即表现为慢性湿疹,而无急性或亚急性经过。皮损为淡红色浸润性斑片,明显肥厚,皮沟和皮野均扩大,呈革样化。皮肤粗糙、干燥、鳞屑较多。边界一般清楚,病变大多局限。分布对称,或不对称。有时斑块边缘有正常皮色或红色丘疹。皮疹可发生在全身任何部分,但常见于颈部、手足部、四肢屈侧、会阴部、肛门周围。痒是突出的症状,长期不愈,加上搔抓等刺激,可引起表皮剥蚀、色素沉着或色素减退。病程因刺激而有反复,有时可引起亚急性,甚至急性湿疹发作。慢性湿疹常因皮肤干燥、弹性减低而致皮肤皲裂,特别是手足部皲裂更为明显,伴有剧痛。

### (二)按部位分

湿疹除按临床经过分为急性、亚急性和慢性外,还存在一些特殊部位和特殊类型的湿疹,它们既有湿疹的共同规律,也有其特殊表现。按部位可分为下列几类。

1. 乳房湿疹

乳房是湿疹的好发部位，多见于哺乳期，因婴儿吸吮刺激而引起。主要在乳头及乳晕部，为亚急性或慢性经过，该处皮肤粗糙、浸润、肥厚，有小丘疹，境界一般清楚，易形成皲裂，哺乳时常引起裂口处疼痛。哺乳期内，湿疹常经久不愈。停止哺乳及除去刺激后，皮疹大多可自然恢复。经久不愈的乳房湿疹，应注意和乳房湿疹样癌进行区别。

2. 阴囊湿疹及女阴湿疹

会阴部潮湿、多汗，分泌物和排泄物不易除去，积聚在局部形成对皮肤的刺激；不清洁的衬裤，或者化纤、皮毛织品，亦对皮肤有刺激；女性白带也是会阴湿疹的重要原因。皮损可为急性、亚急性或慢性。急性期以红斑、丘疹、糜烂、渗液为主。由于会阴部皮肤较薄嫩，加上潮湿、摩擦，容易形成糜烂面，经常搔抓也是引起糜烂的原因。慢性阶段表现为浸润性斑片，肥厚、表面粗糙、境界一般清楚，可伴有色素沉着或色素减退。

3. 手足部湿疹

手足部湿疹十分常见，这与两手经常接触各种物理、化学、生物的刺激物质有关，因此，手足部发生湿疹的机会较多。患病后，两手又不能脱离接触，在经常性的刺激下，致使皮疹经久不愈。足部因受鞋袜的刺激，也是湿疹的好发部位，特别是夏季着塑料凉鞋，是引起湿疹或使湿疹症状加重的原因。足癣作为一个病灶刺激，也是引起湿疹样改变的重要原因。

（三）特殊类型的湿疹

1. 郁积性湿疹

郁积性湿疹多见于40岁以上、从事体力劳动和站立职业者。下肢静脉曲张是本病的主要原因。由于静脉曲张，下肢血液郁积，循环不良，致使皮肤发生瘀点、瘀斑、色素沉着、红斑、丘疹、浸润性改变，由于血循环不良，皮肤在外伤、搔抓后，可引起糜烂、渗液，甚至发生溃疡，且经久不愈。皮疹多发生在小腿的下1/3及踝关节以上，并伴有患侧下肢静脉明显曲张。

2. 婴儿湿疹

婴儿湿疹多发生在出生后2个月至2岁。在婴儿的头部和面部，呈急性或亚急性改变，为红斑、丘疹、鳞屑、结痂。在头部可形成厚痂，痂下可以积脓、积液，有时呈脂溢性痂。面部皮疹广泛对称，常有糜烂、渗液，有时皮疹可以波及颈、胸、上肢，甚至全身。容易反复发作，症状时轻时重。近来有人认为婴儿湿疹与遗传素质有关，是异位性皮炎在婴儿期的表现。

3. 自身敏感性湿疹

自身敏感性湿疹为湿疹的一种特殊类型，指身体内部存在着某种病灶，可产生和释放致敏物质，引起全身湿疹样改变。或者患者原有皮肤局限性湿疹病变，因奇痒搔抓或局部用药等的刺激，而使湿疹急性化，并形成具有抗原性的物质。吸收后，引起全身变态反应，患者除原有皮疹外，其他部位发生许多红斑、丘疹、丘疱疹，甚至糜烂、渗液。分布广泛，对称，奇痒。皮疹与局部病灶有一致关系，随着局部病灶的改善或恶化，皮疹也相应减轻或加剧。

4. 传染性湿疹样皮炎

当体内存在感染病灶，如化脓性中耳炎、化脓性鼻窦炎、疖、痈、瘘管、窦道，不断有脓性分泌物从病灶部位溢出，并刺激周围皮肤引起湿疹样改变。临床上可见脓汁刺激部位及其邻近部位的皮肤上有红斑、丘疹、糜烂、渗液、结脓痂。病损比较局限，仅限于病灶周围，亦有扩散到远隔部位者。

## 三、诊断及鉴别诊断

根据病史及临床表现，诊断一般不难。本病特点为皮疹对称、广泛、呈多形性改变。急性期以红斑、丘疹、水疱、糜烂、渗液为主，亚急性期以浸润性红色斑片和丘疹为主，慢性期为肥厚性苔藓样病变、瘙痒明显、反复发作。临床上，本病须与接触性皮炎、脂溢性皮炎、日光性皮炎、异位性皮炎等进行鉴别。

## 四、治疗

### (一) 全身治疗

1. 抗组胺类药物

湿疹以Ⅳ型变态反应为主,抗组胺类药物不能完全拮抗体内的炎症介质。但适当使用抗组胺类药物是有好处的,特别是早期应用,效果更好。常用的有:①第 1 代 $H_1$ 受体阻滞药,如苯海拉明 25 mg,3 次 / 日口服;赛庚啶 2 ~ 4 mg,3 次 / 日;安他乐(atarax)25 mg,3 次 / 日;氯苯那敏 4 mg,3 次 / 日;酮替芬 1 mg,2 次 / 日等。②第 2 代 $H_1$ 受体阻滞药,如阿伐斯汀,8 mg,3 次 / 日;曲尼司特,100 mg,3 次 / 日;西替利嗪,10 mg,1 次 / 日;咪唑斯汀 10 mg,1 次 / 日;氯雷他定 10 mg,1 次 / 日;依巴斯汀,10 mg,1 次 / 日;地氯雷他定,5 mg,1 次 / 日等。③$H_2$ 受体阻滞药如西咪替丁,200 mg,3 次 / 日;雷尼替丁,150 mg,2 次 / 日等。各种 $H_1$ 受体和 $H_2$ 受体阻滞药都可应用,可选用两种不同类型的药物联合或交替使用。多数情况下,抗组胺药物对疾病的过程没有明显的影响,但能缓解瘙痒,减少因搔抓而造成的刺激。第 1 代 $H_1$ 受体阻滞药的镇静作用,还可以改善患者的睡眠。

2. 糖皮质激素

(1) 适应证:①急性进行性湿疹。②全身泛发性湿疹。③渗出明显的湿疹。轻度湿疹或局限性湿疹一般不须全身使用。

(2) 使用原则:糖皮质激素一旦应用,原则上应在病情控制后逐渐减量停药。由于湿疹复发倾向明显,过早停药容易复发,因此,口服时间应适当延长。一般情况下,3 天左右可以控制发展,5 ~ 7 天可以明显缓解症状,甚至消退。然后,隔日给药,或逐渐递减每日用量,直至停药之后症状不反跳为止。糖皮质激素的每日用量及疗程要视具体情况而定,要恰到好处,切忌滥用。

使用时应遵循下列原则:①适应证选择恰当,以急性渗出型、泛发性为主。②剂量应适中,过大不良反应相对较多,过小不易控制病情。③疗程应足够,停药不要过早,减量不宜过快,最好逐渐递减,以防停药后症状反跳。④和外用药、湿敷等措施联合使用,可以提高疗效。

(3) 常用激素及剂量:①泼尼松,每日 30 ~ 40 mg,口服。皮疹广泛而严重者,可增加至每日 60 ~ 80 mg。②地塞米松,每日 4.5 ~ 6 mg,口服,皮疹广泛而严重者,可增至每日 6 ~ 9 mg。也可 5 mg 稀释后缓慢静脉滴注,效果更好。③曲安西龙,每日 12 ~ 16 mg,口服。④得宝松 1 mL(含倍他米松磷酸二钠盐 2 mg,倍他米松二丙酸酯 5 mg),肌内注射,每月 1 次,病情控制后改为口服制剂。

3. 抗生素

湿疹伴有浅表性继发感染,表面有脓性分泌物、脓痂,或有毛囊炎、疖、丹毒等情况者,应使用抗生素。湿疹患者皮肤的屏障、保护功能及抗感染的能力均受影响,寄生在皮肤的菌群,特别是金黄色葡萄球菌可乘机繁殖,由寄生性变成致病性,甚至可以作为病原菌或过敏源存在,而加重病情。这种情况下,适当使用抗生素是有好处的。可选用红霉素、罗红霉素、头孢氨苄、双氯西林、苯唑西林等。局部使用抗生素的效果一般不及全身使用。

4. 其他疗法

5% 溴化钙注射液 10 mL,静注,1 次 / 日;10% 葡萄糖酸钙注射液 10 mL,静注,1 次 / 日;硫代硫酸钠 0.64 g 溶于 10 mL 生理盐水静注,1 次 / 日;普鲁卡因 0.3 ~ 0.6 g 加入 5% 葡萄糖注射液 500 mL 中静脉点滴,1 次 / 日。维生素 C、B 等有时亦有好处,但一般情况下,只能作为辅助性治疗,和其他抗过敏措施联合应用。

### (二) 局部治疗

本病可参考外用药的基本原则进行治疗,用药时必须结合患者的具体情况,如病程阶段(急性期、亚急性期、慢性期)、面积大小、患病部位、患者年龄(如成人、小儿)、局部有无感染等,选择适当的剂型和药物。

外用糖皮质激素的种类甚多,各种糖皮质激素的抗炎、抗过敏作用有强有弱,常用的糖皮质激素有 17α - 丁酸氢化可的松霜、氟轻松霜、曲安奈德霜、氯氟舒松霜、倍他米松霜等,还有一些含有抗真菌、抗细菌和止痒成分的复方制剂，如皮康霜、派瑞松、荷洛松、复方康纳乐霜等。

非糖皮质激素的外用药近来发展较多，如氟芬那酸丁酯软膏、他克莫司软膏、艾迪特软膏、可润软膏等，可部分替代糖皮质激素外用。

1. 急性期

以洗剂为主，可选用炉甘石洗剂、酚炉甘石洗剂、振荡洗剂等。急性期伴有明显渗液者，以湿敷为主，用冷湿敷，常用湿敷液有3%硼酸溶液、1：10 000过锰酸钾液、生理盐水等。脓性分泌物较多者可用0.2%呋喃西林溶液或0.1%依沙吖啶溶液湿敷。湿敷时间1~3天，待渗出停止后，视情改用其他外用药物。渗出特别明显者，湿敷同时配合全身使用糖皮质激素，效果更好。

2. 亚急性期

最好选用糖皮质激素霜剂，如曲安奈德霜、皮炎平霜、氟轻松霜等。含焦油成分的糊剂，对亚急性湿疹的效果也较好，常用的焦油制剂有黑豆油糊剂、糠馏油糊剂、煤焦油糊剂等。

3. 慢性湿疹

使用糖皮质激素霜剂，有止痒、消炎作用，但对肥厚浸润性病变效果一般不佳。松馏油软膏或黑豆馏油软膏的作用较强，采用封包法，有时能促进吸收，增强疗效。对慢性局限性肥厚性病变，外用药治疗无效的情况下，亦可考虑下列治疗方法：①曲安奈德或泼尼松龙用生理盐水或普鲁卡因稀释后，做皮损内局部注射，每周1或2次。②冷冻治疗：用喷射法或接触法均可，以局部发生轻度红肿反应为度，每1~2周1次。③浅层X线放射治疗。④核素$^{32}p$或$^{90}$锶局部敷贴治疗。

**（三）特殊类型湿疹的治疗**

（1）阴囊湿疹及肛周湿疹常与内裤刺激、潮湿多汗、走路摩擦等因素有关，在治疗期间，应尽量休息，少走路，保持局部清洁，着纯棉内裤，减少对局部的刺激。近年来有人用微波治疗肛周湿疹具有较好的疗效。

（2）女阴湿疹常由于白带及阴道分泌物刺激而引起，在治疗湿疹的同时，应对白带增多的原因进行检查，并积极治疗。保持会阴部清洁，如有阴道真菌和滴虫感染者，可用洁尔阴每日冲洗1次，制霉菌素阴道内栓入和甲硝唑每次0.2 g，每日3次，口服。

（3）手部湿疹常与接触刺激物质有关，在治疗期间应保护两手，尽量少接触酸、碱、洗涤剂、皂类等，以及其他对手具有刺激的物质，并用糖皮质激素霜或保护性油膏外涂。

（4）足部湿疹要注意是否因塑料鞋、化纤袜等过敏引起，有无合并足癣。足部湿疹常与真菌感染和细菌感染同时存在，这种情况下，在治疗湿疹的同时，亦应给予抗真菌和抗细菌治疗。

（5）郁积性湿疹与下肢静脉曲张引起的血液循环不良密切相关，在进行治疗的过程中，还应减少站立、抬高患肢、改善血液循环。湿疹治愈后，应争取手术治疗静脉曲张，以减少复发机会。

（6）自身敏感性湿疹与体内病灶有关，在治疗湿疹的同时，应积极寻找原发病灶，并进行治疗。原发病灶消除后，皮损复发的机会将大为减少。

（7）传染性湿疹样皮炎是由于病灶部位溢出的脓性分泌物刺激和过敏而引起的，与感染病灶有关。因此，在治疗湿疹病变的同时，应积极治疗感染病灶，如化脓性中耳炎、疖、痈等，包括全身使用抗生素和局部抗感染。一旦感染得到控制，将可加速皮损的治愈过程。

## 五、预防

湿疹原因较为复杂，常常难以找到主要致病因素，这给预防带来了一定的困难，预防工作主要有以下几个方面。

（1）积极寻找引起本病的原因或诱因，通过详细询问病史，对患者的工作环境、生活习惯、饮食、嗜好、家族发病史、个体过敏素质等方面做全面的了解。并对患者进行全面体格检查，以查明体内有无慢性病灶、内脏器官的功能状态，以及与皮肤病之间有无因果关系。实验室检查注意有无肠寄生虫感染，血中嗜酸性粒细胞及白细胞计数是否增高。对环境因子或食物成分的过敏源，可以通过皮内试验或斑贴试验来确定。一旦找到致病因素或可疑因素，应力求加以排除。湿疹容易反复发作的主要原因是病因未能除去，若能除去致病因素，将可大大减少复发机会。

（2）治疗不当或各种附加的外界刺激因素是造成湿疹久治不愈的重要原因，在做到早期治疗、彻底治疗的同时，还应避免各种刺激因素，包括热水烫洗、用力搔抓、穿着不清洁的衣服、化纤和皮毛制品对皮肤的刺激、暴晒、过热、过度拭洗、皮肤上的污垢未及时清除等。

（3）有食物过敏历史的湿疹患者，应注意食物和疾病之间的关系，要仔细询问对哪些食物过敏。对刺激性食品和饮料，如浓茶、烈性酒、咖啡，亦应尽量避免。饮食宜清淡，生活有规律，保持大便通畅。

（4）对反复发作、经久不愈的患者要进行激励，增强治病的信心，对他们进行卫生教育，使其学会自我保健、自我调理和自我防治疾病的知识，充分发挥患者的主观能动性，密切和医护人员合作，进行防病、治病。

## 第三节　接触性皮炎

接触性皮炎（contact dermatitis）是由于皮肤或黏膜接触外源性物质后，在接触部位所发生的急性或慢性炎症反应。其病因有动物性如动物毒毛、动物的毒素等，植物性如生漆，荨麻、补骨脂等，化学性如化妆品、镍、铬、塑料、香料、杀虫剂、染料等。其发病机制有原发性刺激和变态反应。其临床特点为在接触部位发生边缘鲜明的损害，有红斑、丘疹、水疱、大疱，甚至表皮松解及坏死，形态比较一致，去除病因和做适当处理可以速愈。

### 一、病因及发病机制

接触性皮炎是通过接触外界刺激物引起的炎症性皮肤病，外界物质引起的接触性皮炎可以通过原发性刺激或变态反应两种机制起作用。

#### （一）原发性刺激

任何对皮肤具有较强刺激作用的物质与皮肤接触后均可引起接触性皮炎，如强酸、强碱以及一切对皮肤具有刺激、腐蚀作用的动物性、植物性、化学性成分均可引起。原发性刺激一般具有下列特点。

（1）作用物质的浓度较高，刺激性较强。

（2）任何人接触该物质后均可引起接触性皮炎。

（3）潜伏期短，第1次接触该物质后，短时间内即可发疹。

（4）临床症状的轻重与接触物质的量和接触时间的长短密切相关。

（5）除去刺激物后，症状即见减轻。

#### （二）变态反应

变态反应指所接触的物质本身对皮肤无刺激或刺激作用很弱，一般情况下不会引起皮肤损伤；但对具有过敏体质的患者，这种物质作为一种抗原性物质，通过变态反应机制引起接触性皮炎，其特点主要有以下几点。

（1）所接触的物质一般不具有刺激性或刺激性很弱。

（2）具有过敏体质的人容易患病。

（3）潜伏期较长，经多次反复接触之后才能引起接触性皮炎。

（4）临床症状的轻重与接触物质的剂量及接触时间的长短不成比例关系。

（5）除去接触物后，症状仍可反复。

变态反应性接触性皮炎属Ⅳ型迟发超敏性变态反应，抗原物质大多为半抗原，进入体内后与人体蛋白结合成为全抗原，在机体内使T淋巴细胞致敏、活化，机体致敏后，再次接触抗原物质时，通过释放的淋巴因子介导引起接触性皮炎。

### 二、临床表现

依据发病机制和临床表现可分为刺激性接触性皮炎和变态反应性接触性皮炎。

## （一）刺激性接触性皮炎

接触物本身对皮肤具有直接的刺激作用，任何人接触后均可发生。刺激性接触性皮炎又分为急性刺激性和累积性刺激性两种。皮肤强刺激剂如强酸强碱、芥子气、卤化物等皮肤接触后很快发病；皮肤弱刺激剂如去污剂、肥皂、洗涤剂等需反复接触后才发病。其病情严重程度与该物质化学性质、浓度及接触时间成正比。

皮肤接触强刺激剂后，迅速出现红斑、水疱、大疱、糜烂甚至坏死、溃疡；皮肤反复接触弱刺激性物质可出现红斑、鳞屑、皮肤干燥或皲裂等，也可呈湿疹样改变。皮损境界较清，形状与接触物范围一致，分布不一定对称，皮损好发于暴露部位，手最常受累，患者自觉瘙痒、烧灼或疼痛感。

## （二）变态反应性接触性皮炎

变态反应性接触性皮炎是机体通过接触过敏源而产生特异性细胞介导的过敏性皮炎。发病机制为Ⅳ型变态反应。所接触的物质本身无刺激性，接触的人群仅少数具有特异性过敏素质的人发病。初次接触后不立即发病，需要4～20天潜伏期（平均7～8天），使机体先致敏，再次接触该变应原后可在12～46小时发生皮炎。常发生在过敏源直接接触的皮肤部位和远离部位，也可在接触过敏源多年无症状后发生，常表现为急性、亚急性或慢性皮炎－皮损为红斑、丘疹、水疱或大疱、糜烂、渗出、结痂。慢性期则为暗红斑，皮肤增厚、苔藓样变、皲裂。皮损境界清楚。好发于暴露部位。接触物为粉尘、气体或机体高度敏感时，皮损可泛发而无一定的鲜明界线。自觉瘙痒、烧灼感或胀痛感，严重病例可有全身反应，如发热、畏寒、头痛、恶心等。

接触性皮炎的病程有自限性，去除接触物并积极处理后一般于1～2周内痊愈，但再接触过敏源可再发。

# 三、实验室检查

## （一）斑贴试验

斑贴试验是诊断变态反应性接触性皮炎的最可靠和最简单的方法。试验的时间应选择在急性炎症消退2周后或慢性炎症静止期进行。使用物品的浓度应以一般人不发生刺激为度。目前通用惰性聚乙烯塑料制成的测试药室材料，将已知抗原按顺序和一定量放入测试药室内，对液体抗原放一滤试片再滴加一滴抗原，将胶带贴敷在患者背部，48小时去除之，72小时判读结果（根据国际接触性皮炎研究组推荐的标准）。

## （二）激发试验

再次接触可疑变应原，观察皮损变化，以协助诊断。一般用于职业性接触所致的湿疹性皮炎。这种试验可加重病情，且耗费时间较长是本法的缺点。

## （三）组织病理检查

主要表现为急性或亚急性炎症。变态反应性接触性皮炎表现为真皮乳头及乳头下血管扩张、充血，周围水肿，见淋巴细胞、组织细胞及不等量嗜酸性粒细胞浸润，基层和棘层呈海绵状；刺激性接触性皮炎的表皮浅层病变较深层严重，细胞间水肿较轻，细胞内水肿明显，细胞核固缩和空泡形成，甚至坏死，真皮内血管周围炎症细胞浸润以中性粒细胞为主。

# 四、诊断及鉴别诊断

接触性皮炎常有明确的接触史，发生在暴露部位，发疹部位与接触部位基本一致，皮疹多为急性改变，以红斑、水肿、水疱为主，除去病因后，皮疹能很快消退。具有以上特点者，诊断一般不困难，但有时需与湿疹、脂溢性皮炎、神经性皮炎等进行鉴别。

如果接触史不明确，或接触的物质种类比较多，难以肯定是哪一种引起时，可进行皮肤斑贴试验。斑贴试验对寻找过敏物有一定的帮助，可以作为诊断时的参考，但有时也会出现假阳性或假阴性。

## 五、治疗

应细致询问病史，找出致敏物和刺激物，当病因去除后，再给以适当处理，则能迅速痊愈。治疗中避免接触一切外来刺激性、易致敏物质，以免加重病情。

### （一）全身治疗

1. 抗组胺类药物

第一代抗组胺药物：苯海拉明、扑尔敏、赛庚啶、酮替芬、安泰乐等。可选其中一种口服，有较好的止痒效果。用法和用量：苯海拉明每次25～50 mg，每日3次，口服；儿童用量1～2 mg/（kg·d），分3～4次服；苯海拉明针剂20 mg肌注，每日1次；扑尔敏每次4 mg，每日3次，口服，10 mg肌注每日1次；小儿0.35 mg/（kg·d），分3～4次服；赛庚啶成人2～4 mg每日3次，口服；酮替芬成人每次1 mg，每日2次，口服；安泰乐每次25～50 mg，每日3次，6岁以上儿童剂量为25～50 mg/d，分3～4次服用，6岁以下儿童慎用，孕妇及婴儿忌用。

还可选用非镇静作用第二代抗组胺药，如仙特敏、开瑞坦、特非那丁、息斯敏等。用法和用量：仙特敏（西替利嗪），成人口服每次10 mg，每日1次。开瑞坦（氯雷他定），成人口服每次10 mg，每日1次；2～12岁儿童，体重超过30 kg，10 mg，每日1次；≤30 kg，5 mg，每日1次，特非那丁，成人口服每次60 mg，每日2次。此类药物的作用机制，与组胺竞争靶细胞膜上的受体，使组胺不能发挥其致病作用，它本身并不能中和或破坏组胺，也无减少组胺释放的作用。

不良反应：①第一代抗组胺药物有镇静、嗜睡作用，故驾驶员、高空作业者、机器操作工人禁用。②老年人、青光眼和尿潴留患者不宜用兼有抗胆碱作用的抗组胺药，如赛庚啶等。③某些抗组胺药如安泰乐可引起畸胎，故孕妇禁用。④应用酮替芬、非那根者，在服药期应定期检查肝功能。⑤长期服用本药可引起食欲增进和体重增加，以酮替芬尤为常见。⑥心脏毒性作用，第二代抗组胺药如特非那丁、阿司咪唑（息斯敏）等可诱发心律失常，包括Q-T间期延长、T波改变、出现U波、房室传导阻滞、束支传导阻滞、室性期前收缩尖端扭转性心动过速（TDP）、心室颤动，偶可引起死亡。

注意事项：①本类药物长期应用可产生耐药性，常需要更换使用。②服药时勿同时应用可引起组胺非特异性释放的药物，如多黏菌素、金霉素、鸦片制剂、肼苯哒嗪及维生素$B_1$等。③应用特非那丁和阿司咪唑时，勿同时服用大环酯类抗生素、酮康唑、伊曲康唑、西咪替丁，以免增加心脏毒性作用。④需长期用药者，见效后可逐渐减量维持，症状完全控制后应再服一段时间，以减少复发。

2. 维生素C

维生素C常与抗组胺类药联合应用。用法和用量：口服每次0.1～0.3 g，每日3次，静推1 g，每日1次；静滴每次1～3 g，每日1次。

作用：在细胞氧化还原反应中发挥传递氧的作用，可促进结缔组织中间质的形成，抑制透明质酸酶和溶纤维蛋白酶，保持细胞间质的完整性，从而增强毛细血管壁的致密度，减低其通透性，亦有抗组胺和缓激肽的作用，故能增强抗组胺药的治疗效果。

不良反应：维生素C毒性虽低，但大剂量口服可引起恶心、呕吐、腹痛、腹泻，长期大剂量静脉注射可发生血栓形成。

注意事项：维生素C与维生素$B_2$或复方维生素B或维生素K并用后，可导致维生素C和其他三种药的作用减弱或消失；维生素C不能与多种抗生素配伍应用，如四环素类、乳糖红霉素、两性霉素B、氯霉素、青霉素、庆大霉素等；磺胺类药与大剂量维生素C合用也可引起结晶尿，造成肾损害。

3. 钙剂

钙剂常与抗组胺$H_1$受体药物联合应用，可增强疗效。用法和用量：10%葡萄糖酸钙10 mL加10%或50%葡萄糖10～20 mL缓慢静脉注射，每日1次，5～10次为1个疗程。

作用：钙剂是一种非特异性抗过敏药，能降低毛细血管通透性，增加血管壁致密度，对中枢神经有轻度抑制作用，故具有消炎、抗渗出、止痒、消肿等作用。

不良反应及注意事项：注射时必须缓慢，以免兴奋心肌引起心律失常导致心搏骤停；注射时勿漏出血管外，以免造成疼痛或组织坏死；服用洋地黄和强心苷等在停药2周内禁用。

4. 硫代硫酸钠（大苏打）

用法和用量：硫代硫酸钠干粉针剂（0.64 g）溶于10 mL注射用水中，静脉注射，每日1次，10次为1个疗程。

不良反应及注意事项：本药宜单独注射，不宜加混其他药物，静脉注射可有头晕、乏力、恶心和呕吐等反应，因此静脉注射速度不宜太快，以免引起血压下降。

5. 皮质类固醇激素

急性严重或泛发性变态反应性接触性皮炎患者，应短期应用皮质类固醇口服或静脉注射。用法和用量：成人用泼尼松30~40 mg/d分次服，或氢化可的松150~200 mg或地塞米松5~10 mg加入5%~10%葡萄糖溶液500 mL中静脉滴注，每日1次，病情控制后，逐渐减量，在1~2周内停药。

作用：皮质类固醇激素对人体的作用与剂量有关，临床上主要利用它的超生理剂量抗感染、抗过敏、抗纤维化、抑制免疫、抗毒素和抗休克等药理作用来治疗皮肤病。

不良反应：有皮肤萎缩、多毛、血栓形成、出血倾向、骨质疏松、高血糖，诱发和加重溃疡病、神经精神症状、青光眼等。长期大剂量应用者易发生以上不良反应。

禁忌证：严重精神病、肾上腺皮质功能亢进症、活动性溃疡病、活动性肺结核、中等度以上的糖尿病、严重高血压、妊娠早期和产褥期。

注意事项：长期治疗者需限制钠摄入，加用制酸剂，补充钙、钾，定期应用蛋白同化激素，警惕感染、糖尿病、高血压、白内障等的发生，有酒精过敏者忌用氢化可的松针剂。

6. 继发感染者

对于继发感染者应同时应用有效抗生素内服或肌注。

（二）局部治疗

根据病因及皮损特点选择适当的剂型和药物。

1. 急性期

轻度红肿、丘疹、水疱而无渗液时，选择炉甘石洗剂外涂，每2小时一次。作用：洗剂外用于皮肤后溶液很快挥发，留下粉剂均匀地黏着在皮肤表面，因此具有散热、止痒、收敛、干燥和消炎作用。

不良反应及注意事项：对皮肤干燥的患者，只能短期使用，否则会使皮肤更加干燥；不宜应用于毛发部位；不能用于有明显渗出的皮损，因为渗出物与洗剂中的粉末混合，干燥后结成痂壳，不但会增加局部充血和温度，还会掩藏细菌，使细菌有良好的繁殖及生存的环境，增加继发感染的机会。可外用皮质类固醇激素霜剂，如0.1%泼尼松冷霜，0.1%去炎松冷霜等。

急性皮炎有明显的渗液者，应当应用溶液开放性湿敷。常用湿敷溶液有3%硼酸液、生理盐水、庆大霉素生理盐水（40万U：500 mL），地塞米松生理盐水（10 mg：500 mL）。作用：可使皮肤血管收缩、血行减慢、新陈代谢减低，达到止痒、消炎，清洁皮损及抑制渗出的作用。

注意事项：湿敷的溶液应新鲜配制；湿敷垫应用4~6层医用纱布制成；湿敷时应尽量掌握无菌操作原则；湿敷的面积不能超过全身总面积的1/3，如果面积太大，要注意保温；湿敷垫要保持湿润。

2. 亚急性期

红肿、水疱及渗出明显减轻时，采用氧化锌糊剂包敷，每日1次，或外涂2~3次/日；皮质类固醇激素乳剂也可选用。

3. 慢性期

一般选用皮质类固醇激素软膏或霜剂外用，常用的有0.1%泼尼松冷霜、1%氢化可的松软膏、皮炎平霜、肤轻松霜、恩肤霜、卤美他松霜等，2~3次/日。软膏能软化痂皮，祛除鳞屑，增强药物渗透性及黏着性，使软膏中药物容易被吸收，作用渗入持久。

不良反应及注意事项：皮质激素长期外用，可引起皮肤萎缩、色素障碍、感染等；为了减少不良反应的发生，开始用中高效激素制剂，炎症减轻后改用低效激素制剂，或改为非激素类抗炎制剂如艾迪特膏、黑豆溜油软膏；对面部、皮肤薄嫩部位及小儿，应选择低效药或非激素类抗炎制剂。

## 六、预后

去除病因后，常数日左右痊愈，偶变慢性。

## 第四节 药疹

### 一、病因

药物性皮炎又称药疹（drug eruption），是指药物通过口服、注射、吸入等各种途径进入人体，在皮肤和黏膜上引起的炎症反应，重者可累及内脏器官和组织。由药物引起的非治疗反应统称为药物反应，药疹仅是其中的一种表现形式。引起药疹的药物种类很多。

临床上常见的药物如下：①抗生素类，以青霉素、头孢类、磺胺类为多，其次是氨苄西林、喹诺酮类等。②解热镇痛药，如阿尼利定、安乃近、感冒胶囊等。③催眠、镇静与抗癫痫药，如苯巴比妥、苯妥英钠、卡马西平等。④异种血清制品及疫苗，如破伤风抗毒素、狂犬疫苗等。⑤抗痛风药物，如别嘌呤醇、秋水仙碱等。⑥心血管用药。某些降压药和扩血管药如硝苯地平、依那普利、美托洛尔等。⑦某些中药。近年来中药引起的药疹也较多，如鱼腥草、穿琥宁、砷制剂等。

### 二、发病机制

药疹的发病机制非常复杂，可分为变态反应和非变态反应两大类。

#### （一）药物变态反应发病机制

药物的种类可由复杂的蛋白制品到简单的低相对分子质量化学品。多数属于后者。低相对分子质量的药物属于半抗原，必须首先与某些大分子物质如蛋白质等作为载体相结合，形成半抗原-载体结合物才能引起机体对该种药物的特异免疫反应。具有免疫原性的结合物，通常是通过共价键的结合，多是不可逆的，在体内代谢过程中不易被裂解，故易发生抗原作用。某些药物过敏反应只局限于一定的组织，可能是该组织的某种特殊成分起了载体作用。

药物本身固然可以与蛋白载体结合成完全抗原，但也有的药物是其降解产物或其在体内的代谢产物与蛋白载体结合成为全抗原。

与药疹发生有关的变态反应包括：Ⅰ型变态反应，如荨麻疹、血管性水肿及过敏性休克；Ⅱ型变态反应，如溶血性贫血、血小板减少性紫癜等；Ⅲ型变态反应，如血清病、血清病样综合征；Ⅳ型变态反应，麻疹样药疹、剥脱性皮炎等。药疹的免疫性反应相当复杂，有些药物所致药疹可以以Ⅰ型变态反应为主，也可以是Ⅱ型变态反应，或两种变态反应同时参与。

1. 药物过敏反应的影响因素

（1）治疗剂量、疗程和疗程次数的关系：摄取药物的机会越多，产生药物过敏反应的频度也越多。间歇重复应用比长期无间隙的应用更敏感，一旦致敏，小剂量药物重复摄入亦可发生。

（2）药物的性质：从化学结构上看，具有苯核和嘧啶核的药物抗原性高。有些药物的赋形剂和溶媒（如油、羟甲纤维素）以及乳化剂可以起一种佐剂作用，即可使抗原易于潴留或引起局部炎症而较易引起过敏。药物的剂型亦可影响药物过敏的发生，如胰岛素的非结晶型比很快吸收的剂型较易于发生过敏反应。

（3）遗传因素：在药物过敏反应发生上有一定的意义。青霉素过敏性休克的发病率，有过敏性家族史者高于无家族史者2~3倍。

（4）环境因素：可直接影响机体对治疗药物的反应或改变药物有关抗原变为免疫原性。机体所患的疾病有时也有重要影响。例如，组织损伤，特别是继发于感染的过程，也可以促发对药物的过敏，对抗生素过敏多发生在治疗某种疾病时应用抗生素，很少发生于应用抗生素预防某些疾病的健康人中。有人认为，这可能是由于有了可利用的新载体，或由于溶酶体酶改变了代谢途径，也可能由于细菌产物刺激了免疫系统之故。

2. 药物的交叉敏感与多元敏感

交叉敏感是指一种化合物引起的过敏反应，以后由另一种或多种与初次过敏源在化学结构上相似的化合物，或由于代谢中转换的产物在免疫化学上与初次过敏源结构相似或一致而引起同样的过敏反应。有些患者不仅对一种药物过敏，而且对多种药物过敏，这些药物在化学结构上可无相似之处，此称多元敏感。

3. 药物的光敏反应

有些药物仅在同时有紫外线的照射下才能敏感和引起皮疹。光线引起的光敏反应有两种，一种为光毒性反应，另一种为光变态反应。光敏性药物分为5组：①磺胺及其衍化物。②吩噻嗪类。③四环素族。④补骨酯素类。⑤其他，包括灰黄霉素、抗组胺制剂等。

### （二）非变态反应发病机制

1. 免疫效应途径的非免疫性活化

如药物可以直接作用于肥大细胞释放介质，而表现为荨麻疹、血管性水肿；或直接活化补体，如放射造影剂发生的荨麻疹反应。亦可由于药物改变花生四烯酸的代谢途径，即抑制了环氧化酶，使花生四烯酸产生前列腺素减少，这是阿司匹林及其他非激素抗炎药发生过敏样反应的原因。

2. 药物的积聚或过量

如长期服用米帕林（阿的平），由于吞噬细胞内吞噬药量增加，皮肤呈浅黄色；长期应用铋剂加上口腔卫生习惯不良者，齿龈出现蓝灰色"铋线"；长期大量服用氯丙嗪患者，在皮肤暴露部位由于药物或其代谢产物在日光参与下黏附于黑素而使皮肤出现带蓝棕色色素；砷剂皮炎则可能是丙酮酸氧化酶系统的抑制作用所致。

3. 药物不良反应及菌群失调

如细胞毒药物引起脱发，应用广谱抗生素后发生的肛周或口腔假丝酵母菌感染。

4. 药物的相互作用

药物的相互作用即药物竞争相同的血浆蛋白结合部位，抑制或刺激其降解所需的重要酶类，或影响另一药物的排泄。

5. 药物使已存在的皮肤病激发

例如β受体阻滞剂可引起银屑病样皮炎，应用西咪替丁而使皮肤型红斑狼疮激发，血管扩张剂可使酒渣鼻增剧。另外，在感染性疾病中应用特效药后，使原皮损加剧或出现新的损害，如用青霉素驱梅，常使二期梅毒疹加剧，这种皮疹可能是由于对大量死亡的梅毒螺旋体释放物的过敏反应，此即所谓Jarisch-Herxheimer反应。

## 三、临床表现

药疹的临床表现多种多样，常见的有下列类型。

### （一）固定型药疹

固定型药疹是最常见的一型。常由磺胺类、解热止痛类、巴比妥类等药物引起。损害可发生于任何部位，以口周、龟头及肛门等皮肤黏膜交界处多见，指趾间、手足背部、躯干等处也可发生。皮疹特点为局限性圆形或类圆形水肿性红斑，直径1~4 cm大小，鲜红色或紫红色，炎症剧烈者中央可形成水疱或大疱，边界清楚，损害大小不等，为一个或多个。停药一周以上红斑消退，局部遗留棕褐色或灰褐色色素沉着斑，可持续数月。当再次使用同类药物时，常于数分钟或数小时后，在原发疹处出现类似皮疹，并向周围扩大。随着复发次数的增加，皮疹数目可增多。发生于皱襞、黏膜处的皮损易糜烂，疼痛明显。一般无全身症状，少数泛发者有发热、头痛及全身不适。一般经7~10日皮损可消退，较重者可迁延数十日。

### （二）荨麻疹及血管性水肿型药疹

荨麻疹及血管性水肿型药疹较常见。多由青霉素、头孢类、血清制品、呋喃唑酮等引起。皮损似急性荨麻疹，即水肿性红斑、大小不等的风团，可伴有荨麻疹的其他症状，但皮疹较一般荨麻疹色泽红，持续时间长，自觉瘙痒，可同时伴有血清病样症状，如发热、关节痛、淋巴结肿大、血管性水肿甚至蛋白尿等，若致敏原不能去除，可表现为慢性荨麻疹，持续数月以至数年。

### （三）麻疹样或猩红热样药疹

麻疹样或猩红热样药疹又称发疹型药疹。多由解热止痛药、巴比妥类及青霉素、降压药和扩血管药、抗痛风药物等引起。发病常较突然，常由面颈部开始出现针头至米粒大红色丘疹，迅速向躯干处蔓延，散在或密集对称分布，皮疹类似麻疹。进一步发展皮疹可互相融合形成弥漫性红斑和肿胀、类似猩红热的皮疹。有时可伴有发热、头痛、乏力、白细胞增多等全身症状，但无麻疹或猩红热的其他特征。停药后1～2周病情好转，皮疹颜色变浅或消退，偶有糠秕状脱屑。

### （四）多形性红斑型药疹

多形性红斑型药疹常由磺胺类、巴比妥类、卡马西平及解热止痛类药物引起。皮疹似多形性红斑，为豌豆至蚕豆大小的圆形或椭圆形水肿性红斑或丘疹，中心为暗紫红色斑或水疱。皮疹多发，对称分布，以四肢伸侧、躯干、口腔与口唇为主，自觉瘙痒或疼痛。病情重时累及口腔、眼部、肛门、外生殖器、呼吸道、消化道黏膜，称重症多形性红斑型药疹，皮损呈现大疱、糜烂，全身症状严重，有畏寒、高热，伴肝肾功能损伤，此型药疹病情危重，死亡率高。

### （五）剥脱性皮炎型药疹

剥脱性皮炎型药疹是严重的一型药疹。常由磺胺类、巴比妥类、卡马西平等引起。起病急，常伴高热、寒战。皮损初为麻疹样或猩红热样红斑，逐渐加剧融合成片，呈弥漫性水肿性红斑，以面部及手足为重，颈部、腋窝、股部等皱襞处出现糜烂、渗液与结痂，口唇和口腔黏膜潮红肿胀，有水疱和糜烂，眼结膜充血、水肿，分泌物增加，重者出现角膜溃疡。2周左右，出现全身皮肤脱屑，呈片状，手足部脱屑如同手套和袜套样，毛发和指甲均可脱落，脱屑约持续一个月左右，逐渐减少，从大片状渐变为细碎糠秕状。严重者可伴有全身淋巴结肿大，并伴发肝肾功能损害，表现为转氨酶增高、低蛋白血症、血尿、蛋白尿。

### （六）大疱性表皮松解型药疹

大疱性表皮松解型药疹又称中毒性表皮坏死松解症，是最严重的一型药疹。常由磺胺类、解热止痛类、巴比妥类及卡马西平等引起。发病急，全身中毒症状重。常有寒战、高热，体温40℃左右。皮疹于1～4天遍布全身，皮疹初为鲜红色或暗紫红色斑片，很快扩大融合，其上出现松弛性大疱，并出现广泛性、对称性的表皮坏死松解，状似浅Ⅱ度烫伤。尼氏征阳性。表皮极易擦破，露出红色糜烂面，自觉疼痛及触痛。眼、鼻、口腔黏膜均可剥脱，可造成睑、球结膜的粘连、角膜损害以至角膜穿孔。呼吸道和胃肠道黏膜也可糜烂、脱落、溃疡，而出现呼吸道和消化道症状。如无并发症，患者可于3～4周内痊愈。严重者常出现继发感染、肝肾功能损伤、电解质紊乱、内脏出血、血尿、蛋白尿甚至氮质血症等，死亡率极高。

## 四、实验室检查

血常规检查见白细胞增多，常伴有嗜酸性粒细胞增多，若多脏器损害可见血清转氨酶增高、血尿、蛋白尿、血尿素氮、肌酐增高等。

## 五、诊断要点

（1）各型药疹的共同诊断要点：①明确的服药史。②服药后到发疹有一定的潜伏期。初次用药一般约需4～20天后才出现临床表现，已致敏者如再次用药，则数分钟至24小时之内即可发生。③皮疹突然发生，发展快。皮疹可呈多种类型，但对于某一患者而言常以一种为主。④严重者可伴不同程度的内脏损害、发热、关节痛、淋巴结肿大等全身症状。⑤停止使用致敏药物后皮疹可逐渐消退，糖皮质激素治疗常有效。

（2）药疹的临床表现复杂，不同药物可引起同种类型药疹，而同一种药物对不同患者或同一患者在不同时期也可出现不同的临床类型。临床中几种常见药疹类型的诊断要点如下。①固定型药疹：好发于口唇、口周、龟头等皮肤－黏膜交界处，为圆形或类圆形、水肿性暗紫红色斑疹，常为单发，偶可多发。②荨麻疹型药疹：皮损与急性荨麻疹相似，但持续时间长。可伴有血清病样症状。③发疹型药疹：是药疹中最常见的一型。散在或密集、红色、针头大小的斑疹或丘疹，皮疹似麻疹或猩红热。发病多突然，可伴发热等全身症状。④多形红斑型药疹：皮损与多形红斑相似，为豌豆至蚕豆大小、圆形或椭圆形水肿性红斑，中心呈紫红色，常出现水疱。累及口腔及外生殖器黏膜时可疼痛。⑤大疱性表皮松解型药疹：起病急骤，全身中毒症状较重。皮损初为鲜红色或紫红色斑片，迅速波及全身，出现水疱或大疱，尼氏征阳性，易形成糜烂。口腔、眼、呼吸道黏膜也可累及。⑥剥脱性皮炎型药疹：全身弥漫性潮红肿胀，而后大量鳞片状或落叶状脱屑。

（3）临床上将病情严重、死亡率较高的重症多形红斑型药疹、大疱性表皮松解型药疹及剥脱性皮炎型药疹称为重型药疹。此外药物还可以引起其他形态药疹如光敏皮炎型药疹、湿疹型药疹、紫癜型药疹、痤疮型药疹等称为轻型药疹。

## 六、鉴别诊断

### （一）发生在外阴部的固定性药疹应与硬下疳鉴别

后者无自觉症状，有不洁性交史，皮损初起为浸润性红斑，呈暗红色硬性斑块（如软骨样硬度），表面溃疡或糜烂，但无脓性分泌物，组织液涂片用暗视野显微镜检查可见梅毒螺旋体，梅毒血清反应阳性，经抗梅毒治疗可迅速消退。

### （二）麻疹样药疹应与麻疹鉴别

后者呈流行性发病，先有呼吸道卡他症状，全身症状较重，无瘙痒，颊黏膜可见科氏斑，有一定的出疹顺序。

### （三）猩红热样药疹应与猩红热鉴别

后者先有咽炎症状，瘙痒较轻，全身症状较重，常有头痛、恶心、呕吐、口周苍白圈、杨梅舌及颈淋巴结肿大等，实验室检查白细胞增高。

## 七、治疗

治疗原则：立即停用可疑致敏药物，促进致敏药物及其代谢产物的排泄，对症治疗。注意交叉过敏及多价过敏，积极治疗原发病。

### （一）轻型药疹

停用致敏药物后，鼓励患者多饮水以促进药物排泄，皮损多能逐渐消退。可给予抗组胺药、维生素C及10%葡萄糖酸钙静脉注射。必要时口服皮质类固醇，如泼尼松30～40 mg/d，皮疹消退后逐渐停药。局部外用炉甘石洗剂。固定型药疹有糜烂及渗出时，可用3%硼酸液或0.1%依沙吖啶溶液等湿敷，间歇期外用糊剂或油剂。

### （二）重症药疹

重症药疹包括重症多形红斑型药疹、剥脱性皮炎型及大疱性表皮松解型药疹。治疗除停用致敏药物外，要采取如下措施。

1. 早期足量使用皮质类固醇激素

开始每天用氢化可的松300～500 mg，或地塞米松10～20 mg及维生素C 2～3 g加入5%～10%葡萄糖溶液中静脉滴注。皮质类固醇激素足量的标志是2～3天体温得到控制，原皮疹色泽转暗，渗液减少，水疱干燥，无新皮疹出现。一旦病情稳定好转，则迅速减少激素用量，每3～4天减初用量的1/4左右，一般可在2～3周左右减完。

2. 加速致敏药物和代谢产物的排泄

鼓励患者多饮水或静脉补液，以促进药物及代谢产物的排泄。对由重金属引起的药疹应及早使用络合剂，以加速其在体内的代谢。

3. 支持疗法

对原有疾病应改用非致敏药物治疗，并注意水、电解质平衡，及时纠正酸中毒。对病情重、病期较久者，由于高热及皮肤剥脱、渗出等，易出现血浆蛋白降低、脱水和电解质紊乱，应及时纠正，注意蛋白摄入量，必要时输血或血浆，也可给予静脉高营养。

4. 预防和治疗并发症

如有感染要及时选用有效、非致敏的抗生素，尽快控制感染。若伴发肝损害，应加强护肝治疗，包括静脉高营养或食用高能量流质饮食、补充多种维生素等。

5. 免疫抑制剂治疗

重症患者可采用皮质类固醇加免疫抑制剂环磷酰胺 100～300 mg/d 静脉点滴，该法奏效迅速，可缩短激素使用时间，也可使用环孢素 4 mg/（kg·d），有较好疗效。

6. 局部治疗

应使用无刺激性及具有保护、收敛、消炎作用的药物，并根据皮损情况选用适当的剂型。对中毒性表皮坏死松解症患者，应住隔离病房，使用消毒棉垫，每天更换消毒床单，房间定期消毒；其糜烂面应暴露（但要注意保温），皮损处应保持创面干燥。注意保护眼睛，定期生理盐水冲洗，清除分泌物，白天以抗生素眼药水及氢化可的松眼药水交替点眼，夜间入睡前涂足量眼药膏，可防止粘连。有口腔糜烂者，可用2%碳酸氢钠液或多贝氏液漱口。

## 八、卫生宣教

药疹为医源性疾病，应引起临床医生的注意，为了避免或减少药疹的发生，必须注意以下四点。

（1）用药应有的放矢，切勿滥用药物，用药前应详细询问药物过敏史。并注意交叉过敏。

（2）要注意药疹的早期症状，一旦出现难以解释的发热及皮肤黏膜的症状，如结膜充血、皮肤瘙痒、皮疹，应想到药疹的可能，要立即停用可疑药物，并尽早做出诊断。

（3）应用青霉素、链霉素、普鲁卡因等药物时，应严格按照药典规定执行皮试制度。

（4）对已确诊为药疹的患者，应记入病历，并用红笔标注，明确告知患者，避免重复使用同类和结构类似药物，以免加重病情或再发。

## 九、预后与转归

一般药疹病因明确，如治疗及时，避免再次使用致敏药物或化学结构相类似的药物，一般不会复发，预后良好，但重症药疹如年老体弱合并有严重内脏或多重感染者则病情危重，甚至可导致死亡。

## 第五节 特应性皮炎

特应性皮炎（atopic dermatitis）是一种有明显家族史的慢性炎症性皮肤病，又称异位性皮炎、体质性湿疹或遗传过敏性皮炎等。atopy 一词的含义是：①易患过敏性鼻炎、湿疹、哮喘的家族倾向。②对异种蛋白过敏。③血清中 IgE 增高。④血嗜酸粒细胞增多。

### 一、病因及发病机制

特应性皮炎病因不清。一般认为，本病与多种因素（如遗传、免疫学异常）有关。

#### （一）遗传因素

约 3/4 的患者有家族发病倾向，尤其是合并有呼吸道表现的患者。有研究报道，在单合子双胞胎中，皮炎一致率为 70%～86%；在双合子双胞胎中，仅为 21%～23%。此结果表明，在特应性皮炎的发病中，基因比环境更为重要。

#### （二）免疫学异常

目前认为特应性皮炎分为两型：第一种为外源型（extrinsic EAD）与 IgE 介导的敏感性有关，

70%~80%患者属于此类；第二种为内在型（intrinsic IAD）与IgE无关，占患者的20%~30%，两者均有嗜酸粒细胞参与。外源型记忆性T细胞表达皮肤淋巴细胞相关抗原，产生过量的$Th_2$细胞因子，包括能促进IgE合成的IL-4和IL-13以及促进嗜酸粒细胞发育生长的IL-5。IL-4和IL-13，还可以抑制T细胞产生$Th_1$细胞因子如γ干扰素，$TH_1$细胞因子可以抑制$Th_2$细胞功能。内在型IL-4和IL-13水平则较低。IL-10与两型均相关。

最近还有报道，皮肤T细胞趋化并激活调节细胞因子在疾病进展期增强，治疗后减弱；超抗原刺激后$CD4^+ CD25^+Treg$细胞丧失免疫抑制功能；患者缺乏抗菌多肽，抗感染能力减弱，早期局部外用钙抑制剂有可能预防复发和减少糖皮质激素用量等。

## 二、临床表现

自觉症状为剧烈瘙痒。皮疹表现可分为以下几个时期。

### （一）婴儿期

表现为面部、颈部、躯干的红斑、丘疹、丘疱疹、水疱、渗液、结痂等改变，反复发作，继发感染可出现脓疱。皮疹可在2岁左右逐渐痊愈。但也有迁延不愈至儿童期者。

### （二）儿童期

可由婴儿期发展而来也可独立起病，表现四肢干性、肥厚苔化等慢性皮炎损害，尤以肘窝、膝窝明显。可有亚急性发作。至青春期可痊愈或延至成人期。

### （三）成人期

表现以干燥肥厚苔化为主，可出现炎症后色素减退或色素加深。有些患者其他部位皮炎消退后可遗留手部皮炎。

其他表现有手纹粗乱、干皮症、易发脓皮病、面色苍白、眼眶周围色素沉着及过敏性鼻炎、荨麻疹等改变，可见于各期。

化验检查见血清IgE升高，外周血嗜酸细胞增多及多种变应原过敏等。细胞免疫功能可低下。

## 三、实验室检查

（1）血液嗜酸性粒细胞增加，血清IgE增多，抑制性T淋巴细胞减少。

（2）白色皮肤划痕反应、乙酰胆碱（1/10 000，0.1 mL）皮内注射呈迟发苍白反应，可作为辅助诊断依据。

## 四、诊断

根据慢性、复发性、特征性、阶段性皮肤改变可以诊断，家族或个人遗传过敏史可有可无。干皮症，血IgE及嗜酸细胞升高，易发皮肤脓皮病等可作为辅助诊断。

目前英国Williams制订的诊断标准已被许多国家学者接受。

### （一）主要标准

瘙痒。

### （二）次要标准

（1）2岁前发病（4岁以下小儿不适用）。

（2）屈侧有湿疹。

（3）全身皮肤干燥史。

（4）屈侧皮肤受累史（10岁以下儿童包括面部）。

（5）个人有其他异位病史或4岁以下儿童一级亲属有异位病史。

凡具备主要标准及3个或3个以上次要标准可诊断为异位性皮炎。

## 五、鉴别诊断

本病需与湿疹、慢性单纯性苔藓、婴儿脂溢性皮炎等进行鉴别。

### （一）湿疹

湿疹常无家族史，无一定好发部位。

### （二）慢性单纯性苔藓

皮损为苔藓样变和多角形扁平丘疹，无个人和家族遗传过敏史，无特殊的皮损发生和发展规律，无血清和皮肤点刺试验的异常发现。

### （三）婴儿脂溢性皮炎

婴儿脂溢性皮炎常发生于婴儿的头皮、耳后、眉间及鼻唇沟处，以灰黄色或棕黄色油腻性鳞屑为特征性皮损，无遗传过敏性家族史。

## 六、治疗

（1）轻症者可内服抗组织胺药加局部外用药治疗。

（2）重症者可内用皮质类固醇激素，详见变应性接触性皮炎。

（3）急性症状控制后可试用免疫调节剂，如转移因子、胸腺因子、胸腺素等治疗。

（4）用饮食试用法剔除容易使皮疹加重的食物。方法在发作期忌口，缓解期每周加一种食物，观察食用后皮肤症状改变，如有加重，则应剔除。注意每次只加一种食物，以免分辨不清。

（5）进行吸入变应原过敏状况检查，确切过敏者应避开对其过敏的过敏源或行特异脱敏疗法。

（6）婴幼儿皮疹发作期最好用纯棉布（注意勿用纱布，易脱线）包裹双手以减少搔抓损伤、继发感染的机会。

（7）异位性体质患者的皮肤属于敏感性皮肤，故应加强皮肤护理，不穿羊毛、化纤等对皮肤有刺激的衣物，少洗澡（最多每日一次），不用热水烫洗，不用肥皂，洗浴后用润肤油。居室内不养动物飞禽等。

## 七、卫生宣教

（1）对患者要精心护理，避免加重皮疹的各种因素。做到合理喂养，忌吃海鲜、牛肉等食物，注意蛋白质食物过敏；调节胃肠功能，纠正腹泻或便秘；衣服要清洁、柔软、宽大，不宜穿着毛、丝、化纤内衣裤，穿着不宜过暖，以免加剧瘙痒；避免热水、肥皂烫洗；尽量避免搔抓。

（2）病情缓解期宜注意健脾，调养身体，增强体质。可用党参、怀山药、炒扁豆、大枣等煲汤或煮粥。

## 八、预后

本病呈慢性过程，在婴儿期到儿童期的转折期，部分患者可自然好转，进入青年成人期后病情往往长期持续，但不危及生命。

# 第十二章

# 红斑、丘疹、鳞屑性皮肤病

## 第一节 单纯糠疹

单纯糠疹又称白色糠疹或面部干糠疹，是一种以干燥鳞屑性淡色斑为特征的轻度炎症性皮肤病。病因不明。有人认为可能与糠秕孢子菌感染有关。目前多认为是一种非特异性皮炎，皮肤干燥、风吹、日晒、肥皂等均可能为诱发因素。好发于儿童和青少年，任何季节均可发病，但冬春季节较明显。皮损为圆形、椭圆形或不规则形斑片，直径可达数厘米，淡白色或淡红色，边界清楚，表面干燥，覆有细小灰白色糠状鳞屑。好发于面部，有时也可见于颈部、躯干，少数患者可泛发全身。一般无自觉症状，部分患者可有轻度瘙痒。本病有自限性，经过数月或更长时间可自愈。治疗目的主要是缩短病程。局部可外用硅霜、维生素E霜、维生素$B_6$霜、1%氢化可的松霜、2.5%白降汞软膏、2.5%～5%硫黄软膏、1%～2%咪康唑霜。

## 第二节 玫瑰糠疹

玫瑰糠疹是一种常见的炎症性自限性皮肤病。病因尚不十分清楚，根据本病多见于春秋季节，有小范围流行性，病程有自限性，很少复发等，提示本病可能与某种传染因素如病毒感染有关。

### 一、临床表现

多见于青壮年，好发于春秋季节。部分患者发疹前可出现轻度全身不适、头痛、咽痛等前驱症状。在躯干或四肢某部位出现一直径2～3 cm玫瑰色的圆形或椭圆形斑片，边界清楚，表面覆细薄糠状鳞屑，称为母斑或前、驱斑。经1～2周，全身相继出现散发榆钱大小圆形或椭圆形淡红色斑，称为子斑或继发斑，中心略呈黄褐色，边缘有领圈样薄屑，皮损长轴与皮纹走行一致，常对称性分布于躯干和四肢近心端。一般头面部及掌跖部不受侵犯。无自觉症状或不同程度瘙痒。病种自限，经4～8周可自行消退，个别病例可迁延数月或更长，很少复发。

特殊类型者皮损以丘疹、丘疱疹为主，其间可见到少许典型皮损。

### 二、诊断要点

（1）皮损为圆形或椭圆形红斑，表面覆有细薄鳞屑，长轴与皮纹走行一致。
（2）好发于躯干及四肢近心端。

（3）病程自限性。

## 三、鉴别诊断

### （一）体癣
皮损数目较少，边缘有丘疹或小水疱。真菌检查呈阳性。

### （二）银屑病
皮损好发于头皮及四肢伸侧，上覆银白色鳞屑，并有薄膜现象及点状出血。反复发作。

### （三）花斑癣
皮损好发于颈部及胸背多汗部位，无炎症反应。真菌检查为阳性。

### （四）二期梅毒疹
好发于胸、腹部及躯干侧部，指甲大圆形或椭圆形蔷薇色或紫褐色斑，无自觉症状。梅毒血清反应阳性。

## 四、治疗

向患者说明本病可自然痊愈，解除不必要的顾虑，消除紧张心理。发疹期应忌辛辣等刺激性食物。

# 第三节　石棉状糠疹

石棉状糠疹为好发于头皮的一种慢性皮肤病，因有厚积的石棉状鳞屑而得名。

## 一、临床要点

### （一）病因及诱因
病因不清，一般认为系毛囊角化所致，也有人认为可能是银屑病或脂溢性皮炎的一种继发感染。

### （二）好发年龄
好发于青少年，女性多见。

### （三）皮损特征
损害为发生于头皮的鳞屑斑，病损区毛发近端可见包绕的白鞘，可沿毛发上下移动；表面有大量纯白色石棉状鳞屑，黏着成块；鳞屑下毛囊口呈棘状隆起。

### （四）毛发
毛发正常，不变质，不脱落，患部头皮不发生瘢痕及萎缩，无明显炎症。

### （五）瘙痒
除轻度瘙痒外无自觉症状。

### （六）病程
病程及转归病程慢性。

## 二、诊断及鉴别诊断

依据毛发鞘、糠状鳞屑及毛囊口棘状隆起不难诊断。本病需与下列疾病相鉴别。

### （一）白癣
灰白色鳞屑斑呈卫星状分布，可有断发，病发毛根部干上白色菌鞘不能移动，真菌检查阳性。

### （二）头皮银屑病
为多层银白色鳞屑，其下皮肤为潮红斑，皮损处头发呈束状，无毛发鞘，身体其他部位可有银屑病皮损。

### （三）头皮糠疹
头皮上呈弥漫性灰白色细小鳞屑，常伴瘙痒和头发脱落。

## 三、药物治疗

（1）用硫黄香皂、硫化硒洗发剂、采乐洗剂等洗涤头部；局部干燥时外涂硫黄等角质促成剂的软膏或乳膏，油腻时涂水氯酊（水杨酸 2 g，氯霉素 1g，75% 乙醇 100 mL），2 次/d。

（2）外用 0.05 % ~ 0.1% 维 A 酸软膏或乳膏，1 ~ 2 次/d，也可用维胺酯乳膏。

（3）内服或注射维生素 $B_6$ 和维生素 A，但疗效尚难确定。

## 第四节　红皮病

红皮病（Erythroderma）又称剥脱性皮炎，是一种全身或几乎全身皮肤潮红、脱屑为特征的炎症性疾病。

## 一、病因

引起红皮病的病因很多，常见的可归纳为四类：①继发于其他皮肤病。②药物过敏。③继发于恶性肿瘤。④原因不明。

## 二、发病机制

某些炎症性皮肤病因处理不当，或治疗不及时可发展成红皮病，常见的有银屑病、湿疹、脂溢性皮炎、自家敏感性皮炎、异位性皮炎、接触性皮炎、毛发红糠疹等，其中以银屑病和湿疹为主。某些药物，如磺胺类、抗疟药、青霉素、汞剂、砷剂、苯妥英钠或巴比妥类、别嘌醇或卡马西平等内服或外用可致病。由恶性肿瘤引起的红皮病一直受到人们的重视。继发于恶性肿瘤者占 8% ~ 20%，主要为淋巴网状内皮系统恶性肿瘤，包括蕈样肉样肿、Sezary 综合征、Hodgkin 病、白血病、恶性淋巴瘤等。肿瘤可以先于皮肤病，亦可以同时或其后发病。原因不明红皮病即所谓特发性红皮病占有相当比例，这些病例在诊断后的病程经过中，有部分仍能查到原因。因此，对本组患者应详细询问病史、全面检查、定期随访观察。

## 三、临床表现

依据病情、预后可分为急性和慢性。

### （一）急性红皮病

发病急骤，伴有高热、全身乏力、肝脾淋巴结肿大等。皮损初起为泛发的细小密集斑片、斑丘疹，呈猩红热样或麻疹样，迅速增多、融合成全身弥漫性潮红、肿胀，以面部及肢端明显，并伴有大量脱屑，呈大片或细小糠秕状，手掌、足跖部鳞屑可呈手套或袜套状脱落，手、足、四肢关节面出现皲裂，甚至出现脱发、甲脱落，腋部、会阴、肛门周围、肘窝、腘窝处可以糜烂、渗出，常伴有剧烈瘙痒。经 1 ~ 2 个月后皮肤逐渐恢复正常，伴色素沉着，皮肤呈古铜色。

### （二）慢性红皮病

表现为慢性弥漫性浸润性潮红、肥厚、大量脱屑，渗液、肿胀减轻。鳞屑可细小糠秕状或为小片叶状。皮肤血流量增加，导致体内热量经皮肤大量丢失，体温调节失衡，患者可出现低体温状态，引起寒战、发热和低体温交替；反复脱屑，蛋白质大量丢失，加上红皮病的肠道病变，影响蛋白质的吸收和利用，血清总蛋白减低，导致低蛋白血症；还可出现酮症酸中毒、继发感染、心血管病变、内分泌失调等。

## 四、病理

红皮病的组织学改变一般为非特异性。表现为角化不全间以角化过度，颗粒层变薄或消失，棘层肥厚，细胞内或细胞间水肿，海绵形成。有时可见细胞外渗和 Munro 微脓疡。真皮中上部血管扩张充血，血管周围有炎细胞浸润，主要为淋巴细胞、组织细胞和嗜酸性粒细胞。有时血管内皮细胞增生、血管壁坏死和血栓形成。

## 五、实验室检查

约半数患者白细胞总数增加,伴细菌感染时增高更明显。嗜酸性粒细胞亦常增多,部分患者血沉增快。病情重、病期长的患者往往出现贫血,低蛋白血症。有内脏损害者有相应的改变,如蛋白尿、血尿、肝肾功能异常等,并发肿瘤时可出现特异性骨髓象及周围血象改变。

## 六、诊断和鉴别诊断

诊断不难,重要的是找出其病因。药物过敏引起者,有明确内服用药史,起病急,多有发热,早期损害可呈麻疹样或猩红热样皮疹,病程较短。银屑病性红皮病有银屑病史,多由于刺激性治疗而引起,有时可见到残存的银屑病性皮损或偶见正常"皮岛"。湿疹引起者,有湿疹病史,多因急性期治疗不当而发展为红皮病。恶性淋巴瘤伴发的红皮病,皮肤浸润明显,瘙痒顽固,淋巴结显著肿大,其组织病理具有该病的特征性改变。对原因不明的红皮病,应详细询问病史,全面检查,力求找出病因。

## 七、治疗

病因明确者,应尽早去除,如立即停用过敏药物或者刺激性治疗,及时处理原发疾病,伴发恶性肿瘤者应同时进行抗肿瘤治疗。

### (一)外用药物治疗

原则是安抚止痒、保护皮肤、防止感染。糜烂渗液明显者,可用3%硼酸溶液局部湿敷,但面积不能超过体表的30%~40%,以防吸收中毒;无渗出处可酌情用无刺激性的粉剂、洗剂、霜剂或软膏。

### (二)内用药物治疗

皮质类固醇在红皮病的治疗中占有重要地位,重症患者可口服或静脉滴注,以迅速控制病情发展,尤其是药物过敏引起者。一般成人剂量为泼尼松40~60 mg/d,根据病情调节剂量,同时注意不良反应。可给予支持疗法,如高蛋白质饮食,补充多种维生素,维持水、电解质平衡;有感染时给予抗感染治疗;瘙痒明显者可口服抗组胺剂;甲氨蝶呤、雷公藤多苷等免疫抑制剂可用于银屑病、毛发红糠疹或湿疹等引起的红皮病,以便减少激素用量且益于原发病的治疗。

## 八、卫生宣教

(1)停用可疑的致敏药物,避免滥用药。
(2)患者宜卧床休息,不宜过劳。
(3)加强护理,密切观察,预防、及时发现并治疗并发症。
(4)不宜用刺激性的外用药。
(5)宜高蛋白饮食,多吃蔬菜水果,忌食辛辣、刺激性食物及发物。

## 九、预后

本病预后取决于病因、病程及治疗,病死率较高,死因包括肺炎、败血症、心力衰竭、肝肾损害及恶性肿瘤等并发症。

# 第五节 多形红斑

多形红斑(Erythema multiforme)又称渗出性多形红斑。是一种病因复杂的急性炎症性皮肤病。皮损具有多形性,常伴有黏膜损害,严重者出现全身症状。

## 一、病因

病因复杂,目前多认为是机体对外来抗原产生的变态反应。变应原包括细菌、病毒、真菌、原虫、支原体、食物、药物、疫苗、血清等。近年来比较重视单纯疱疹病毒感染。另外，还与物理因素如寒冷和气候变化有关。

## 二、临床表现

多见于青年，女性多于男性，好发于春秋季节。发病前可有倦怠、头痛、咽痛、畏寒发热、食欲不振、关节痛及全身不适等前驱症状。皮疹在 12～24 小时内突然发生，对称分布于颜面、躯干及四肢，尤其好发于面部、手足背、前臂及踝部，部分可累及黏膜。皮损呈多形性，有红斑、斑丘疹、丘疹、水疱、大疱、血疱和紫癜等。自觉灼痛、胀痛或瘙痒。根据皮损特点，可分为以下三型。

### （一）斑疹–丘疹型

此型最常见。皮损为扁豆至钱币大小圆形或椭圆形水肿性红斑或扁平丘疹，颜色鲜红，境界清楚，皮损向周围扩大，1～2 天后中央颜色变暗呈紫红色，或出现水疱、血疱或紫癜，形如虹膜样或靶形，为本病的特征性损害，有诊断价值。常对称分布，自觉瘙痒，黏膜损害轻或无，病程约 2～4 周。

### （二）水疱–大疱型

可由斑疹–丘疹型发展而来。皮损中央形成水疱、大疱或血疱，周围绕以红晕，呈虹膜样，尼氏征阴性。此型常有黏膜损害，口腔、鼻腔及外生殖器黏膜均可受累，表现为红斑、水疱、糜烂或浅表溃疡，自觉疼痛。眼可发生卡他性结膜炎，少数侵犯角膜和巩膜。全身症状有关节痛、发热、蛋白尿、血尿等。

### （三）重症型

重症型即 Stevens-Johnson 综合征。此型发病急剧，有较重的前驱症状，如高热、头痛、乏力、咽痛、关节痛及全身不适。皮损发展迅速，常广泛分布于全身，尼氏征可阳性。黏膜损害出现早且严重，全身腔口部位黏膜均可受累，可出现水疱、糜烂、溃疡及出血，自觉疼痛，严重者食管及胃肠道黏膜受累，进食困难。眼部损害发生率高且严重，表现为结膜炎、角膜炎或角膜溃疡、虹膜炎，甚至全眼球炎。常并发支气管炎、肺炎、消化道出血、心肌炎、坏死性胰腺炎、继发感染、电解质紊乱及肝肾损害等，可危及生命。病程 3～6 周。

## 三、组织病理

表皮角质形成细胞出现不同程度的坏死，基底细胞液化变性，可形成表皮下水疱，真皮上部水肿，血管周围淋巴细胞为主的浸润。

## 四、鉴别诊断

### （一）冻疮

根据本病好发部位、皮疹特点，通常较容易诊断。主要应与以下疾病鉴别。发生于冬季，好发于肢体末端外露部位，表现为局限性暗红色肿胀，严重时出现水疱、糜烂，但无虹膜样损害。无黏膜损害。自觉瘙痒灼痛，遇热后加剧。

### （二）大疱性类天疱疮

多发生于老年人，早期为浮肿性红斑，常有大疱，但无虹膜样损害，结合组织病理可鉴别。

## 五、治疗

寻找可疑病因，给予相应治疗，如控制感染、停用一切可疑致敏药物等。

### （一）一般治疗

对重症者，应加强护理，卧床休息，给予高能量、高蛋白及多种维生素的流质或半流质饮食。对大面积渗出者应注意水、电解质平衡，加强支持疗法，必要时可输新鲜血液、清蛋白或血浆。

### （二）内用疗法

（1）轻者一般给予抗组胺药物、钙剂、维生素 C 等。

（2）对重症者应尽早应用糖皮质激素，如氢化可的松 200～400 mg，或地塞米松 10～20 mg，每日

1次静脉滴注，全身症状及皮损好转后逐渐减量至停药。

（3）及时选用抗生素控制和预防感染。

（4）抗病毒药物：阿昔洛韦 0.2 g，每日 5 次口服，或阿昔洛韦 0.5 g，每日 2 次静脉滴注，5～7 日为一疗程。

### （三）外用疗法

以消炎、止痒、收敛、防止继发感染为原则。

1. 皮肤损害

皮肤损害可外用炉甘石洗剂、糖皮质激素乳剂；对大面积糜烂者应干燥暴露，严格隔离消毒。

2. 黏膜损害

口腔黏膜损害，可用复方硼砂溶液或 2% 碳酸氢钠溶液漱口。为减轻进食时疼痛，可在餐前用 2% 普鲁卡因溶液漱口或喷涂 1%～2% 盐酸丁卡因溶液。眼部损害用生理盐水冲洗后，交替滴氯霉素滴眼液和氢化可的松滴眼液。肛门及外阴部损害，可用生理盐水或用 1∶5 000～1∶8 000 高锰酸钾溶液湿敷。

## 第六节　离心性环状红斑

离心性环状红斑（Erythema annulare centrifugum）为一种呈环状、离心性扩大的红斑性皮肤病，过程慢性，反复发作。

### 一、病因与发病机制

病因不清，可能与感染（如皮肤真菌感染）、虫咬、吸入物、药物和化学制品等相关，极少数患者可能与恶性肿瘤有关，某些患者可能有遗传素质。

### 二、临床表现

皮损好发于躯干和四肢近端，手足很少累及。初起为单发或多发的风团样红色丘疹，逐渐向外扩大，中央消退，形成环形、弓形、漩涡形或多环形，边缘宽 4～6 mm，其上有糠秕状细小鳞屑附着，红斑每天以 2～5 mm 的速度扩展，最终直径可达数厘米或数十厘米。自觉轻度瘙痒。皮损在数周后可自行消退，但新的皮损又不断出现，病程慢性，常反复发作，但预后良好。

### 三、诊断和鉴别诊断

根据典型的临床表现可诊断。本病应与体癣、亚急性盘状红斑狼疮等进行鉴别。

### 四、治疗

主要为去除病因和对症治疗，局部可外用炉甘石洗剂或糖皮质激素软膏。可口服抗组胺药，也可应用维生素 C、钙剂，病情顽固者可系统使用小剂量糖皮质激素，但停药后易复发。

## 第七节　银屑病

银屑病（Psoriasis）是一种常见的易复发的慢性炎症性无传染性的红斑鳞屑性皮肤病。

### 一、临床要点

#### （一）发病年龄

本病可发生于任何年龄，但青壮年多见。

#### （二）病因及诱因

迄今病因不明，发病机制其说不一，其中主要有遗传、感染、代谢障碍、内分泌紊乱、神经精神因素及免疫等学说。创伤、手术、季节变化、分娩、辛辣食物、饮酒及某些药物均可诱发本病或使之加重。

### (三) 分型

依临床表现本病分为寻常型、脓疱型、关节病型及红皮病型银屑病等四型。

1. 寻常型银屑病

①皮损部位：皮肤损害为全身性，好发于头皮和四肢伸侧，尤以肘膝关节伸侧为多，其次为腰部、背部，分布有不同程度的对称性。②基本损害：为红色丘疹，渐扩大或融合为圆形、椭圆形或不规则形红斑，边界清楚。表面覆有多层银白色鳞屑，皮损可散在或融合成片。皮损典型特征为剥除皮损表面鳞屑显硬脂样光泽，称硬脂斑现象或刮蜡现象，至最下层时可见半透明发亮薄膜，称薄膜现象，刮去薄膜后可见点状出血点，称点状出血现象或Auspitz征。③皮损分期：皮损可分为三期。进行期：为急性发作阶段，原有皮损不断扩大，不断有新的皮损出现，有较厚的鳞屑，周边炎性浸润明显。正常皮肤受到刺激（外伤）后，可在受损部位发生新的皮疹，称同形反应或koebner征。稳定期：病情稳定，暂停发展，炎症减轻，无新疹出现，旧疹不见消退。退行期：炎症浸润逐渐消退，鳞屑减少，皮损缩小变平，数目减少，周围出现色素减退晕或中央消退呈环状，皮疹消退后可留有色素减退或色素沉着斑。④头皮损害：发病初皮损沿发际呈带状分布，后及整个头皮，由于鳞屑厚积，头发常呈束状，但无脱发。⑤甲损害：部分患者指（趾）甲表面有点状凹陷，呈顶针样改变，严重者甲板变厚、变脆、失去光泽、游离端与甲床分离。⑥病程：慢性，易复发，多数患者于夏季病情自然缓解，秋冬季加重。部分患者则相反，夏季加重，冬季减轻或消退。

2. 脓疱型银屑病

临床上分为泛发性和局限性两型。

泛发性脓疱型银屑病：①临床少见，以中青年居多，可有银屑病病史，可因感染、疲劳、月经、不适当的外用药刺激或骤然停用皮质类固醇激素诱发本病。②皮损可在急性炎性红斑基础上，或在寻常性银屑病皮损上突然潮红，出现多数密集针头至粟粒大小黄色无菌浅在性脓疱，脓疱常融合，成为片状脓湖。③皮疹常全身泛发，在四肢屈侧、腹股沟、腋窝等皮肤皱褶处，常因摩擦而出现糜烂、结痂。舌面上常有较深的沟纹，称为沟纹舌。④突然发病，常有全身不适，弛张热，关节肿胀及疼痛。⑤病情时轻时重，呈周期性复发，每次发作前先有高热和全身不适。起疱处皮肤有灼痒或刺痛感，很快在潮红的皮肤表面成群地出现脓疱，持续数日或数周，部分病例转为红皮病。常伴发肝、肾等系统损害，预后较差。

局限性脓疱型银屑病（又称掌跖脓疱性银屑病）：①皮损仅限于手足部，以掌跖多见。在大小鱼际、掌心或指掌面，足跖或跖侧缘对称发生，也可波及腕部和踝部。②损害为红斑基础上出现多数淡黄色针头至粟粒大小脓疱，基底潮红。皮疹常成批出现，经1～2周脓疱干涸，结痂，脱屑。以后又出现新脓疱，如此周期性反复发作，时轻时重。③一般无全身症状，自觉痒痛，慢性病程，经久不愈。指甲常被累及，呈混浊肥厚，有嵴状隆起。

3. 关节病型银屑病（又称银屑病性关节炎）

①多见于男性，常继发于寻常型，或与脓疱型及红皮病型并发。关节症状常与皮损同时加重或减轻，关节表现可出现在银屑病之前，也可出现在银屑病之后。②临床表现为非对称性外周多关节炎，以手、腕、足等关节多见，早期关节红肿疼痛，呈梭形肿胀，长期病变后可发生关节变形，重者膝、踝、肩、髋、脊柱等大关节均可受累，关节红肿疼痛，强直变形。③多与脓疱型及红皮病型银屑病并发，预后较差。④X线检查示软骨消失，关节边缘被侵蚀，重者可有溶骨，关节腔变窄或肥大性关节炎改变。

4. 红皮病型银屑病

①常因寻常型银屑病进行期用药不当刺激后，或长期大量服用皮质类固醇激素药物的过程中，骤然停药或减量不当所致。此外，也可由关节病型银屑病或泛发性脓疱型银屑病转为本型。②皮损为全身弥漫性潮红、浸润、肿胀，有大量银白色脱屑，但其间可有片状正常"皮岛"。头皮有厚积鳞屑，指（趾）甲混浊变厚、变形，甲可脱落。③常伴有发热、畏寒、头痛、关节痛等全身症状，浅表淋巴结肿大。④病程较长，常数月不愈。常伴有体温升高，肝脾肿大，肾功能损害。

### （四）实验室检查

可见白细胞增多，血沉加快；脓疱细菌培养阴性；类风湿因子阴性，血钙低于正常，$\gamma$ 和 $\alpha_2$ 球蛋白升高。各型银屑病组织病理特征如下。

1. 寻常型银屑病

表皮角化不全，角层内或其下方可见 Munro 微脓肿，颗粒层变薄或消失，棘层肥厚，表皮突向下延伸，真皮乳头呈杆状向表皮上伸，真皮乳头内血管扩张，内皮增生，血管周围少量淋巴细胞浸润。

2. 脓疱型银屑病

基本同寻常型银屑病，但表皮浅层可见较大的 Kogoj 海绵状脓肿，真皮有以淋巴细胞和组织细胞为主的炎性浸润，弹力纤维破坏。

3. 关节病型银屑病

皮肤损害同寻常型银屑病。

4. 红皮病型银屑病

同寻常型银屑病，但炎症较显著。

## 二、诊断及鉴别诊断

依据皮损特点、好发部位、慢性经过、易于复发及组织病理学特点等易于诊断。本病应与下列疾病相鉴别。

### （一）头皮脂溢性皮炎

需与头皮银屑病相鉴别，头皮多油脂，皮损边界不清，有脂溢性鳞屑，常合并脱发，但无束状发。

### （二）玫瑰糠疹

为椭圆形淡红黄色薄鳞屑斑，其长轴与皮纹走行一致，皮损主要分布在躯干和四肢近端，常有自限性，极少复发。

### （三）毛发红糠疹

皮损主要为毛囊角化性丘疹，伴细小的白色鳞屑，无薄膜现象和点状出血。

### （四）扁平苔藓

皮损为紫蓝色扁平多角形丘疹，表面有蜡样光泽，不易剥脱，密集成片或带状分布，可见 Wickham 线，瘙痒感明显，病理有特异性改变。

### （五）类风湿性关节炎

关节病型银屑病需与类风湿性关节炎相鉴别，后者无全身他处银屑病皮损，类风湿因子阳性。

### （六）掌跖脓疱病

局限性脓疱型银屑病需与掌跖脓疱病相鉴别，后者除掌跖部脓疱外，其他部位没有银屑病皮损。

## 三、治疗

### （一）一般治疗

避免饮酒，急性期或伴有明显瘙痒者，尽量少食辛辣刺激性食物；进展期禁用刺激性强的药物和热水肥皂洗涤；去除诱发因素，如慢性感染病灶等。

### （二）全身治疗

1. 免疫抑制剂

甲氨蝶呤（MTX）：对各型银屑病均有效。目前常用的方法是每周间歇疗法（每 12 小时服 2.5 mg，连服 3 次，总量不超过 15 mg），下一周的同一时间重复治疗，症状控制后，每周 2.5 mg 巩固疗效，长期服用比较安全。也可 2.5 mg/次，1 次/d，连服 5 天，休息 2 天，再 2.5 mg/次，1 次/d，连服 5 天，停用 7 天。也可每周 1 次口服 7.5～25 mg，或每周或每 10 天肌内或静脉注射 1 次，剂量为 0.2～0.4 mg/kg，开始剂量宜偏小，根据反应情况逐渐增量，但不宜超过 0.5 mg/kg。用药前要了解患者有否存在肝病的危险因素，如酗酒史、肝炎史、糖尿病史及服抗结核药史。在用药期间应定期作肝功能检查（每月 1 次），血尿常规开始每周 1 次，以后每月 1 次。当用药总量达 1.5 ~ 2.0 g 时应做肝活检。应用该药，多数患者在 1 ~ 2 周内见效，有时也可在 3 周以上。对红皮病型银屑病和泛发性脓疱型银屑病的发热和脓疱常于数日内得到控制，经 2 ~ 3 个月的治疗后逐渐改为维持量。不良反应有厌食、恶心、不适、口腔黏膜溃疡，粒细胞和血小板减少及肝功能损害，禁忌证为肝肾功能不全者及造血功能异常、妊娠、感染性疾病、精神病、溃疡性结肠炎和活动性消化性溃疡等。不可与水杨酸类、对氨苯甲酸、苯妥英钠等同用，因上述药物通过置换蛋白结合部位妨碍 MTX 经肾脏排泄，增加 MTX 在血中含量。与皮质类固醇激素合用时，皮质类固醇激素用量不宜过大，以免胃十二指肠黏膜损伤加重和机体免疫功能的抑制。血浆蛋白低者慎用，治疗期间应避孕，需怀孕者在停药 3 个月后方可考虑，治疗剂量不宜过大，以免发生肾衰竭、败血症、不可逆骨髓造血功能抑制、肝功能障碍等致死性并发症。

氨蝶呤：又名白血宁，作用同甲氨蝶呤。用量 0.25 mg/次，2 ~ 3 次/d，6 ~ 12 次为 1 个疗程。

羟基脲：25 ~ 40 mg/（kg·d），分 2 次口服，连用 4 ~ 6 周；或每次 50 ~ 80 mg/kg，2 次/周，连用 6 ~ 7 周。不良反应主要为骨髓抑制，偶有胃肠道反应、中枢神经症状、脱发、致畸等。严重肝、肾功能不全、贫血者慎用。孕妇忌用。

乙亚胺：国内首先用于治疗寻常型银屑病、红皮病型银屑病及脓疱型银屑病，用量 0.05 ~ 0.15 g/次，3 次/d，饭后服用。1 个月为 1 个疗程，疗程间歇 1 ~ 2 周。不良反应为骨髓抑制、乏力、头晕及消化道反应等。肝肾功能不全、胃十二指肠溃疡患者、孕妇、哺乳期妇女禁用。年老体弱及幼儿慎用。

丙亚胺：主要用于关节病型银屑病的治疗。25 mg/次，3 次/d，2 ~ 4 周为 1 个疗程；或 50 ~ 100 mg/次，3 次/d，4 ~ 6 天为 1 个疗程。不良反应及注意事项同乙亚胺。

乙双吗啉：用于各型银屑病，用量 0.2 g/次，3 次/d，4 周为 1 个疗程，愈后改为 0.4 g/d，维持治疗 2 ~ 3 个月。不良反应有胃肠道症状，粒细胞下降，转氨酶升高。肝炎、孕妇及哺乳妇女禁用。

环磷酰胺：用于红皮病型银屑病、脓疱型银屑病、关节病型银屑病及寻常型银屑病。与皮质类固醇激素合用治疗特殊类型银屑病可减少激素用量，提高疗效，减轻不良反应。不良反应为胃肠道反应，骨髓抑制，但较轻。孕妇慎用。

环孢素：对于严重的银屑病是一种高度有效的药物。用量 3 ~ 5 mg/（kg·d），分 2 次口服，一个月后无效可加量，一般不应超过 15 mg/（kg·d）。通常 2 ~ 4 周见效，见效后减量。肾毒性为最严重的毒副作用，尤其是大量长期服用时，发生率达 75%，停药及减量多可恢复。1 岁以下儿童禁用，孕妇慎用。

雷公藤总苷：用于治疗银屑病有效。可减轻伴发的关节症状，对脓疱型银屑病也有效。用量 10 ~ 20 mg/次，3 次/d。也可用雷公藤片，每片含雷公藤甲素 33 mg，3 ~ 4 片/次，3 次/d 或雷公藤糖浆 15 mL/次，3 次/d。不良反应以胃肠道反应和月经紊乱较多见。饭后服用可减轻胃肠道反应，偶可引起色素沉着、口唇糜烂、甲变薄、脱发、粒细胞下降及轻度肝功损害。

昆明山海棠片：用量 0.25 ~ 0.75 g/次，3 次/d 饭后服用，对特殊型可与皮质类固醇激素合用以减少激素用量。

2. 维 A 酸类

目前最常用于临床的有银屑灵和保肤灵。

银屑灵：又名依曲替酯或阿维 A 酯，对脓疱型、红皮病型及寻常型均有很好疗效。寻常型、红皮病型常用剂量为 0.5 ~ 1.0 mg/（kg·d）；脓疱型为 0.75 ~ 2.0 mg/（kg·d），疗程 2 ~ 4 周，最大剂量不得超过 75 mg/d。病情控制后酌情减量，维持量常为 0.25 ~ 0.3 mg/（kg·d），维持治疗至少 2 ~ 3 个月。儿童 0.5 mg/（kg·d），维持量 0.1 mg/（kg·d）。当并用 PUVA 疗法、照射 UVB、内用甲氨蝶呤、局部外用皮质类固醇激素或蒽林、卡泊三醇等时，银屑灵可减量。

保肤灵：又名异维 A 酸或 13- 顺维 A 酸，开始剂量为 0.5 ~ 1.0 mg/（kg·d），4 周后根据病情减量为 0.1 ~ 1.0 mg/（kg·d），维持治疗 16 周，停药后病情尚能改善，需要时 8 周后可开始下 1 个疗程治疗。

维 A 酸类药物的不良反应：皮肤黏膜干燥、皲裂、脱屑及瘙痒，偶见脱发和鼻出血，部分患者有胃肠道反应，肝功能异常，甘油三酯及胆固醇增高等，且有致畸作用，孕妇、哺乳期妇女禁用。生育年龄妇女停药后最少两年内不宜怀孕；肝、肾功能不全者、血脂过高者禁用；老人、糖尿病、乙醇中毒者慎用，宜定期检查肝功、血脂，避免与维生素A、苯巴比妥或四环素同服。

3. 抗生素类

寻常型银屑病及点滴型银屑病伴有扁桃体炎及感染者，可用青霉素和红霉素。青霉素320万～640万U/次加入0.9%氯化钠中静脉点滴，1次/d，7～10天为1个疗程；红霉素0.25 g/次，4次/d，2周为1个疗程。小儿脓疱型银屑病伴感染高热者，选用克林霉素磷酸酯较好。克林霉素300～600 mg，加入5%葡萄糖液100～200 mL中静脉点滴，7～10天为1个疗程，也可300 mg/次，肌内注射1～2次/d。头孢类抗生素也可选用。

4. 甲砜霉素

对脓疱型银屑病有效。用量0.25 g/次，4次/d，可增加至0.5 g/次，3次/d，或肌内注射0.4 g/次，2次/d。不良反应为贫血、粒细胞减少及食欲缺乏、恶心、呕吐、腹泻、腹痛等，孕妇禁服。

5. 皮质类固醇激素

寻常型银屑病不宜选用，仅用于红皮病型银屑病、关节病型银屑病或泛发性脓疱型银屑病。对伴发全身中毒症状者可短期应用。临床上常与其他疗法并用，以巩固或维持症状的缓解。与免疫抑制剂、维A酸类合用时，可减少其用量。泼尼松40～60 mg/d，分次口服，小儿减量，或换算成等量其他皮质类固醇激素口服或静脉点滴。

（三）局部疗法

1. 焦油类（Tars）制剂

常用2%～10%煤焦油、松馏油、糠馏油及黑豆馏油的乳剂或软膏等，1～2次/d外用。可与2%～5%水杨酸软膏配合以祛除鳞屑，也可用可溶性煤焦油溶液沐浴，煤焦油香波洗头、煤焦油醑剂皮损外涂。不良反应为可出现毛囊炎、痤疮、光毒性、刺激、变应性接触性皮炎、有异味等。

2. 蒽林（ATL）

目前使用的有乳剂、糊剂、软膏、新剂型腊棒和凝胶。浓度一般为0.1%～3%，临床使用蒽林的浓度依用法不同而异。一般从低浓度（0.1%）开始，每日或隔日1次，逐渐加大浓度。短期接触疗法（即高浓度1%～3%）蒽林外用15～45分钟后，立即擦去，并用酸性肥皂清洗局部，然后外用护肤霜或不涂任何药物。每周3次，一般3周后皮损可消退。该法尤适用于慢性、静止期的斑块皮损。注意浓度应从低至高，时间从短至长。0.1%蒽林与5%煤焦油合用，可减少蒽林的刺激性且不影响疗效。与皮质类固醇激素合用，能提高疗效，但不能降低蒽林的刺激性。蒽林的主要不良反应是对皮肤有较强的原发性刺激和使皮肤黑染。

3. 皮质类固醇激素

常用中效至强效皮质类固醇激素制剂，如糠酸莫米松（艾洛松，Eloson）、哈西奈德、曲安奈德、倍他米松、氯倍他索、地塞米松、丙酸卤倍他索等霜剂或软膏。用法有单一用法及间歇冲击疗法两种。单一疗法常选用强效皮质类固醇激素制剂，用于掌跖及四肢部位的相对小面积厚斑块型皮损；也可以封包，待皮损变薄后改为中效的皮质类固醇激素制剂，一般2次/d，外用。间歇冲击疗法选用强效皮质类固醇激素制剂，2次/d，共用2～3周，至皮损消退85%以上后，每周周末连续3次，每次间隔12小时，即在36小时内连续外用3次。此法可避免耐药与反跳，厚斑块要作封包疗法，但应注意大面积应用可增加吸收，以及间擦部位出现萎缩；头部外用时，应先涂3%水杨酸油剂或其他方法清除鳞屑，然后外涂含皮质类固醇激素的水溶性制剂，1～2次/d，晚间戴塑料帽子，以增加吸收；指甲损害可先用20%尿素霜除去残留的角化物质，然后用皮质类固醇激素制剂局部封包。皮质类固醇激素制剂与其他外用制剂联合应用有较好疗效，如与蒽林合用治疗顽固性损害以及头部皮损可增加疗效；与焦油和（或）水杨酸合用，可减轻皮损表面角化过度，增加皮质类固醇激素的利用度。常见的不良反应是长期使用皮质类固醇激素导致局部皮肤萎缩、毛细血管扩张、痤疮样疹、毛囊炎及皮肤色素沉着等。此外，大面积外用作用强烈的皮质类固醇激素可引起全身性不良反应，停药后有可能诱发脓疱型或红皮病型银屑病。

### 4. 维 A 酸

常用浓度为 0.025% ~ 0.1%，配成溶液、霜剂或凝胶，1 次 /d，外用。与强效皮质类固醇激素制剂或紫外线（UV）疗法联合应用时，可减少药量。不良反应为红斑、瘙痒及刺激，高浓度时可引起急性和亚急性皮炎。

### 5. 卡泊三醇（CPT）

商品名为达力士，有软膏和头皮搽剂，已成为治疗银屑病的第一线外用药物。它可抑制角朊细胞增殖，促进正常分化，抑制中性粒细胞聚积和调节皮肤炎症，有很强的抗银屑病作用，无明显不良反应。用法为头部、躯干及四肢皮损处外涂，2 次 /d，每次治疗范围不超过体表面积 40%，斑块型可用封包治疗，每周用量不超过 100 g，6 周为 1 个疗程。与环孢素合用有协同作用，降低不良反应，对慢性重症可取。不良反应主要是皮损周围刺激症状，偶可引起变应性接触性皮炎。

### 6. 其他

0.05% 氮芥溶液或酊剂，0.01% ~ 0.1% 喜树碱二甲亚砜溶液，均有一定的近期效果。

## 第八节　副银屑病

副银屑病是一组无明显自觉症状的慢性皮肤病。病因不明，一般分为点滴型、苔藓样型、斑块型和痘疮样型。

### 一、临床要点

#### （一）点滴型副银屑病

点滴型副银屑病又称慢性苔藓状糠疹。

（1）此型相对常见，多见于青年男性，皮损好发于躯干两侧和四肢近端，不累及掌跖。

（2）皮疹为淡红色或红褐色斑丘疹，直径 3 ~ 5 mm，散在分布，其上覆有细薄鳞屑，剥离后表面发亮，但无点状出血。

（3）单个皮疹在 3 ~ 4 周后消退变平，留有暂时性色素减退斑，不断有新皮疹发生。

（4）自觉轻度瘙痒或不痒，发作与季节无关。

（5）病程缓慢，有短期自愈者，也有数年不愈者。

（6）组织病理示表皮灶性角化不良，棘细胞层轻度或中度肥厚，细胞内或细胞间水肿，部分基底细胞液化变性，真皮内慢性炎症浸润。

#### （二）斑块型副银屑病

（1）本型较少见，好发于中年人。

（2）皮损好发于躯干部和四肢近端，头面部偶可受累，不侵犯黏膜。

（3）皮损为边界清楚的斑片或斑块，硬币至手掌大小，呈圆形或椭圆形，淡红色、紫褐色或淡黄色，表面有白色糠状鳞屑，剥离后无点状出血。

（4）自觉轻痒或不痒。

（5）病程慢性，一般不易自愈，冬重夏轻，有的可演变成蕈样肉芽肿。

（6）组织病理示表皮轻度角化过度，棘细胞层略肥厚，真皮浅层有淋巴细胞及组织细胞浸润。

#### （三）苔藓样型副银屑病

（1）本型极少见，好发于颈部两侧、躯干、四肢及乳房等处，极少见于颜面、手足和头皮。

（2）皮损为薄鳞屑性扁平丘疹丛集或网状斑片，类似扁平苔藓，可有点状皮肤萎缩及异色症样改变，常因皮肤萎缩可透见真皮毛细血管。

（3）自觉症状缺如或轻度瘙痒。

（4）病程慢性，不易自愈。

（5）组织病理示表皮角化不全，真皮浅层淋巴细胞浸润，发生萎缩时，萎缩部表皮下面可见浸润带。

### （四）痘疮样型副银屑病

痘疮样型副银屑病，又称急性痘疮样苔藓状糠疹。

（1）此型罕见，多见于青年。皮损主要分布在躯干、四肢、腋窝等处，一般不累及掌跖和黏膜。

（2）皮损为红色或红褐色鳞屑性扁平丘疹，直径 3~5 mm，常有水疱，也可有出血或坏死。

（3）一般无全身症状，有时可伴乏力、发热、关节痛及淋巴结肿大等。

（4）病程数周至数月，可自然消退，愈后遗留凹陷性小瘢痕。

（5）组织病理示局灶性角化不全，灶性表皮变性或坏死，界面液化变性，偶可见表皮下水疱。真皮单一核细胞浸润，浅层血管扩张、充血、出血。

## 二、诊断及鉴别诊断

由于本病形态不一，病理又无特异性改变，故有时诊断比较困难。有丘疹、红斑，伴有鳞屑，而无自觉症状，难以诊断为其他皮肤病时，应考虑为本病的可能。本病需与下列疾病相鉴别。

### （一）银屑病

鳞屑为银白色、较厚，刮除鳞屑可见点状出血，有痒感，易复发。

### （二）玫瑰糠疹

好发于躯干及四肢近端，皮疹长轴与皮纹相一致，病程短，不易复发。

### （三）扁平苔藓

皮损为紫红色的多角形扁平丘疹，剧痒，黏膜也可受累。

### （四）丘疹性坏死性结核疹

好发于四肢两侧，为绿豆大丘疹，脓疱，鲜红或暗红色，部分中心坏死上附有暗褐色痂皮，愈后留有瘢痕，常伴有其他部位的结核病灶。

### （五）血管萎缩性皮肤异色症

好发于颈、胸及四肢皮肤的局限性损害，有明显萎缩、毛细血管扩张和散在的色素沉着或色素减退斑。

## 三、药物治疗

无特殊疗法，下述疗法可在不同程度上控制症状。

### （一）全身治疗

（1）维生素 $D_2$：15 万~25 万 U/d，分次口服，持续 2~4 个月，对点滴型和斑块型有一定效果。

（2）氨苯砜：25~50 mg/次，2~3 次/d 口服，连用 1~2 周，对点滴型和痘疮样型有效。

（3）乙亚胺：0.1 g/次，3 次/d，连用 3~4 周。

（4）氨蝶呤：0.25 mg/次，2 次/d，连用 3~4 周。

（5）四环素或红霉素：0.25~0.5 g/次，4 次/d 口服，主要用于治疗痘疮样型。

（6）甲氨蝶呤：2.5~5.0 mg，1/12 小时口服，连服 3 次，3/周，主要用于治疗痘疮样型。

（7）皮质类固醇激素：泼尼松 30~40 mg/d，分次口服，适用于病情较重的痘疮样型。

（8）雷公藤总甙：20 mg，3 次/d 口服，1 个月为 1 个疗程。

### （二）局部治疗

外用 0.3%~0.05% 氮芥溶液，对斑块型和苔藓样型有较好疗效。也可外涂皮质类固醇激素霜剂、维 A 酸软膏、0.1%~0.3% 蒽林软膏及各种焦油类制剂等。

## 四、其他治疗

光化学疗法（PUVA）或紫外线（UVB）治疗。

# 第十三章

# 性传播疾病

## 第一节 概述

性病是一组古老而流行广泛的疾病,过去也称为花柳病,意思是寻花问柳,男女间性关系混乱而得来的病。在经典著作中是指一组由性交直接传染,而具有明显的生殖器官损害症状的全身性疾病。梅毒、淋病、软下疳及性淋巴肉芽肿通常被称为四大经典性病。后来又将腹股沟肉芽肿列入性病范畴,称为第五性病。

顾名思义,性病是由性接触而传播的疾病。人们通常认为性病仅仅发生在性器官。其实,这是一种误解。虽然性病主要由性交传染,但是性病所发生的病变绝不仅仅累及性器官,它可以通过淋巴系统侵犯性器官附属的淋巴结、全身的皮肤黏膜,还可以通过血液循环播散而累及全身重要的器官和组织。

随着社会和医学科学的发展,国际上对性病的概念有了发展。1975年,世界卫生组织常任理事会决定,将各种可以通过性行为或类似性行为而传播的疾病,统称为"性传播疾病"。

现代性传播疾病的病种明显增多,除原有5种经典性病外,至少有30余种病原体可以通过性行为或类似性行为传播,因此性传播疾病包含了各种性行为(正常的、非正常的、病态的、同性恋的)所致直接或非直接接触的传染性疾病,从而取代了以往性病的概念,但在国内目前人们仍习惯将该组疾病统称为性病。

随着性病病种的增多,病原菌的种类也在增多,这些都为性病的诊断和治疗带来许多新课题。

根据中华人民共和国卫生部颁布的《传染病防治法》和《性病防治管理办法》的规定:淋病、梅毒、艾滋病为法定性病,非淋菌性尿道炎(非淋)、软下疳、性病性淋巴肉芽肿、尖锐湿疣、生殖器疱疹为检测性病,其他有关疾病尚未列入性病范畴。

### 一、病原体

人体,尤其是在人体的会阴部、尿道、阴道、肠道和口腔内,多种微生物、原虫和寄生虫等可以通过多样化的性行为,如接吻、拥抱、手淫、性交以及变态性行为而传播,造成疾病。性病涉及皮肤、泌尿、妇产等多个学科(引起性病的病原体概括见表13-1)。

引起性病的病原体几乎包括了医学微生物的全部范畴。这些病原体唯一的共同点是可以引起生殖器疾病或通过性接触传播疾病。

## 二、流行概况

世界范围，性病的流行相当广泛，其流行情况显示病原体和性病种类增多，感染率逐年上升，流行范围不断扩大，危害程度日益严重。经典性病未被有效控制，以病毒感染为主的现代性病流行日益明显。在一些国家的疾病构成中，性病占重要地位，居传染性疾病的首位。在发展中国家，成人性病发病率为5%~10%。我国性病发病率以平均每年2.29倍的速度上升，其中淋病的发病率最高，其次为尖锐湿疣，梅毒发病也出现明显上升势头。

目前我国性病流行从区域分布来看，流行地区正从沿海开放城市逐渐向内地农村和牧区发展，某些城市性病发病情况已经达到较严重程度。性病都是人传染给人，又是主要通过性行为传播，纵观国内外几十年性病的消长史，它的发生、发展、预防和消灭，无不与整体的社会因素密切相关。我国人口众多，给全面开展性病的监测和预防工作带来一定的困难，性病的流传与传播仍是一个相当严重的问题。

**表13-1 性传播疾病（性病）病原分类及其产生的疾病**

| 病原分类 | 病原体 | 疾病名称 |
| --- | --- | --- |
| 螺旋体 | 梅毒螺旋体 | 梅毒 |
| 细菌 | 淋病奈瑟菌 | 淋病 |
|  | 杜克雷嗜血杆菌 | 软下疳 |
|  | 肉芽肿荚膜杆菌 | 腹股沟肉芽肿 |
|  | 阴道加特纳菌 | 细菌性阴道病 |
|  |  | 非淋菌性尿道炎、阴道炎 |
| 病毒 | 人类乳头瘤病毒 | 尖锐湿疣 |
|  | 单纯疱疹病毒 | 生殖器疱疹 |
|  | 传染性软疣病毒 | 传染性软疣 |
|  | 巨细胞病毒 | 巨细胞病毒感染 |
|  | 乙型肝炎病毒 | 病毒性乙型肝炎 |
|  | 甲型肝炎病毒 | 病毒性甲型肝炎 |
|  | 人类免疫缺陷病毒 | 艾滋病 |
|  | I型人类嗜T细胞逆转录病毒 | 成人T细胞白血病 |
| 支原体 | 分解尿素支原体 | 非淋菌性尿道炎 |
|  | D、K型沙眼衣原体 | 宫颈炎 |
| 衣原体 | $L_1$、$L_2$、$L_3$型 | 性病性淋巴肉瘤 |
| 真菌 | 白色念珠菌 | 念珠菌病 |
|  | 浅部真菌 | 股癣 |
| 寄生虫 | 人疥螨 | 疥疮 |
|  | 阴虱 | 阴虱病 |
| 其他 | 多种病原体 | 瑞特病 |

## 三、流行模式

由于性病的临床症状多诡秘不显和亚临床感染存在，以及社会、家庭和民众对性病及性病患者的鄙视，生物、社会及心理诸多因素的影响，使性病的流行具有与其他传染病迥然不同的形式。

### （一）瘟疫型流行模式

在人类近代史中不乏性病瘟疫肆虐的事例：20世纪40年代梅毒在世界各地广泛传播，20世纪70年代英美和西方国家淋病和生殖器疱疹感染流行，20世纪80年代艾滋病全球蔓延。这种流行模式的特点是蔓延迅速，波及面广，感染率和发病率高，死亡人数多，在有性能力的人群中造成巨大心理冲击，成为严重的社会问题。东非的乌干达现有 1/5 居民感染上艾滋病病毒，其首都 3/4 的孕妇也已被感染，使这个国家受到被艾滋病灭绝的威胁。

### （二）潜流型流行模式

在特定地区（如沿海开放城市、旅游地区、少数民族地区、毒品集散地）的某些特殊人群中，性病的感染和发病已达到一定水平，但是隐匿不露，也不为人们警觉和重视，认为对整个社会还没有构成显著的威胁。流行就像地下的潜流在悄悄扩散发展，隐伏着巨大危险性。这种流行模式与社会因素关系极大，如预防策略和措施得当，可有效地防止流行向瘟疫型发展。

### （三）静寂型流行模式

某些疾病（如艾滋病）感染率高，潜伏期长，在流行初期虽已有相当多的感染者和散发患者，但未能被检测发现和诊断报道，因此其流行特点是貌似平静，实际上人群中存在大量感染者，但仍被认为是"没有发病和造成严重后果"的地区，而进一步转化成瘟疫型流行已不可避免。如果众多患者相继出现，则形成一触即发、一发难收的流行格局。

## 四、传染源

在性病中，患者是主要传染源。但是，由于一些患者临床症状隐匿而不显，不易被患者本人、他人甚至医生所发现。约有半数男性淋病患者及 80% 的女性淋病患者无明显临床症状而未曾就诊；3/5 的非淋菌性尿道炎因分离不出病原菌而不能确诊；尖锐湿疣皮损不明显，而且无特殊感觉，其亚临床感染难以肉眼辨认。许多性病患者虽然已经自我发现，但出于某种原因或目的隐而不告或不肯就医，并且不为其性伴侣所察觉。

性病患者能够被发现、确诊者仅为少数。一些病毒所引起的性病还存在无症状感染者，这些患者可长期携带病毒，是危险的传染源。

## 五、传播途径

性病在世界上广为流传，其社会因素繁杂，传播途径也复杂。

（1）性行为是性病传播的主要途径。接吻、触摸和性交等多样化性行为均可传播性病，但性交是最主要的途径，95% 以上的患者因此而得病。

（2）除性行为传播外，非性行为直接或间接传染也构成性病的另一条传播途径，如接触患者，接触病变部位或分泌物及接触被患者污染的衣物、被褥、用具、食品，偶尔也能受感染。接触梅毒、艾滋病、乙型肝炎等患者的血液可以发生感染，孕妇患性病，病原体能通过胎盘经产道的羊水逆行感染，胎分娩时胎儿通过产道，产妇阴道内的病原体可以感染。

（3）医疗工作中，医务人员因接触病原可能发生感染，也可能通过医务人员而感染其他患者。

（4）除上述方式外，通过人工授精、器官移植、昆虫叮咬、文身等，偶尔可能传播性病。

## 六、感染部位

（1）性病常见的感染部位以生殖器为主。由于性模式的改变以及同性恋等异常性行为，生殖器以外感染也经常可见。除手指、舌、唇、鼻等部位外，一些引发性病的病原体可以通过口-生殖器、口-直肠或生殖器-直肠接触，使咽部或直肠感染。

（2）生殖器外感染由于症状不典型，而且发生在非预料部位，给医生诊断造成困难。

## 七、人群分布特点

多数性病的发病率男性较高。在我国，男性患者约为女性患者的 1.3 倍，非淋菌性尿道炎在中年男性多发，生殖器疱疹和生殖器疣以年轻女性多见。沿海开发地区性病的发病特点先是女性患者增多，而后男性患者增加，这是性病由外传入的初期特征。

性病多发生于性活跃期的人群中，我国性病患者集中于20～39岁年龄组。令人担忧的是，近年来性病发病年龄有前移迹象，20岁以下患病率有升高趋势，女性感染年龄提前尤为明显。

性病患者的职业构成以工人居多，供销人员次之。应该指出，不同地区性病的人群分布不尽相同，因而防治工作的重点人群也有所不同。

## 八、高危人群

流行病学特征显示，性病的高危人群主要包括性工作者和与之有密切往来的人群。据我国几个省市的调查结果显示，性工作者的性病感染率为28%～98%。由此可见，性工作者这个性病高危人群是性病的"中转站"。

开放地区、旅游中心的小商贩、特殊服务人员、出租汽车司机以及采购供销人员中，性生活紊乱者，感染性病的机会也多。

同性恋是当代性病发病率上升的一个因素。男性同性恋者乙型肝炎抗原的阳性率比自愿献血者高50倍，美国和欧洲的艾滋病患者中，70%是同性恋或双性恋。近年来，我国已有同性恋者感染性病的报道。

此外，吸毒尤其是静脉药瘾者是艾滋病的高危人群。经常接受输血或血液制品者，感染艾滋病的可能性也比较大。

为了从人群中发现性病的传染源，应根据性病的流行病学特征，对高危人群进行选择筛检。

## 九、性病的危害

如果只从病因看，性病是一组生物医学疾病，而从本质上分析，性病更是一组典型的社会病，它不仅危害个人，还给家庭、下一代及社会带来极为严重的影响。

性病给患者躯体造成直接痛苦显而易见，严重者甚至造成残疾或死亡。而性病给患者及家属带来的精神压力，则是一般人所无法了解的。

通过性行为或类似性行为，患者可将疾病传染给性伴侣，或通过污染的物品传染给他人，造成疾病传播。

孕妇患者，其病原可以通过胎盘传染胎儿，引起早产、死产及先天畸形。分娩时通过母亲产道感染，可以造成新生儿眼部或肺部感染，增加新生儿死亡率。

如果性病未经治疗，或其他因素妨碍疾病治愈而形成慢性病变时，可导致以下各种严重后果。

### （一）不育症

梅毒患者可引起输卵管和输精管硬化。淋病可引起男性尿道炎、输精管炎、精囊炎、前列腺炎，以至晚期发生的尿道狭窄，这些可导致男性不育症。女性阴道炎、宫颈炎、子宫内膜炎、输卵管炎所引起的生殖道狭窄和闭锁，可继发不育症。

### （二）生殖器畸形和缺损

由溃蚀性硬下疳、梅毒树胶肿及软下疳坏死引起阴茎缺损和畸形，女性的引起阴阜、阴蒂、大小阴唇的组织缺损，形成瘢痕性外观。睾丸和附睾的梅毒树胶肿可破坏睾丸和附睾的正常组织，而发生组织缺损和纤维化。男性慢性淋病可导致尿道狭窄。

### （三）毁容

晚期梅毒树胶肿可形成颜面部溃疡，组织缺损，瘢痕或空腔性损害，导致毁容。颜面部树胶肿愈合后可形成表面凹凸不平的病变或瘢痕，由于瘢痕的收缩可使患者口歪、眼不能闭合等畸形。树胶肿如果累及骨骼组织可引起面部塌陷。耳郭部的树胶肿可致耳郭缺损。鼻部树胶肿晚期可出现鼻翼、鼻梁缺损或塌陷，还可引起鼻中隔及鼻根部缺损。严重时可使整个鼻缺损，面部中央出现三角形的空洞，俗称"杨梅升天"。唇树胶肿可引起唇缺损，同时可累及上颌及下颌骨，造成骨缺损和齿槽破坏，导致牙齿脱落。口角树胶肿可致口角缺损。眼部树胶肿可引起眼睑闭合不良、眼部瘢痕、失明等。

## （四）性征后遗症

性征后遗症是由于性病累及睾丸及卵巢后，使睾丸和卵巢组织破坏、纤维化，导致其功能丧失，不能分泌雄激素或雌激素所致。男性可逐渐变得肥胖，性欲逐渐减退并丧失，喉结萎缩变小，声音尖细，胡须脱落；以后阴毛、腋毛、胸毛及腿毛相继脱落，乳房肿大，出现女性化；因睾丸正常组织被破坏可形成瘢痕或萎缩，使阴茎变得细小，无勃起功能，不能性交。女性首先出现的症状是闭经，以后相继出现其他症状，性欲减退，最后消失，厌烦性生活，性交缺乏快感；乳房缩小，外阴萎缩，阴唇变薄，阴蒂不能勃起；上唇可长出软的胡须，声音变得低沉粗糙，但喉结无明显增大；性格变得易激惹、急躁，体型较前肥胖，自觉无力。

## （五）危及生命

晚期梅毒的脏器损害可累及全身各器官，引起相应症状。晚期梅毒主动脉瘤破裂可引起患者突然死亡。艾滋病患者的免疫功能缺陷，使患者对外界各种刺激丧失免疫力，导致各种感染及肿瘤，由于极度衰竭，最终死亡。

总之，性病患者如不及时治疗，将会造成各种严重后果。

# 十、现代性病的新特点

随着全球性病患者不断增多，性病的表现出现了一些新特点。

（1）各种抗生素的广泛应用，使淋球菌耐药菌株不断出现，给淋病的治疗带来许多新问题。20世纪30年代用磺胺药治疗淋病有效，到20世纪40年代产生耐药性；青霉素在初期用于淋病极为有效，后来也逐渐产生耐药，1976年发现产生青霉素酶的淋球菌，目前治疗淋病中使用青霉素已达到初期使用剂量的100倍。虽然淋病的发病率在部分地区有所下降，但耐药菌株不断增多，非洲和东南亚部分地区耐药菌株达到50%以上。四环素、红霉素、大观霉素（壮观霉素）等多种药物的耐药菌株也被发现。耐药菌株的出现给疾病的治疗带来严重的问题。

全世界非淋菌性尿道炎的发病患者数急剧增加，仅美国每年就有250万人以上，居性病的首位。衣原体是非淋菌性尿道炎的主要病原体，有40%~50%的病例由其引起。美国每年有100万有症状的非淋菌性尿道炎患者，而60%的女性与50%的男性患者无症状，40%可上行感染并发盆腔炎。

（2）由病毒引起的性病逐渐增多，以生殖器疱疹与尖锐湿疣为明显，美国每年约有70万新发病例。近10年美国本病的发病患者数增加了5倍。这类疾病可引起孕妇流产和新生儿死亡，并与某些癌肿的发病有关。尖锐湿疣还存在亚临床感染及潜伏感染，各种治疗都不易根除，极易复发。感染尖锐湿疣的孕妇分娩时可传染给新生儿。

（3）性病性盆腔炎增加。美国20世纪70年代一项报道显示，在44%急性盆腔炎的妇女中可分离出淋球菌；在输卵管炎和子宫内膜炎患者中75%以上发现了淋球菌和沙眼衣原体。盆腔炎的并发症很多而且很重。由于盆腔、输卵管炎症后产生闭锁，使发生异位妊娠（宫外孕）的危险增高了7~10倍。盆腔炎发作一次者，不育的可能为10%；发作两次者为36%；发作3次者，不育的可能性达到75%。

（4）从世界范围来看，艾滋病发病的重点逐渐向亚洲转移，国内艾滋病患者及人类免疫缺陷病毒感染者逐渐增多。艾滋病的出现增加了性病的复杂性；性病患者被人类免疫缺陷病毒感染的机会增加，由于性病产生的生殖器溃疡或炎症，易发生和促进人类免疫缺陷病毒的感染；人类免疫缺陷病毒感染使某些性病的病程发生改变，症状更趋复杂；由于艾滋病危害性的增加，性病的预防进一步引起全世界的重视。1994年12月1日在巴黎召开的42国政府首脑会议发表了《巴黎宣言》，要求各国政府行动起来，制止艾滋病的蔓延。

# 十一、加强性病感染的警觉性

性病是一组疾病，症状很多，如果出现以下症状，同时有婚外性行为或配偶有性病史时，应引起重视，及时去医院找专科医生咨询或就医。

## （一）皮疹

皮疹为性病的常见症状，如果在外生殖器、肛门、口唇、乳房、手指等部位出现单个或多个溃疡，不痛不痒，触摸时硬如软骨；腹股沟出现无触痛无破溃的淋巴结肿大时，应高度怀疑Ⅰ期梅毒。四肢躯干出现圆形或椭圆形玫瑰色、直径 1～2 cm 互相不融合的皮疹；或掌跖部出现暗红斑及脱屑性斑丘疹，不痛不痒；口腔发生黏膜斑，境界明显，潮红，表面灰白色，应怀疑Ⅱ期梅毒。

## （二）泌尿道症状

尿道口红肿、发痒及轻微刺痛，有稀薄透明黏液流出，1～2 天后分泌物变黏稠，并伴有尿痛、尿急、尿频、尿道口流脓、会阴部坠痛。女性除有尿道刺激症状外，还出现外阴瘙痒，白带增多，有脓性分泌物，挤压尿道旁腺有黏液溢出，应考虑感染了淋病。如果以前患过淋病，现在又出现尿道瘙痒感，排尿时有灼热感或轻度刺痛，尿流变细，排尿无力，滴尿，清晨尿道口有少量浆液痂封口等，要考虑是否存在非淋菌性尿道炎。

## （三）赘生物和水疱

外生殖器和肛门周围出现丘疹、水疱、破溃、糜烂，伴有疼痛，或出现粉红色或灰白色大小不等、质软的赘生物，其外形呈丘疹、鸡冠状或菜花状，触之易出血，应怀疑生殖器疱疹或尖锐湿疣。

## （四）原因不明的全身症状

体重明显减轻，3～6 个月内减轻 10% 以上；持续高热 38℃ 以上超过一个月；持续腹泻每天多于 3～5 次一个月以上；口腔出现鹅口疮，全身淋巴结肿大等，应怀疑艾滋病。

出现以上症状应怀疑是否感染了性病，应及时就医，避免疾病的进一步发展。

# 第二节　生殖器疱疹

生殖器疱疹（genital herpes，GH）是由单纯疱疹病毒（HSV）感染泌尿生殖器及肛周皮肤黏膜而引起的一种慢性、复发性、难治愈的 STD。

## 一、病因和发病机制

HSV 有 HSV1 和 HSV2 两个血清型，生殖器疱疹主要为 HSV2（约占 90%）感染。HSV 侵入机体后首先在表皮角质形成细胞内复制，引起表皮局灶性炎症和坏死，出现原发性感染的临床表现或轻微的亚临床感染表现。当原发皮损消退后，残留的病毒长期潜存于骶神经节，机体抵抗力降低或某些诱发因素作用下可使潜存病毒激活而复发。

## 二、临床表现

本病好发部位为生殖器及会阴部。男性多见于包皮、龟头、冠状沟和阴茎等处；女性多见于大小阴唇、阴阜、阴蒂等处；少见部位为肛周、腹股沟、股臀部及阴囊；男性同性恋者常见肛门、直肠受累。

临床上分为原发性、复发性和亚临床三种类型，临床症状的轻重及复发频率受病毒型别和宿主免疫状态等因素影响。

### （一）原发性生殖器疱疹

原发性生殖器疱疹，即首次感染 HSV。潜伏期为 2～14 天，平均 3～5 天。皮损为簇集或散在的小水疱，2～4 天后破溃形成糜烂或溃疡，后结痂自愈。自觉疼痛，常伴腹股沟淋巴结肿痛、发热等全身症状。病程一般为 2～3 周。

### （二）复发性生殖器疱疹

原发皮损消退后 1～4 月内病情复发，皮损一般于原部位出现。皮损类似于原发皮损，但病情较轻，病程较短，发疹前常有前驱症状（如局部烧灼感、针刺感或感觉异常等）。病程一般为 7～10 天，可间隔 2～3 周或月余复发多次。

### （三）亚临床型生殖器疱疹

50% 的 HSV1 感染者和 70% 的 HSV2 感染者缺乏典型临床表现，是生殖器疱疹主要传染源。

## 三、诊断和鉴别诊断

本病一般可根据病史（非婚性接触史或配偶感染史等）和典型临床表现进行诊断，必要时结合实验室检查结果。

本病应与接触性皮炎、带状疱疹及白塞病等进行鉴别。

## 四、治疗方案

### （一）抗病毒治疗

阿昔洛韦 200 mg，口服，5 次/天，连服 7～10 天；或伐昔洛韦 300 mg，口服，2 次/天，连服 7～10 天；或伐昔洛韦 300～500 mg，口服，3 次/天，连服 5～10 天。

### （二）局部治疗

保持患处清洁、干燥。皮损处可外用 3% 阿昔洛韦软膏、1% 喷昔洛韦乳膏和酞丁胺霜等。

# 第三节 梅毒

梅毒（syphilis）是由苍白螺旋体（treponema pallidum）引起的慢性全身性传播性疾病，可侵犯任何年龄的人和侵犯全身任何器官。梅毒主要通过性交传染，也可通过胎盘传染给胎儿，危害性极大。

## 一、临床表现

### （一）一期梅毒（硬下疳）

硬下疳大多发生于感染梅毒螺旋体后 2～4 周，常见于外生殖器，发生率为 20%～10%。通常出现于梅毒螺旋体侵入部位，早期表现为较小的红色丘疹或浅表糜烂，数日内形成溃疡。典型损害为单发或多发圆形或卵圆形溃疡，直径 1～2 cm，稍隆起于表面，境界清楚，基底浸润发硬，触之呈软骨样，挤压有稀薄的浆液性渗出。发病 1～2 周后，单侧或双侧腹股沟淋巴结肿大，质地较硬，不痛，与周围组织不粘连。肿大的淋巴结较硬下疳愈合晚，可持续 1～2 个月。

硬下疳也可表现为多发，小而浅的损害，临床类似于生殖器疱疹。发生于包皮内的硬下疳常引起包皮水肿或阴茎肿胀，包皮不能上翻。女性硬下疳可引起阴唇水肿。

### （二）二期梅毒

通常出现在感染后 7～10 周，或一期梅毒出现后的 6～8 周，大约 1/3 有早发二期梅毒的患者仍有一期梅毒的存在。二期梅毒损害主要由于苍白螺旋体的全身播散和宿主的免疫反应所致。如果未治疗，二期梅毒的特征可在 2 年内自发出现和消退。

1. 皮肤损害

90% 的复发梅毒疹发生在感染后一年以内。除血清学复发外，最常见者为皮肤黏膜损害的复发，皮损数目较少，分布局限不对称，皮疹有群集倾向或呈环形，好发于肛周、脐周、腋窝、阴部及掌跖部。

（1）斑疹性梅毒疹（梅毒性玫瑰疹）：出现于硬下疳后 5～8 周，占二期梅毒的 70%～80%。最先见于躯干两侧，稍后出现于胸腹及肢体近端，面部受累较少。皮疹呈圆形或卵圆形，直径约 0.5 cm，玫瑰红或淡红，周边可见圆领状脱屑，运动或热水浴后更加明显。斑疹常无自觉症状，经 2～3 周后可自行消退，不留痕迹，或偶有轻度炎症后色素沉着或色素减退。

（2）丘疹性梅毒疹：丘疹为二期梅毒最为常见及最具特征性的皮肤表现，通常发生于感染后 2～4 个月，常发生于斑疹后，亦可与其同时出现。丘疹可广泛地分布于全身各处，呈扁平状或尖顶状，光滑，直径 0.5～1 cm，色暗红或呈褐色，表面可有少许鳞屑，触之有压痛。丘疹性损害形态多样，发生在掌跖部的损害多为扁平或稍隆起皮面，铜红色或暗红色，上覆少许鳞屑，对诊断具有特征性。发生于阴唇、肛周及臀部等摩擦部位的丘疹，易于融合形成基底较宽、隆起于皮面的斑丘疹，呈白色或灰色，表面潮湿有较多的分泌物，内含大量梅毒螺旋体，具有很强的传染性，称为扁平湿疣，也是梅毒的特征性皮损之一。

（3）脓疱性梅毒疹：临床较少见，常见于营养不良、抵抗力低的患者。全部二期梅毒疹中，该型发生率低于2%，继发于丘疹或斑丘疹，多见于面部或头皮。

（4）其他损害：梅毒白斑等。

2. 黏膜损害

约1/3的梅毒患者可有黏膜改变，较为特征性的损害是黏膜斑，与皮疹同时出现，呈扁平或轻度隆起的圆形糜烂面，边缘清楚，表面有灰白色假膜。黏膜斑可见于生殖器黏膜，如女性小阴唇、阴道、宫颈或男性阴茎头或包皮内侧等。如未继发细菌感染，黏膜损害无明显疼痛，但其分泌物内含有大量螺旋体，传染性极强，且治疗后易复发。

3. 梅毒性脱发

二期梅毒病程的后期，通常在6个月后，可出现暂时性的脱发，病变区毛发呈虫蚀状多发性毛发脱落区，常发生于头的枕部及侧面，可伴有睫毛、眉毛脱落。梅毒性脱发为暂时性的，无论治疗与否，均可自行恢复。

4. 其他损害

侵犯骨及关节可发生骨膜炎、骨髓炎和关节炎，表现为夜间及休息时疼痛加重，白天及活动时疼痛减轻；侵犯神经发生无症状或有症状神经梅毒。这些病变的发生率远较皮肤黏膜损害少，而且症状较轻，治疗后可恢复。

### （三）三期梅毒（晚期梅毒）

早期梅毒若未经治疗或治疗不规则,经过一定潜伏期后(2～4年),约40%的患者可发展成晚期梅毒。本期传染性小或无传染性，但损害的破坏性大，甚至危及生命，如心血管及神经梅毒。

1. 皮肤损害

约16%未经治疗的晚期患者可出现皮肤病变，其特点为损害数目少，破坏性大，分布不对称，愈后常留有萎缩性瘢痕。临床主要分为三型。①结节性梅毒疹：见于身体任何部位，单发或多发，开始为无痛小结节，逐渐增大质硬，色暗红，有浸润。多发损害常成簇排列，消退后遗留萎缩性瘢痕。②皮肤树胶肿：开始表现为无痛的皮下结节，破溃后形成溃疡，排出黏稠胶状物质，并向周围浸润，或自愈。③近关节结节：少见，发生于大关节附近的皮下结节，质硬，皮肤颜色正常，无明显自觉症状，病程缓慢，经治疗后可逐渐消退。

2. 黏膜损害

口腔、舌、软腭、鼻为好发部位。病变呈结节性树胶肿，单发或多发，位于黏膜下组织或更深，引起硬腭穿孔、鼻变形等。

3. 骨损害

常发生于感染后5～10年，包括骨、关节和肌肉腱鞘的增生性损害。临床表现为骨关节疼痛，夜间加重，病程缓慢，可自愈。

4. 心血管梅毒

一般发生于感染后10～20年未经治疗的梅毒患者，男性多于女性，表现为梅毒性主动脉炎、主动脉瓣闭锁不全、动脉瘤、心肌树胶肿等。

5. 神经梅毒

可发生于梅毒的任何阶段，大部分患者为无临床表现但脑脊液异常的无症状神经梅毒。早期神经梅毒常发生于感染一年以内，主要表现为脑膜炎症状。脑（脊）膜血管梅毒多发生于感染后的4～7年，引起中枢神经系统血管内栓塞，可出现偏瘫、失语、耳聋等。实质性神经梅毒通常发生于感染10年以后，表现为脊髓痨、麻痹性痴呆等。

6. 其他内脏梅毒

消化道、呼吸道及泌尿生殖系统均可发生晚期梅毒，但临床较少见。

### (四)先天性梅毒

先天性梅毒又称胎传梅毒,是由感染梅毒的母亲传染胎儿所致,发生机制为母亲血液中的梅毒螺旋体通过胎盘进入胎儿的血循环,造成胎儿感染。由于胚胎细胞滋养层的屏障作用可保护胎儿免受感染,所以胎传多发生于怀孕3个月以后。临床表现与成人梅毒类似。

## 二、诊断

梅毒的诊断必须根据病史、临床症状、体检及实验室检查等进行综合分析,慎重做出诊断。

应注意感染史、婚姻史、妊娠史、生育史等。对胎传梅毒应了解生母梅毒病史。应作全面体格检查,注意全身皮肤、黏膜、骨骼、口腔、外阴、肛门及表浅淋巴结等部位,必要时进行心脏血管系统及其他系统检查及妇科检查等。

实验室检查如下。

(1)暗视野显微镜检查:皮肤黏膜损害或淋巴结穿刺液可见梅毒螺旋体。

(2)梅毒血清学试验:①非梅毒螺旋体抗原结合试验,如性病研究实验室试验(VDRL)和快速血浆反应素环状卡片试验(RPR)等,为筛查试验。如感染不足2～3周,非梅毒螺旋体抗原试验可为阴性,应于感染4周后复查。②梅毒螺旋体抗原结合试验,如荧光密螺旋体抗体吸收试验(FTA-ABS)与梅毒密螺旋体血凝试验(TPHA)等,为确诊试验。

## 三、治疗

### (一)早期梅毒

早期梅毒包括一期、二期梅毒及早期潜伏梅毒。青霉素疗法:①苄星青霉素G(长效西林)240万U,分两侧臀部肌注,1次/周,共2～3次。②普鲁卡因青霉素G 80万U/日,肌注,连续10～15天,总量800万～1200万U。

对青霉素过敏者:①盐酸四环素500 mg,4次/日,连服15～30天。②多西环素100 mg,2次/日,连服15天。

### (二)晚期梅毒及二期复发梅毒

晚期梅毒包括三期皮肤、黏膜、骨骼梅毒、晚期潜伏梅毒及二期复发梅毒。青霉素疗法:①苄星青霉素G 240万U,1次/周,肌注,共3次。②普鲁卡因青霉素G 80万U/日,肌注,连续20天。

对青霉素过敏者:①盐酸四环素,500 mg,4次/日,连服30天。②多西环素100 mg,2次/日,连服30天。

### (三)心血管梅毒

应住院治疗,如有心衰,待心功能代偿后开始治疗。为避免吉海反应,从小剂量开始注射青霉素,如水剂青霉素G,首日10万U,1次/日,次日10万U,2次/日,第3日20万U,2次/日,肌注。自第4日起按如下方案治疗。并在青霉素注射前一天口服泼尼松每次10 mg,2次/日,连服3天。

青霉素过敏者,应用四环素500 mg,4次/日,连服30天。

### (四)神经梅毒

应住院治疗,为避免治疗中产生吉海反应,在注射青霉素前一天口服泼尼松,每次10 mg,2次/日,连服3天。

(1)水剂青霉素G,每天1200万U,静脉点滴(每4小时200万U),连续14天。

(2)普鲁卡因青霉素G,每天120万U,肌内注射;同时口服丙磺舒每次0.5 g,4次/日,共10～14天。必要时再用苄星青霉素G,240万U,1次/周,肌注,共3周。

### (五)妊娠期梅毒

(1)普鲁卡因青霉素G,80万U/日,肌注,连续10天一疗程。妊娠初3个月内,注射一疗程,妊娠末3个月注射一疗程。

(2)对青霉素过敏者,用红霉素治疗,每次500 mg,4次/日,早期梅毒连服15天,二期复发及晚期梅毒连服30天。妊娠初3个月与妊娠末3个月各进行一个疗程（禁用四环素及多西环素），但所生婴儿应用青霉素补治。

### （六）先天梅毒（胎传梅毒）

1. 早期先天梅毒（2岁以内）

（1）水剂青霉素G，每日5万U/kg体重，分2次肌注或静滴，共10日。

（2）普鲁卡因青霉素G，每日5万U/kg体重，肌注，共10天。

（3）苄星青霉素5万U/kg体重，一次注射，适用于脑脊液正常者。

2. 晚期先天梅毒（2岁以上）

（1）普鲁卡因青霉素G，每日5万U/kg体重，肌注，连续10天为一疗程，总量不超过成人剂量。

（2）对青霉素过敏者可用红霉素，每日7.5~12.5mg/kg体重，分4次服，连服30天。

### （七）梅毒治愈标准

治愈标准有二，即临床及血清治愈。

1. 临床治愈

一期梅毒（硬下疳）、二期梅毒及三期梅毒（包括皮肤、黏膜、骨骼、眼、鼻等）损害愈合消退，症状消失。

2. 血清治愈

抗梅治疗后2年以内梅毒血清学反应（非梅毒螺旋体抗原试验，如VDRL、RPR等）由阳性转变为阴性，脑脊液检查阴性。

## 第四节　尖锐湿疣

尖锐湿疣（condyloma acuminata，CA）由人乳头瘤病毒（human papilloma virus，HPV）感染后引起的外阴皮肤黏膜良性增生，亦可累及肛门、阴道及宫颈，主要经性传播，治疗上以祛除病灶及改善症状为主。它是最常见的STD之一，国外发病率占性病的第二位，且目前呈不断上升趋势。

## 一、病因

尖锐湿疣是由人乳头瘤病毒感染引起的鳞状上皮增生性疣状病变。人是HPV唯一宿主，病毒颗粒直径为50~55nm，目前尚未在体外培养成功。HPV属环状双链DNA病毒，其基因组的早期（E）区含有7个开放读码框（E1~E7），晚期（L）区有2个开放读码框（L1、L2）。早期区基因编码蛋白参与病毒DNA复制、转录调节（E1、E2）对宿主细胞的转化（E5、E6、E7）；L1、L2编码病毒衣壳蛋白并参与病毒装配。近年来分子生物学技术研究发展迅速，证实HPV有一百种以上的型别，其中超过三十种与生殖道感染有关，除可以引起尖锐湿疣，还与生殖道肿瘤有关。依据引起肿瘤可能性高低将其分为低危型及高危型。低危型有6、11、40、42~44、61型，高危型有16、18、31、33、35、39、45、56、58型。其中至少有10个型别与尖锐湿疣有关（如6、11、16、18及33型，最常见6、11型）。HPV普遍存在于自然界，促使感染的高危因素有过早性生活、多个性伴侣、免疫力低下、高性激素水平、吸烟等。CA往往与多种STD合并存在，如梅毒、淋病、外阴阴道假丝酵母菌病、衣原体感染等。

## 二、传播途径

主要传播途径为性行为后直接感染，也可通过自动接种或经接触污染的内裤、浴盆、浴巾、便盆等间接感染。CA患者的性伴侣约60%发生HPV感染，而HPV感染母亲可致新生儿喉乳头瘤，但其传播途径为宫内感染、产道感染或产后感染，目前尚无定论，主要认为经产道感染。

## 三、发病机制

HPV主要作用于鳞状上皮细胞，而三种鳞状上皮（皮肤、黏膜、化生的）对HPV感染都敏感，当含有比较大量HPV病毒颗粒的脱落表层细胞或角蛋白碎片通过损伤的皮肤黏膜到达基底层细胞，由于HPV的亚型、数量、存在状态及机体免疫状态的不同而结局迥异。若感染低危型HPV，病毒进入宿主细胞后，其DNA游离于宿主染色体外，HPV在基底层细胞脱衣壳，随细胞分化，HPV的E区蛋白表达，刺激HPV利用宿主的原料、能量及酶在分化细胞（主要为棘层细胞）进行DNA复制，随后L区基因刺激在颗粒细胞合成衣壳蛋白并包装病毒基因组，在角质层细胞包装成完整病毒体，当角质层细胞坏死、脱落后释放大量病毒再感染周围正常细胞，病毒复制时E区蛋白能诱导上皮增生及毛细血管超常增生，从而产生增殖感染（productive infection），表现为镜下呈现表皮增生、变厚，临床表现为乳头状瘤。若感染高危型，其DNA整合到宿主细胞染色体，不能产生完整的病毒体，E6、E7转化基因表达，导致鳞状上皮内瘤变及浸润癌的发生，整合感染时乳头样瘤表现不明显。

虽然HPV感染多见，美国年轻女性感染率为30%~50%，但由于HPV感染后，机体产生的细胞免疫及体液免疫可清除大部分HPV，因此只有一部分人群呈HPV潜伏感染，少数呈亚临床感染（subclinical HPV infections, SPI），极少数发生临床可见的尖锐湿疣。潜伏感染是指皮肤黏膜肉眼观察正常，醋酸试验、阴道镜等检查阴性，但分子生物学检查发现HPV感染。亚临床HPV感染是指无肉眼可见病灶，但醋酸试验、阴道镜、细胞学、病理学检查发现HPV感染改变。

## 四、临床表现

HPV感染后潜伏期为3周~8个月，平均3个月，好发于性活跃的中青年，以20~29岁年轻妇女多见。临床表现常不明显，多以外阴赘生物就诊，部分患者因外阴瘙痒、烧灼感或性生活后出血就诊。因HPV在温暖潮湿的环境中特别易生存增殖，故女性的外生殖器及肛周是最易感染的部位，多见于大小阴唇、阴蒂、阴道口、阴道、宫颈、尿道口、会阴及肛周，极少数患者可见于肛门生殖器以外部位（如口腔、腋窝、乳房、指间、趾间等）。50%~70%外阴尖锐湿疣伴有阴道、宫颈尖锐湿疣。皮损初起表现为单个或数个淡红色小丘疹，质地柔软，顶端尖锐，呈乳头状突起，依据疣体形态可分为无柄型（丘疹样皮损）和有柄型，后者可呈乳头状、菜花状、鸡冠状及蕈样状。若病变发生在部分角化区，病灶逐渐增多增大，可呈菜花状及鸡冠状，表面凹凸不平，呈尖峰状，疣体常呈白色、粉红色或污灰色，质脆，表面可有破溃、出血或感染；若病变发生在完全角化的皮肤，疣体常呈丘疹状，表面覆有角化层，质较硬。少数免疫力低下或妊娠期患者疣体可过度增生成为巨大型尖锐湿疣，常与HPV-6型感染有关，部分可发生恶变。

发生尖锐湿疣后，由于HPV与机体免疫因素的相互作用，10%~30%患者的病变可自然消退，部分患者病变持续不变，部分患者病变进一步进展。宫颈病变多为亚临床HPV感染，临床肉眼见不到病灶，需借助阴道镜及醋酸试验协助发现。目前认为HPV潜伏感染是尖锐湿疣复发的主要原因之一，亚临床感染的存在与再活动也与本病的复发有关。

## 五、辅助检查

### （一）细胞学检查

细胞学涂片中可见挖空细胞、角化不良细胞或角化不全细胞及湿疣外基底细胞。细胞学检查特异性较高，但敏感性低。挖空细胞的特点为细胞体积大，核大，单核或双核，核变形或不规则，轻度异型性，细胞核周围空晕。挖空细胞形成机制，可能是HPV在细胞核内复制，使细胞核增大，而细胞质内线粒体肿胀、破裂，糖原溶解、消失，形成核周空泡。它是HPV感染后细胞退行性变。免疫组织化学研究提示挖空细胞核内或核周有HPV颗粒。

### （二）醋酸试验

在组织表面涂以3%~5%醋酸液，3~5分钟后感染组织变白为阳性，正常组织不变色，但当皮肤有炎症时有一定假阳性。醋酸试验的机制可能是醋酸使感染上皮细胞中的蛋白质凝固而呈白色。醋酸应用并不是HPV感染特定的测试，以及这种试验的特异性及敏感性都不确定，所以不推荐作为HPV感染的筛查，只是用于确定扁平生殖器疣。

## (三) 阴道镜检查

阴道镜有助于发现亚临床病变,尤其对于宫颈病变,辅以醋酸试验有助于提高阳性率。宫颈涂以 3% 的醋酸后,可见病变部位为许多指状突起,每个突起的半透明表皮下都有中央血管袢;移行区内外可见上皮雪白发亮,或呈白色斑块,表面隆起不平,点状血管呈花坛状或呈细小镶嵌;若病变明显,表面布满毛刺或珊瑚样突起的病灶,涂以 3% 醋酸液后组织水肿变白如雪塑状。

## (四) 病理检查

主要表现为鳞状上皮增生,呈乳头样生长,常伴有上皮脚延长、增宽。表层细胞表现为角化过度或角化不全;棘层细胞高度增生,颗粒层和棘层上部细胞可见有特征性的灶性空泡细胞,细胞体积大,圆形或椭圆形,胞质着色淡,胞核浓缩深染,核周有透亮的晕,为 HPV 感染的特征性改变;基底细胞增生;真皮乳头水肿,浅层毛细血管扩张,周围常有较多慢性炎性细胞浸润。

## (五) 核酸检测

可采用 PCR 及核酸 DNA 探针杂交检测 HPV,后者包括 southern 印迹杂交、原位杂交及斑点杂交。PCR 技术简单、快速,敏感性高,特异性强,不仅能确诊是否为 HPV 感染,且能确定 HPV 类型,但容易污染,假阳性相对高。没有数据支持人乳头状瘤病毒核酸检测在常规诊断或可见生殖器疣的患者中使用。

## 六、诊断与鉴别诊断

典型病例,依据病史(性接触史、配偶感染史或间接接触史)、典型临床表现即可确诊。对于外阴有尖锐湿疣者,应仔细检查阴道、宫颈以免漏诊,并常规行宫颈细胞学检查以发现宫颈上皮内瘤变。对于体征不明显者,需进行辅助检查以确诊。

本病需与假性尖锐湿疣、扁平湿疣、鲍温病样丘疹病、生殖器鳞状细胞癌和皮脂腺异位症等进行鉴别。

### (一) 假性尖锐湿疣

病变较局限,常发生在女性小阴唇内侧及阴道前庭,为白色或淡红色小丘疹,表面光滑,对称分布,无自觉症状,醋酸试验阴性。

### (二) 扁平湿疣

为二期梅毒特征性皮损,发生在肛门、生殖器部位的多个或成群的红褐色蕈样斑块,表面扁平,基底宽,无蒂,常糜烂、渗出,皮损处取材在暗视野下可见梅毒螺旋体,梅毒血清学反应强阳性。

### (三) 鲍温病样丘疹病

皮损多为多发性,且多单个散在发生,其表面尚光滑,颜色多为淡红色、褐色、紫罗兰色或棕色,受摩擦后不易出血,其损害增长速度缓慢,多增长到一定程度后停止生长,醋酸试验阴性,组织病理学表现为表皮呈银屑病样增生,表皮乳头瘤样增生,棘层肥厚,可见角化不良细胞,棘细胞排列紊乱,真皮浅层血管扩张,周围有淋巴细胞、组织细胞浸润。

## 七、治疗

治疗生殖器疣的主要目标是可见的疣消除。在大多数患者,治疗可引起无疣期。如果不及时治疗,可见生殖器疣可能会自限,保持不变或有所增加。目前研究表明,现有的疗法可能会减少生殖器疣,但不一定能彻底消除人乳头瘤病毒感染。由于治疗,是否引起 HPV 病毒 DNA 下降,还是后来再感染仍不清楚。目前还没有证据表明,生殖器疣的存在或治疗与子宫颈癌的发生有关。

生殖器疣的治疗应遵循患者的偏好及可用资源和医生的经验。没有确切证据表明,目前有一个特别有优势的治疗方法可以治疗所有的患者和所有的疣。由于未来传播 HPV 和 HPV 自限的不确定性,为数较多的研究者依然接受期待治疗的方法即顺其自然。

多数患者有 < 10 个生殖器疣,疣总面积 0.5 ~ 1.0 $cm^2$,这些疣应予各种治疗方式。可能会影响治疗的选择的因素:疣的大小,疣数目,疣形态解剖部位,患者偏好,治疗花费,方便性,不良反应和所提供的治疗经历会影响对治疗的效果,包括免疫抑制和各项治疗情况。大多数患者需要一个疗程的治疗,

而不是一个单一的治疗。一般来说，疣表面潮湿部位比干燥部位疗效更好。若局部症状没有任何改观，应该改变这种治疗方式。治疗生殖器疣3个月内的疗效有无及其在治疗过程中的不良反应用以评估整个治疗过程及其反应性。如果疣治疗措施实施好，则并发症很少发生。患者重视持续的色素减退或色素沉着发生，这通常与烧蚀模式有关。凹陷或增生性瘢痕虽然罕见，但仍有发生的可能性。慢性疼痛综合征同样较少发生（例如，外阴痛或肛周痛，以及治疗部位感觉过敏或直肠疣，排便疼痛或瘘形成）。曾经有在使用足叶草酯树脂和干扰素后出现严重的系统性反应的报道。

### （一）外生殖器尖锐湿疣

1. 局部药物治疗

用药前局部涂以1%丁卡因行表面麻醉以减轻疼痛。可选择下列药物。

（1）0.5%鬼臼毒素外用，每日2次，连用3日，停药4日为1疗程，可重复4个疗程。此药通过抗有丝分裂破坏疣，是相对便宜，容易使用，安全，可自我应用，但应注意其致畸作用，孕妇禁用。大多数患者治疗后有轻度至中度疼痛或局部刺激。

（2）80%~90%三氯醋酸或二氯醋酸外涂，每周1次，通过对蛋白的化学凝固作用破坏疣体。一般1~3次后病灶可消退，用药6次未愈应改用其他方法，二氯醋酸及三氯醋酸毒性小，对周围正常皮肤无损害，病变修复后将形成斑痕。应注意其致畸作用，孕妇禁用。

（3）5%咪喹莫特霜，每周3次，用药6~10小时后用肥皂水洗掉，可连用16周。患者能自行用药，多在用药后8~10周疣体脱落。此药为外用免疫调节剂，通过刺激局部产生干扰素及其他细胞因子而起作用。有烧灼及腐蚀的功能，若碰到正常的组织，则会有疼痛感，需保护周围正常组织。怀孕期间咪喹莫特的安全尚未确定，所以禁用于孕妇。

（4）10%~25%足叶草酯酊涂于病灶，涂药后2~4小时洗去，每周1次，可连用3~4次，因刺激性大，应保护周围正常皮肤，有致畸作用，孕妇禁用。为避免全身吸收后的毒性反应，应注意以下两点：①总剂量<0.5 mL或疣面积不超过10 $cm^2$。②无开放性皮损。

2. 物理或手术治疗

物理治疗有微波、激光、冷冻。微波作用是凝固疣体基底部，因其为接触性治疗，可适用于任何部位尖锐湿疣。激光适用于任何部位疣及难治疗、体积大、多发疣。冷冻适用于疣体较小及病灶较局限者。对数目多、面积广及对其他治疗失败的尖锐湿疣可用微波刀或手术切除。

3. 干扰素

具有抗病毒及调节免疫作用，由于其费用高、给药途径不方便及全身的不良反应，不推荐常规使用，多用于病情严重，病变持续存在，或反复复发的患者。常用基因工程重组干扰素（γ-IFN）α-2a，剂量100万单位，病灶内局部注射，目前发现全身用药效果差，不推荐全身应用。干扰素作为辅助用药，多用于病情严重或反复发作者。目前多主张采用综合疗法，即两个或更多的方式在同一时间用于同一疣体。

### （二）阴道尖锐湿疣

（1）用液态氮冷冻治疗。由于阴道瘘形成穿孔的危险，超低温探头在阴道内一般不推荐使用。

（2）80%~90%三氯醋酸或二氯醋酸可用于疣的治疗。但是应该避免酸性药物过量应用，处理后的区域应给予粉滑石，碳酸氢钠或液体肥皂去除未反应的酸。如有必要，这种治疗可每周重复。

### （三）宫颈尖锐湿疣

治疗宫颈湿疣前，必须做细胞学检查，必要时行阴道镜及活组织检查排除宫颈上皮内瘤变及宫颈癌。目前治疗尚无统一规范，可根据病情选用物理或手术治疗。WHO不推荐使用足叶草酯酊或三氯醋酸。

### （四）尿道尖锐湿疣

液氮冷冻；10%~25%足叶草酯酊涂于病灶，可每周1次，必须晾干后方可恢复正常黏膜接触。

### （五）肛周尖锐湿疣

液氮冷冻；80%~90%三氯醋酸或二氯醋酸外用，可每周1次；或手术切除。

### (六) HPV感染亚临床感染的处理

由于HPV感染存在自限性，且尚无有效去除病毒的方法，2006年美国CDC建议若尖锐湿疣不合并鳞状上皮内瘤变，对HPV亚临床感染不需治疗，但若合并，尤其宫颈鳞状上皮内瘤变，则需根据组织学检查结果进行相应治疗。

### (七) 性伴侣的处理

性伴侣应进行尖锐湿疣的检查，并告知患者及患者性伴侣该病具有传染性，推荐使用避孕套阻断传播途径。避孕套可减少对生殖器感染HPV，降低HPV相关疾病的风险，但HPV感染可能发生在避孕套未覆盖或保护区（如阴囊、外阴或肛周）。

## 八、治愈标准

治愈标准是疣体消失，其预后一般良好，治愈率较高，但各种治疗均有复发可能，多在治疗后的3个月内复发，复发率为25%。治疗后需随访，至少在治疗后的3个月有1次随访。对于反复复发的顽固性尖锐湿疣，应及时做活检排除恶变。

## 九、咨询

对生殖器HPV感染，教育和辅导是管理尖锐湿疣患者的重要方面。患者可以通过教育材料，包括小册子、热线电话和网站接受教育等方式努力传达了以下关键信息。

（1）生殖器HPV感染是常见的性活跃的成年人。在多数性活跃的成年人在某种程度可能有感染，虽然他们大多数永远不会知道，因为感染通常没有症状，并自行清除。

（2）生殖器HPV感染通常是性传播。潜伏期（即初次接触至发病间隔）是可变的，确定感染时间和感染源往往很难。正在进行的性关系，性伙伴的感染通常是由患者的明确诊断时，他们才知道自己已经感染，尽管他们可能没有症状或感染的迹象。

（3）不建议对已有HPV感染的性伴侣检测HPV来诊断HPV感染。HPV感染常传染性伴侣，但通常自行消失。

（4）生殖器疣是人类乳头状瘤病毒特异的类型引起。导致宫颈癌、其他生殖器癌症与生殖器疣的类型不同。

（5）人可能感染不同类型的HPV，导致生殖器疣，但从未有进一步的症状。为什么生殖器HPV感染发展成疣，而其他人却没有，免疫可能发挥关键作用。

（6）生殖器疣通常是良性的，但在开始几个月的生殖器疣治疗后复发是常见的。生殖器疣的治疗可以减少HPV感染，但是否治疗后HPV传染给性伴侣风险减少还不清楚。疣治疗后感染的时间是未知的。

（7）避孕套可能降低HPV相关疾病的风险（如生殖器疣和子宫颈癌）。坚持使用避孕套也可减少对生殖器HPV感染的风险。HPV感染可能发生在未覆盖或避孕套未保护部位（如阴囊、外阴或肛周）。

（8）生殖器疣的存在并不是一种HPV的检测或者是巴氏检查、阴道镜检查或宫颈变化的迹象。

（9）HPV检测与生殖器疣患者的性伴侣无关。

## 十、随访

生殖器疣清除后，随访非常重要。患者应警惕复发，而发生在治愈后的3个月之内为多见。由于小型外生殖器疣在疾病初期很难确定，因此治疗后3个月的随访评估极其重要。

## 十一、性伴侣管理

对于生殖器疣的管理，对性伴侣检查是没有必要的，因为至今还没有数据表明，再感染与复发的关联性，但是必须让性伴侣了解：①在生活中HPV感染是常有的现象，并可能由性伴侣获得。②接受性病检查和评估，同时行宫颈细胞学检查。

## 十二、临床特殊的问题的思考与建议

### (一) 妊娠合并尖锐湿疣

妊娠期女性因为免疫力下降，性激素水平增高，局部血循环丰富，所以更容易感染 HPV，而且尖锐湿疣症状也比未怀孕的女性更严重，疣生长迅速，数量多，体积大，范围大，多态性，有时外阴、阴道的赘生物可突出于外阴及阴道，甚至引起阴道阻塞。此外妊娠期疣组织脆弱，经阴道分娩时容易导致大出血。而产后由于体内激素水平的下降与免疫功能的恢复，可使患者在短期内疣迅速缩小，甚至自然消失。

妊娠期 HPV 感染可引起新生儿喉乳头瘤及眼结膜乳头瘤，但幼儿喉乳头瘤发生率低，危害不大，故患有尖锐湿疣孕妇不需要停止妊娠，且传播途径（即胎盘，产期，或产后）目前尚不完全明确，故也不是必须通过剖宫产分娩减少传染。除非是到了怀孕晚期时，尖锐湿疣还没有得到有效控制，而且估计采用阴道分娩可引起一些不良后果，如赘生物过大，遮盖了阴道口或堵塞阴道，致使阴道分娩受阻、赘生物很脆，阴道分娩易导致局部组织裂伤大出血时，才考虑行剖宫产。

尖锐湿疣合并妊娠的治疗：病灶较小者采用局部治疗，因足叶草酯酊、咪喹莫特霜及鬼臼毒素不应在妊娠期使用，可选用三氯醋酸或二氯醋酸。对病灶较大者，采用冷冻、烧灼、激光等去除病灶。

### (二) HIV 合并尖锐湿疣

无数据表明对于艾滋病患者患有尖锐湿疣的治疗方法有所不同。然而因 HIV 或其他原因免疫低下的患者可能会出现更多、更大的疣，治疗的效果可能不如无 HIV 感染者，而且治疗后出现更频繁的反复发作现象。

# 第十四章

# 皮肤附属器疾病

## 第一节 汗腺疾病

### 一、多汗症

多汗症（Hyperhidrosis）是指出汗超过保持热稳定所需要的生理性数量，主要发生于汗腺分布的部位，如手掌、足跖、头面部等处，也可发生于大汗腺分布的部位，如腋窝、脐部、腹股沟和肛门等处。

#### （一）病因与发病机制

全身性多汗常为某些系统性疾病的伴发症状，局限多汗常见于两侧掌跖和腋窝，原因未明，精神紧张，自主神经系统功能失调可使出汗加剧。

#### （二）临床表现

多汗症一般开始发病于青春发育期的青年，发病率为10%左右，是一种比较难以治愈的常见疾病。

1. 局限性多汗

局限性多汗常见颜面、掌、跖、腋窝和外阴部。轻者于多汗部位潮湿，严重时汗似滴水样。跖部多汗，导致表皮浸渍发白，角质和汗液分解，产生臭味。常见儿童或青春期，男女均可发病。可有家族史。多因精神紧张、焦虑造成，一般25岁后自行缓解。可分为手部多汗症、足部多汗症、腋部多汗症、面部多汗症。

上述各种多汗症患者多在清醒情况下多汗（图14-1），入睡后消失，出汗停止，但醒来后会再出汗。

2. 全身多汗

全身多汗可由于其他疾病引起，如结核、甲状腺功能亢进。也可能是生理性多汗，如剧烈活动、食用辛辣食物。

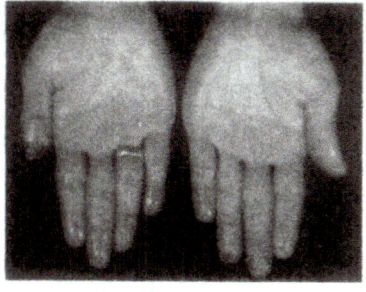

**图14-1 多汗症**

### (三)诊断与鉴别诊断

全身或局部出汗异常增多,碘-淀粉呈色反应实验阳性,最大出汗率实验增高可以诊断。本病应与臭汗症、色汗症鉴别。

### (四)治疗

1. 治疗基础疾病

治疗甲状腺功能亢进、糖尿病、帕金森病、嗜铬细胞瘤。找出病因给予相应治疗。

2. 局部治疗

注意清洁,保持干燥。用下列药物收敛,使汗孔收缩,减少出汗。

0.5%醋酸铅溶液、4%~5%鞣酸溶液、5%乌洛托品溶液、5%明矾溶液每日浸泡1次,每次10~15分钟。

3%~5%甲醛溶液外涂掌跖部,或用足粉(樟脑、水杨酸、氧化锌、薄荷、滑石粉)外扑。

20%~25%氯化铝乙醇,睡前涂于干燥的腋下、掌跖,用薄型聚乙烯紧密覆盖过夜,第2天早晨揭去薄膜,用水洗净,用药2次,疗效可维持1周。

肉毒杆菌素A(BTX-A),受累区皮内注射,作为腋窝多汗症的二线治疗。2004年7月批准使用,可阻止胆碱能神经末梢释放乙酰胆碱,局部皮内注射,用于掌跖或腋窝多汗症。

3. 系统治疗

(1)抗胆碱能类药物:多属抗乙酰胆碱药物,阻止乙酰胆碱释放,止汗,如阿托品、颠茄、溴丙胺太林等。有暂时效果,不良反应有口干、舌燥、视物模糊。

(2)镇静药:如地西泮2.5 mg,2~3次/d,或溴剂、谷维素等对情绪性多汗常有效。

4. 物理治疗

(1)离子透入:用自来水离子透入,每侧掌或跖用20 mA;皮肤外涂硅油可增加疗效,1次/d,每次30分钟直至出汗停止。

(2)浅层X线放射:对局部性多汗有一定疗效。可使汗腺收缩,减少出汗,亦可引起皮肤癌的危害。

5. 手术治疗

(1)20世纪做腋部大汗腺切除术,由于大汗腺在腋部分布面积较大,所以外科手术切除不干净,术后仍有多汗、臭味,而且留下两侧瘢痕,使上臂伸展受到限制。

(2)颈胸或腰交感神经切除,掌跖多汗有效。胸神经切除术,采用小切口、内镜技术把胸2~4交感神经切除,会出汗停止,但神经功能完全丧失,使该区域丧失感觉。

## 二、臭汗症

臭汗症(Bromhidrosis,osmidrosis)是指皮肤散发出难闻的气味,可分为:①大汗腺性臭汗症,大汗液细菌分解所致。②小汗腺性臭汗症,系小汗液分泌过多使角层软化,并继发微生物的分解所致。

### (一)临床表现

1. 大汗腺臭汗症

大汗腺臭汗症发生在大汗腺分布部位,即腋窝、乳晕、脐窝、阴部和肛门等处。以腋窝的臭味最明显,称为腋臭。女性多于男性,与遗传有关。其汗液可呈黄、绿、红或黑色。汗液经皮肤表面的细菌主要是葡萄球菌的分解,产生不饱和脂肪酸而发出臭味。大汗腺到青春期才开始活动,老年时逐渐退化。

2. 小汗腺臭汗症

小汗腺臭汗症常与多汗症伴发,有全身性臭汗症和局限性臭汗症两种。全身性臭汗症可因卫生习惯不良或进食大蒜、洋葱、麝香而发生,亦有属于生理性者。局限性臭汗症以足部臭汗症最常见,称为足臭。由于足部多汗使皮肤角质层浸软被细菌分解而发臭。

### (二)诊断与鉴别诊断

大汗腺臭汗症为腋窝、乳晕、肛周、外阴及外耳道分泌物臭汗;小汗腺臭汗症多由细菌分解角质层所致,如足部多汗的臭汗症。

全身性多汗症主要和一些系统性疾病引起的体臭鉴别,在某些严重的糖尿病、痛风、尿毒症等患者中,可因尿素通过汗液排泄到皮肤表面而形成很薄层的结晶,产生臭尿味,谓之尿汗症。局限性臭汗症(如腋臭)需和多汗症相鉴别,足部臭汗症需和足癣引起的臭足相鉴别。

### (三)治疗

1. 大汗腺性臭汗症

大汗腺性臭汗症以局部治疗为主。

(1)经常清洗腋窝皮肤、剃除腋毛。

(2)局部应用铝、锆或锌盐和新霉素或庆大霉素乳剂抑制腋窝细菌生长。

(3)外用抗氧化剂(如维生素E)抑制脂肪酸形成。

(4)离子交换树脂吸附脂肪酸和氨,香水可掩盖腋臭。

也可以行手术治疗。将腋窝毛发区皮肤大部切除以去除大汗腺。

2. 小汗腺性臭汗症

小汗腺性臭汗症需经常清洗、治疗细菌或真菌感染、减肥、控制糖尿病等。跖臭汗症可用足粉,离子透入疗法。

## 三、色汗症及血汗症

### (一)色汗症

色汗症(Chromidrosis)是指汗液有颜色,由于汗液被染料、微生物(毛孢子菌或棒状杆菌属)色素或其他化学物质污染所致。

1. 大汗腺色汗症(Apocrine chromidrosis)

大汗腺的分泌细胞分泌内源性色素而使汗液着色。其分泌的机制不明。色素为脂褐质(Lipofuscin),其浓度比正常汗液高或处于较高的氧化状态。青春期后发病,病变范围局限,见于腋窝或面部。色汗常为黄色,也可为蓝色、绿色或蓝黑色等。

2. 小汗腺色汗症(Eccrine chromidrosis)

病变范围可局限或泛发,为外源性色素,因小汗腺分泌的汗液被摄入的色素(如利福平等药物)或微生物(如毛孢子菌属或棒状杆菌属)产生的色素污染所致。任何年龄均可发生。另外,除了小汗腺的分泌物以外,摄入的色素或微生物产生的色素也可污染大汗腺的分泌物,故可称为假性色汗症(False chromidrosis)。

本病发生后不易消失。无特殊疗法,应注意清洁,必要时可外用抗菌药。

### (二)血汗症

血汗症(Hemathidrosis)极为罕见,可见于各种出血性疾病。为血液或血液色素混入汗液排出。一般发生于鼠疫、血友病、月经异常或出血性疾病的患者,睑、额、胸和生殖器等部位多见。好发部位为眼睑、额部、胸部及生殖器等处。应针对原发疾病进行治疗。

## 四、大汗腺粟粒疹

大汗腺粟粒疹(Apocrine miliaria)亦称为Fox-Fordyce病,系大汗腺导管阻塞和破裂所致的慢性瘙痒性疾病,主要累及腋窝和耻骨区。

### (一)病因与发病机制

引起本病一系列变化的原因是大汗腺导管的角质性阻塞和表皮内导管的破裂。本病在妊娠期间,特别是最后3个月(内源性雌激素和皮质类固醇水平最高)出现明显缓解,说明激素对本病有调节作用。雌激素治疗后卵泡刺激素(FSH)水平降低与病变消退相关,避孕药的治疗作用可能主要系雌激素所致。

### (二)临床表现

皮损为针头到绿豆大小的毛囊性丘疹,坚实、光滑、圆形,肉色或淡黄色,成群分布,丘疹彼此独立,互不融合。90%以上发生于13~35岁女性,很少发生在青春期前和绝经期后。

本病好发于腋窝（图14-2，图14-3）、耻骨区、乳晕和躯干，以前两者最多见。瘙痒常为阵发性，情绪应激和局部刺激均可促发。受累处毛发稀少。

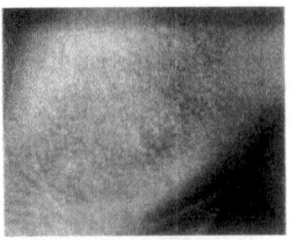

图14-2　大汗腺粟粒疹

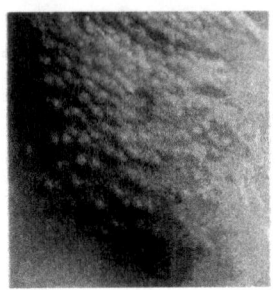

图14-3　大汗腺粟粒疹

### （三）组织病理
毛囊壁海绵水肿或大汗腺潴留性水疱，毛囊漏斗部棘层肥厚、真皮炎性细胞浸润、大汗腺管扩张。

### （四）诊断
（1）多见于女性，年龄多在13～35岁。
（2）基本损害为对称性分布的毛囊性丘疹，挤压时可有少量浑浊的液体溢出。
（3）常有剧痒，特征性组织病理象证实诊断。

### （五）鉴别诊断
局限性神经性皮炎、汗管瘤、扁平苔藓，然而这几种病罕见于腋窝，临床及组织学可鉴别。

### （六）治疗
调节大汗腺正常机制，阻止和减少大汗腺导管的角质性阻塞和汗液潴留，以及无菌性炎症发生，改善临床症状。减少大汗腺活动，减少角质阻塞导管和破裂所致的瘙痒。

1. 局部治疗

抗生素和糖皮质激素洗剂或霜剂外用。皮损内注射曲安西龙（5～15 mg/mL）可使病情缓解6～8个月。

2. 系统治疗

口服异维A酸10 mg，2次/d，或维A酸霜外用可缓解症状。口服避孕药可能最有效，剂量及用法按避孕方法。亦可用己烯雌酚，每次1 mg，1次/d。

3. 难治病例

可以浅层X线治疗，或试行皮肤切除或皮肤移植。

### （七）病程与预后
除妊娠期间消退和绝经期后部分缓解之外，本病可长期存在。

## 第二节　痤疮及相关疾病

### 一、痤疮

痤疮（Acne）是一种毛囊皮脂腺单位的慢性炎症病变，以粉刺、丘疹、脓疱、结节、囊肿及瘢痕为特征。其病因与雄激素、皮脂分泌增加、毛囊皮脂腺腺管的过度角化、堵塞腺管内痤疮丙酸杆菌移生、炎性介质及炎症有关。

### （一）病因发病机制

**1. 发病机制**

发病机制包括皮脂腺导管角化过度、皮脂分泌增加和痤疮丙酸杆菌的定植及随之发生的炎症改变。该过程是通过角质形成细胞和 T 淋巴细胞产生的白介素 $-1\alpha$ 和肿瘤坏死因子 $\alpha$（TNF-$\alpha$）介导，致角质形成细胞过度增殖、凋亡减少，继而颗粒层增厚。皮脂腺毛囊口被致密堆积的角蛋白堵塞形成微粉刺。

**2. 参与因素**

（1）雄激素：青春期雄激素分泌增多，使皮脂分泌亢进。

（2）毛囊皮脂腺导管角化异常：导致皮脂排泄障碍，皮脂潴留，形成粉刺。

（3）微生物作用：丙酸杆菌大量繁殖导致炎症改变和毛囊上皮的破坏并最终破裂。

（4）炎性介质及炎症：粉刺中的物质通过毛囊壁"漏出"启动炎症，痤疮丙酸杆菌产生许多种酶，包括 3 种蛋白酶，即脂酶、磷酸酶和透明质酸裂解酶。腺管角朊细胞产生白细胞介素（包括 IL-1$\alpha$ 和 IL-1$\beta$）和肿瘤坏死因子（TNF）。炎症启动后接着发生毛囊壁毁坏，可产生丘疹、脓疱、结节和囊肿。

（5）遗传及其他：遗传、药物（糖皮质激素、避孕药、锂、异烟肼、环孢素和促同化激素类）、饮食、胃肠功能障碍、月经、机械性刺激、化妆品等亦可诱发本病。

### （二）临床表现

**1. 寻常痤疮（Acne vulgaris）**

（1）皮肤损害：①最早损害为微粉刺、黑头粉刺。②典型的为黑头粉刺（图14-4），见于扩大的毛孔中。毛囊开口的脂栓氧化变成黑色，呈点状黑色，可挤出脂栓。③白头粉刺（图14-5）为针尖到针头大小圆锥形丘疹，呈皮色或灰白色，不易挤出脂栓。④炎性丘疹。⑤脓疱。⑥结节。⑦囊肿及蜂窝织炎等损害。愈合后遗留浅的凹坑状瘢痕，甚至形成瘢痕疙瘩。⑧皮脂溢出，多数患者有油性皮肤，即使痤疮消退，皮脂溢出仍可能存在。⑨自觉症状，炎症显著时可有疼痛和触痛，吃刺激性食物皮损加重，大多数患者在 25～30 岁或以后逐渐痊愈。

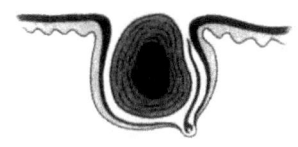

开放性粉刺（黑头）

**图 14-4 黑头粉刺**

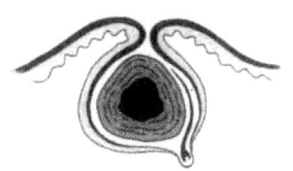

闭合性粉刺（白头）

**图 14-5 白头粉刺**

（2）发病特征：颜面部，尤其是前额、双颊和颏部，亦见于上胸、肩胛间背部及肩部等皮脂腺丰富部位（图14-6）。偶尔也可发生于其他部位，呈对称分布。但在颜面部中央尤其是鼻部及眼眶周围常无损害。

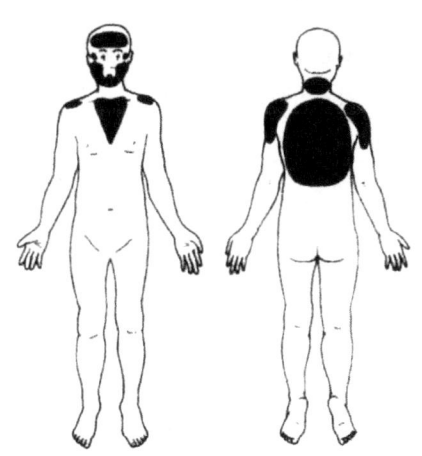

**图 14-6 痤疮的好发部位**

2. 其他类型痤疮

（1）丘疹性痤疮、脓疱性痤疮和结节性痤疮也较常见。

（2）囊肿性痤疮是聚合性痤疮的最轻型。

（3）萎缩性痤疮，腺体破坏形成凹状萎缩性瘢痕。

（4）月经前痤疮，月经前发病或加剧。

（5）聚合性痤疮（Acne conglobata），聚合性是指团块或环状损害，为严重的囊肿性痤疮，受累区域可出现相连的粉刺、丘疹、脓疱、连通的囊肿、脓肿和窦道、最终出现严重的凹陷性萎缩或瘢痕。多有家族史，与遗传有关。有些患者有细胞免疫功能缺陷。好发于前额、颊部和颈前部。

（6）暴发性痤疮，多见于青少年期的男孩（年龄13～17岁）。本病急性发病，皮损以胸背部为主，其次为面颈部，多为毛囊性炎性丘疹、脓疱，炎症反应剧烈，结节与囊肿性损害较少，局部疼痛明显，易糜烂、溃疡，愈后有浅表瘢痕。同时也存在不适、疲劳、发热、全身关节痛、白细胞增多和血沉升高。

（7）成年女性痤疮，患者通常为多毛、伴或不伴月经不调的女性，痤疮皮损较持久。需要对患者分泌过多的肾上腺源性的和卵巢的雄激素，如总睾酮、游离睾酮和（或）硫酸脱氢表雄酮（DHEAS）进行检测（例如，多囊卵巢综合征患者）。

（8）新生儿痤疮，好发于新生儿或婴儿的鼻和颊部，与腺体发育相关，皮损呈暂时性。

（9）职业性痤疮，由于暴露于焦油物、切割油、氯化烃类所致，如氯痤疮。皮损呈大粉刺、炎性丘疹和囊肿，不仅限于痤疮的好发部位，也可出现于其他的体表位置。

（10）化妆品痤疮，由于形成粉刺的化妆品所致。

### （三）实验室检查

多数痤疮患者激素水平正常。亦可选择性检测游离睾酮，促卵泡激素、促黄体生成激素和硫酸脱氢表雄酮（DHEAS）以排除雄激素过多症和多囊卵巢综合征。

### （四）诊断与鉴别诊断

患者多为青春期男女。好发于颜面和躯干上部等皮脂腺丰富部位，有粉刺、毛囊炎性丘疹、脓疱和结节等多形损害等，诊断不难。痤疮分类见表14-1。

表14-1 痤疮的分类（Wand和Tisserand提出的分类法）

| | |
|---|---|
| Ⅰ度 | 无炎症型（黑头粉刺和少许丘疹） |
| Ⅱ度 | 丘疹和少许脓疱 |
| Ⅲ度 | 丘疹、脓疱，有时伴有囊肿，具有炎症反应 |
| Ⅳ度 | 硬的融合的囊肿，即聚合性痤疮 |

1. 皮损严重程度分级

严重程度分级有助于正确地选择治疗方案。痤疮有很多种分级方法，对于寻常痤疮，目前常用国际改良分级法如下。

（1）轻度（Ⅰ级）：以粉刺为主，少量丘疹和脓疱，总病灶数少于30个。

（2）中度（Ⅱ级）：有粉刺，中等数量的丘疹和脓疱，总病灶数为31～50个。

（3）中度（Ⅲ级）：大量丘疹和脓疱，偶见大的炎性皮损，分布广泛，总病灶数为51～100个，结节少于3个。

（4）重度（Ⅳ级）：结节性、囊肿性或聚合性痤疮，伴疼痛并形成囊肿，病灶数多于100个，结节或囊肿多于3个。

2. 鉴别诊断

（1）酒渣鼻：好发于中年人，损害见于鼻部及面部中央，患部潮红充血，常伴毛细血管扩张，无黑头粉刺。

（2）痤疮型药疹：有服碘、溴、雄激素、避孕药及皮质激素等药物史，损害无黑头粉刺。

（3）职业性痤疮：有接触焦油、机油、石油及石蜡等病史，常伴毛囊角化。好发于手背、前臂、肘等接触部位。

（五）治疗

痤疮治疗方案见表14-2。

表14-2 痤疮治疗方案

| 轻度痤疮（Ⅰ级） | 粉刺取出，外用维A酸、过氧化苯甲酰、壬二酸、水杨酸，乙酰磺胺钠、硫黄或抗菌药 |
|---|---|
| 中度痤疮（Ⅱ~Ⅰ级） | 粉刺取出，外用维A酸、过氧化苯甲酰、壬二酸、水杨酸或外用抗菌药，皮损内糖皮质激素，口服异维A酸、抗生素，激素治疗（避孕药或抗雄性激素） |
| 重度痤疮（Ⅳ级） | 口服异维A酸、氨苯砜，口服抗生素，外用维A酸，皮损内糖皮质激素，激素治疗（避孕药或抗雄性激素） |
| 维持治疗 | 外用维A酸、过氧化苯甲酰或抗菌药 |

1. 分级治疗

（1）轻度痤疮（Ⅰ级）：局部治疗为主。外用维A酸，过氧化苯甲酰或外用抗生素。大部分医生会采用局部治疗的方法治疗轻度痤疮患者。

局部维A酸类药物多用于治疗粉刺性痤疮，如维胺酯霜或阿达帕林（达芙文）凝胶每晚1次，1周后减至隔日1次。局部外用抗生素凝胶、过氧化苯甲酰及壬二酸则多用于以炎症为主的皮损。然而，多项临床试验结果分析显示维A酸也有减轻炎症的作用。同样的，抗生素治疗也可明显减轻粉刺。也可做药物面膜用粉刺挤压器挤压出已形成的粉刺。

（2）中度痤疮（Ⅱ~Ⅲ级）：外用药为主，口服药为辅。外用维A酸，过氧化苯甲酰或外用抗生素，口服抗生素、激素治疗。

针对粉刺可先做药物面膜并挤出粉刺，并外用维A酸类药物如0.025%迪维霜，也可用1%达芙文凝胶，每晚1次，2周后减至隔日1次。炎症损害可外用抗生素凝胶（软膏）或2.5%过氧苯甲酰凝胶。口服四环素或米诺环素加甲氧苄嘧啶（TMP）0.1 g，2次/d。如皮脂分泌过多可加服异维A酸胶丸。25岁以上的女性患者可口服螺内酯40 mg，晨起顿服。

（3）重度痤疮（Ⅳ级）：口服异维A酸，外用维A酸，口服抗生素，激素治疗。

应认真考虑是否给予异维A酸口服，也可口服抗生素（米诺环素200 mg/d或甲氧苄嘧啶600 mg/d）治疗。然而，对于一部分患者，口服异维A酸可作为一线治疗。对异维A酸有禁忌时可用抗雄激素药物，女性可服用螺内酯20 mg，2~3次/d。男性用抗雄激素药物要谨慎，可短期选用西咪替丁0.2 g，2次/d，或螺内酯20 mg，3次/d。也可用泼尼松20~30 mg，晨起顿服，待皮损消退后减量并停用；还可口服丹参酮4片，3次/d，连服4~6个月。

（4）聚合性痤疮：参照上述治疗，早期可用超短波，或根据药敏试验用抗生素治疗，或皮损内注入糖皮质激素，或口服维A酸类药物，严重可系统试用糖皮质激素。

（5）联合治疗：适用于粉刺性痤疮和炎症性痤疮。轻至中度患者一般为外用维A酸与外用克林霉素或过氧苯甲酰等抗生素药物联合应用，中、重度患者为外用维A酸与口服抗生素联合应用。阿达帕林可增加抗生素等外用药物的穿透性，提高疗效。

2. 系统治疗

（1）抗生素：四环素类，其次大环内酯类，其他如复方磺胺甲噁唑和甲硝唑也可酌情使用，但β-内酰胺类抗生素不宜选择。四环素类中第一代四环素类药物如四环素口服吸收差，对痤疮丙酸杆菌的敏感性低，第二代四环素类药物如米诺环素、多西环素和赖甲四环素应优先选择。四环素能抑制痤疮丙酸杆菌，并可能直接参与皮脂腺代谢，降低游离脂肪酸。但痤疮丙酸杆菌已对其产生了耐药性，疗效有所降低。一般采用每次0.25 g，4次/d，连服1个月以后每2周递减0.25 g，至0.25~0.5 g/d，再维持1个月。红霉素剂量用法同四环素。亦可选用米诺环素（二甲胺四环素）50 mg，2次/d，2~3周后减为50 mg，1次/d，克林霉素0.15 g，3次/d，病情控制后减至0.15 g/d，平均疗程3个月。阿奇霉素0.25 g，每周3次；抑制丙酸杆菌和其他厌氧菌有良效，服用4周后85.7%炎症有明显减轻。抗生素治疗痤疮应注意避免或减少耐药性的产生。

（2）维 A 酸类：对皮脂腺有抑制作用，能控制角化过程和炎症，并能抑制痤疮丙酸杆菌。异维 A 酸对中度到重度痤疮、结节和囊肿性皮损较好，对革兰阴性杆菌毛囊炎亦有效。因致畸，孕龄妇女在服药期间及停药后半年内应避孕。

常用剂量 0.25～0.5 mg/（kg·d），为了减少不良反应，剂量不应超过 0.5 mg/（kg·d）。疗程决定于患者的体重和每日所用的剂量。最小累积剂量是以 60 mg/kg 为目标，但如果累积剂量达到 60 mg/kg 尚未取得满意疗效时，可以增加到 75 mg/kg。然而即使一度痤疮完全清除，在尚未达到 60 mg/kg 域值时就停止使用异维 A 酸，则永久性治愈的概率会显著降低。也有所谓的冲击疗法，就是每月的最初 7 天，每天使用 0.5 mg/kg，这种方法在曾经完成全疗程后仍然复发者、慢性、病程迁延和治疗抵抗的痤疮患者中有较好的疗效。

对患有严重粉刺的青少年，可以采用连续低剂量的异维 A 酸（10～20 mg/d）进行治疗，在最初阶段这些患者粉刺溶解的效果很差，但是 4～6 个疗程的 10～20 mg/d 的异维 A 酸能够较快清除皮疹，不提倡大剂量维 A 酸疗法，因为疗效并无明显提高，但潜在的毒性可能很严重。

（3）氨苯砜：适用于囊肿性和结节型痤疮。可能有抗炎作用，每次 50 mg，口服，2 次/d，连服 1～2 个月不良反应有造血系统毒性，肝损害。

（4）雌性激素和抗雄激素类药的应用：包括雌性激素和抗雄激素。

①雌性激素：包括雌激素和孕激素。

口服避孕药是雌激素和孕激素的复方制剂。有的避孕药中含有雄激素成分，某些人工合成的孕激素与雄激素受体有交叉反应，可降低 SHBG，增加游离睾酮的量，从而加重或导致痤疮。目前常选择的药物：达英–35（Diane 35）（每片含醋酸环丙孕酮 2 mg + 炔雌醇 35 μg），在月经周期的第 1 天开始每天服用 1 粒，连用 21 天，停药 7 天，再次月经后重复用药 21 天，连用 2～3 个月后有效，疗程 3～4 个月。

②抗雄激素：包括螺内酯和西咪替丁。

螺内酯：又称安体舒通，是醛固酮类化合物。

其作用机制：竞争性地抑制一氢睾酮与皮肤靶器官的受体结合，抑制皮脂腺的生长和皮脂分泌。抑制 5α–还原酶，减少睾酮向二氢睾酮转化；推荐剂量为 1～2 mg/（kg·d），疗程为 3～6 个月。孕妇禁用。男性患者使用可能出现乳房发育、乳房胀痛等症状。

西咪替丁（甲氰咪胍）：有弱的抗雄激素作用，能竞争性阻断二氢睾酮与其受体结合，但不影响血清雄激素水平，从而抑制皮脂分泌。推荐剂量每次 200 mg，3 次/d，疗程 4～6 周。

（5）糖皮质激素：用于严重的结节和囊肿性痤疮，泼尼松 30～40 mg/d，早上 8 时 1 次服用，以后每周减 5～10 mg，但不可长期服用。糖皮质激素可能造成类固醇性痤疮，但其在严重痤疮或难治性寻常痤疮中仍为有效的抗炎药物。在严重的囊肿性痤疮或聚合性痤疮中，使用糖皮质激素治疗有效。通常，该药仅在异维 A 酸治疗重度炎性痤疮的前几周与之联合使用，在初期减轻炎症，减少使用异维 A 酸造成的痤疮加重。

（6）锌制剂：硫酸锌片，每次 0.2 g，3 次/d，4 周为 1 个疗程。

3. 局部治疗

（1）维 A 酸类：维 A 酸的剂型有乳状（0.025%、0.05% 和 0.1%）、胶状（0.01% 和 0.025%）和液状（0.05%），维 A 酸对皮肤有刺激性，开始应以低浓度、较小刺激性的乳剂，然后逐渐用较大刺激性的胶状和液状制剂，对于敏感的皮肤，治疗应隔天 1 次或每周 2 次，然后逐渐为每日 1 次。0.1% 阿达帕林（Adapalene，商品名达芙文），低刺激外用凝胶，1 次/d。

（2）皮损内注射糖皮质激素：炎性结节皮损内注射糖皮质激素（2.5 mg/mL）。在治疗较严重的结节型及囊肿型痤疮时较常用，可使皮损快速消退并减少瘢痕。常用的药物有醋酸曲安西龙（10 mg/mL）、乙酰乙酸曲安西龙（25 mg/mL）、倍他米松混悬液（6 mg/mL）。取 0.05～0.25 mL 的药液直接或用 1% 利多卡因稀释 1～4 倍后注射，注入结节、囊肿内，每周 1～2 次。

（3）过氧化苯甲酰：2.5%、5% 和 10% 的洗液、乳剂和胶状过氧化苯甲酰，最好从低浓度低刺激性逐步增至高浓度。

（4）硫化硒：2.5%溶液剂有杀灭真菌、寄生虫及抑菌作用，降低脂肪酸。

（5）抗生素：林可霉素及红霉素制剂最常使用，一般用1%林可霉素软膏、洗剂和溶液。1%盐酸克林霉素溶液或乳剂（特丽仙）对囊肿性痤疮疗效较好。

（6）壬二酸：对不同类型的痤疮均有效。其作用机制在于抑制痤疮丙酸杆菌、抗毛囊皮脂腺腺管角化。

（7）硫黄、水杨酸类：复方硫黄洗剂、5%硫黄霜、1%～2%水杨酸酊或2%氯霉素水杨酸酊，有角质溶解和角质剥脱作用。

（8）清洁剂：频繁使用普通肥皂、硫黄肥皂、药物肥皂及清洁剂，能清除痤疮皮肤表面的油脂，但易产生皮肤红斑及脱皮。亦可用倒膜面膜疗法先清洁皮肤。

4. 物理疗法

（1）冷冻治疗：冷冻治疗可引起皮肤红斑及脱皮。

（2）紫外线照射：日光紫外线或人工紫外线，光照强度及时间应以皮肤产生中度的红斑及脱屑为限度。

（3）光疗：联合应用蓝光（415 nm）和红光（660 nm）照射，可杀灭痤疮杆菌及减轻炎症反应。炎性皮损可用光动力疗法、二极管激光等。

5. 外科治疗

（1）粉刺的治疗：粉刺挤压术、电灼术、化学剥脱。用特制的粉刺挤压器挤出，对多而小的粉刺可采用各种方法进行轻度剥脱，如冷冻、羟基乙酸。切开引流脓疱和囊肿有助于这些损害的消退。

（2）瘢痕治疗：细心选择病例，防止治疗后并发症。化学剥脱、消磨术、瘢痕切除术、激光换肤、填充剂。

（3）胶原注射：可纠正皮肤缺陷和恢复软组织的外形。

（六）循证治疗选择

局部使用过氧化苯甲酰[FDA]，外用阿达帕林[FDA]，外用壬二醇[FDA]，局部使用抗生素[A]，局部使用维A酸[FDA]，外用红霉素[FDA]，磺胺醋酰钠[FDA]，他扎罗汀[FDA]，口服抗生素[A]，土霉素、米诺环素、多西环素、甲氧苄啶[B]，四环素[FDA]，联合使用抗雄激素、雌激素口服避孕药[A]，螺内酯[B]，大剂量系统性抗生素使用[B]，系统使用异维A酸[B]，粉刺电铬术、冷冻疗法及瘢痕疙瘩内皮质激素注射、激光磨削术、化学腐蚀法[B]。

（七）病程与预后

积极认真治疗，预后良好。该病愈后可在局部留有色素沉着和浅表性瘢痕，但预后良好。留有骨病变后遗症者罕见。患者痤疮皮损最常在其20多岁时自愈，但也可以持续到30岁或更年期。痤疮的后遗症是形成瘢痕。

## 二、聚合性痤疮

聚合性痤疮（Acne conglobata），是痤疮中较重的类型，有黑头粉刺、丘疹、脓疱、结节、脓肿及囊肿。脓肿间以窦道相连，常遗留凹陷性瘢痕及瘢痕疙瘩。

（一）临床表现

1. 皮肤损害

皮肤损害是许多多头粉刺（多为双头或三头粉刺）通过内部窦道相连的大脓肿，内含黏稠液体的囊肿以及群集的炎症结节。化脓是聚合性痤疮的特征，这些囊肿被认为是化脓性汗腺炎。

2. 发病特征

病程进展期有不适、发热、多关节痛。化脓性汗腺炎与头皮层间蜂窝织炎可见于聚合性痤疮，三者合称毛囊闭塞三联征。

（二）治疗

治疗方式参照寻常性痤疮。除了最早期损害以外，所有的损害都可选用异维A酸治疗，剂量为1～2

mg/（kg·d），连用5个月，若损害不消退，可在停药2个月后再进行第2个疗程。

### （三）预后

当囊肿破溃后流出恶臭的脓液，并形成瘘管。病程顽固，常持续多年。聚合性痤疮愈合后可留下明显的瘢痕，影响患者的心态。聚合性痤疮患者发生鳞状细胞癌概率增高。

## 三、暴发性痤疮

暴发性痤疮（aene fulminans，AF）是一种罕见的极严重的囊肿性痤疮，是一种具有轻度痤疮数月或数年的患者突发的重度痤疮，特点是有溃疡、发热、多关节痛。

### （一）病因与发病机制

本病病因不清，血液细菌学培养阴性。皮损处的细菌培养，以痤疮丙酸杆菌和表皮葡萄球菌生长为多见。根据AF患者对抗生素治疗疗效不佳，而糖皮质激素可获显著疗效，认为本病可能是患者对痤疮丙酸杆菌的Ⅲ型或Ⅳ型变态反应。已有报道患者可出现补体降低，γ-球蛋白增高、免疫复合物增多等免疫指标的异常。

### （二）临床表现

1. 皮损形态

有明显炎症性的结节和斑块，并迅速出现化脓性变性，导致高低不平的溃疡。皮损呈痤疮样、多发日、集簇成片。多为毛囊性炎症性丘疹、脓疱，有剧烈的炎症反应，局部疼痛明显，易形成糜烂、溃疡，愈后易有浅表瘢痕。

2. 发病特征

发病突然，皮损以胸背部为主，亦可出现于面颊部。发病中常伴有发热，体温可高达39℃以上。外周白细胞增多。Karvonen统计的24例AF患者中有22例（92%）体温超过38℃；关节痛（100%），通常为多关节性；患者往往有倦怠，食欲缺乏，肌肉疼痛及头痛等全身症状。

3. 并发症

尚见AF伴有体重减轻、关节炎、骨髓炎、肝脾大、贫血、结节性红斑、强直性脊柱炎、炎症性肌病、坏疽性脓皮病及巩膜炎的报道。

### （三）诊断

1. 诊断线索

诊断线索包括以下方面：①易发生痤疮的少年和年轻男性。②突然出现有融合倾向的痤疮样脓疱，主要分布于躯干和面部。③丘疹脓疱性皮损易形成糜烂、溃疡，愈后留有浅表瘢痕。④常伴有发热及关节痛等全身症状。⑤对抗生素疗效不佳。⑥糖皮质激素治疗有显著疗效。⑦往往有白细胞增多和红细胞沉降率加快。

2. 诊断标准

Karvonen总结24例AF患者依据的标准如下。

（1）严重溃疡性结节囊肿性痤疮，急性发病。

（2）关节痛，严重的肌肉疼痛或两者兼有，至少1周。

（3）发热38℃以上，至少1周。

（4）白细胞总数 > $10 \times 10^9$/L 或红细胞沉降率 ≥ 50 mm/h 或 C 反应蛋白 ≥ 50 mL/L。

（5）疼痛部位的骨X线摄片发现骨溶解性损害或骨扫描发现摄入量增加。

确认有（1）和（2），加上（3）、（4）、（5）中的任意2条，可确诊为AF。

### （四）鉴别诊断

应与集簇性痤疮和坏死性痤疮相鉴别。集簇性痤疮的皮损亦好发躯干和面部，但发病年龄偏大，病程往往呈慢性和进行性，皮损以囊肿和结节为主，通常无自觉症状和全身症状，对抗生素治疗的反应较AF为好。坏死性痤疮的初发皮损为与毛囊一致的红色丘疹，此后中央坏死，愈后留有痘疮样瘢痕，皮损通常无压痛且不伴有全身性症状。

## （五）治疗

**1. 系统治疗**

泼尼松口服 40～60 mg/d 对本病有效。建议在最初的剧烈炎性反应缓解后，再加用异维 A 酸治疗，剂量 0.5～1 mg/（kg·d）。但也有学者认为异维 A 酸可加重本病。目前倾向于糖皮质激素、异维 A 酸、抗生素、非甾体抗炎药联合应用，糖皮质激素可与异维 A 酸或硫唑嘌呤或抗生素合用。预防感染，抗生素可选用大环内酯类，如红霉素、阿奇霉素。大囊肿可切开，排出其内容物。皮损内注射糖皮质激素能帮助损害消退。据报道，氨苯砜治疗有效，但只有在中毒剂量下（每次 100 mg，3～4 次/d）才有效。因此，维 A 酸治疗是可选方法之一。

**2. 局部治疗**

外科清创，预防或消除存在的感染，可用抗生素液、15% 壬二酸、2% 间苯二酚、2% 莫匹罗星软膏、糖皮质激素外涂或皮损内注射。

## （六）预后

积极认真治疗。该病愈后可在局部留有色素沉着和浅表性瘢痕，但预后良好。留有骨病变后遗症者罕见。

## 四、高雄激素痤疮

高雄激素痤疮，是多囊卵巢综合征（polycystic ovary syndrome，PCOS）临床表现的一个组成部分，PCOS 时雄激素过多和持续无排卵是基于卵巢、肾上腺、垂体、下丘脑及周围脂肪的内分泌活动异常。

### （一）病因与发病机制

其致病机制可能由于同时存在于卵巢和肾上腺中作为雄激素形成酶的细胞色素的功能失调。目前认为，PCOS 病因可能与高胰岛素血症和胰岛素抵抗有关。可引起卵巢分泌雄激素，阻碍正常卵泡发育。严重的胰岛素抵抗患者有时发生雄激素过多、胰岛素抵抗和黑棘皮症综合征，对一般常规治疗无效，病程持续至 30～40 岁。

高雄激素痤疮致病机制如图 14-7 所示。

### （二）临床表现

**1. 高雄激素症**

（1）多毛：在雄激素敏感的皮肤区域毛发过度生长，如下巴、上唇、鬓角、胸骨、乳周、脐部、骶骨区、耻骨区、大腿根部。亚洲女性的多毛表现相对少见。

（2）痤疮和皮脂过多：严重的囊肿性痤疮或持续性痤疮，面部皮脂分泌过多，皮肤粗糙，毛孔大，有白头、黑头粉刺，以炎症丘疹为主，伴有结节、囊肿、破溃，有溢脓，并形成瘢痕，雄激素脱发。鼻唇沟及鼻翼两侧持续性潮红。

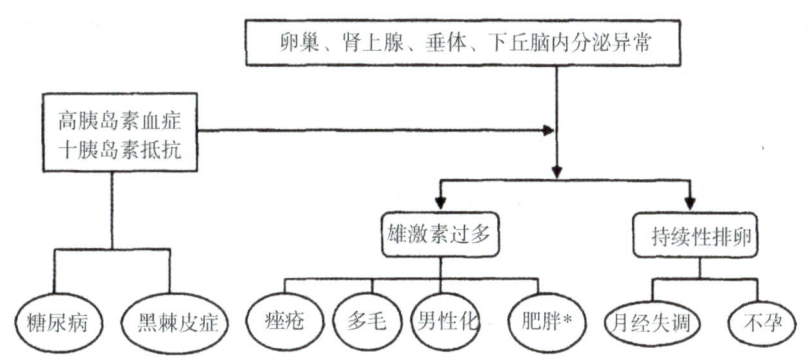

*肥胖是由于雄激素过多和未结合睾酮比例增加引起，亦与雌激素长期刺激有关

**图 14-7　高雄激素痤疮（多囊卵巢综合征）致病机制**

（3）其他：轻度男性化，罕见男性型秃顶。

2. 排卵障碍

无排卵或稀发排卵的临床表现为月经紊乱，如原发性或继发性闭经（月经来潮后连续6个月以上不来月经）、月经稀发、功血或不孕、乳房发育不良。

3. 其他可能存在的体征

（1）肥胖/糖尿病：35%~80%的患者有肥胖。胰岛素抵抗和代偿性高胰岛素血症与肥胖有关。20%葡萄糖不耐受或明显糖尿病。

（2）黑棘皮症：见于皮肤皱褶处。常在阴唇、颈背部、腋下、乳房下和腹股沟等处皮肤出现灰褐色色素沉着，呈对称性，皮肤增厚、轻抚软如天鹅绒。

4. 实验室和辅助检查

雄激素升高，包括睾酮、雄烯二酮升高。由于性激素结合蛋白（SH-BG）降低使游离态雄激素升高。患者对雄激素的敏感性增加。

（1）血孕酮测定：用于确定无排卵或稀发排卵。

（2）B超：多囊卵巢的超声学图像。

（三）诊断

患者有不孕、肥胖、多毛、月经紊乱等提示多囊卵巢综合征的症状，有上述高雄激素症和长期排卵异常的临床表现（包括测量基础体温确认）。以上实验室检查3条中具备2条，并除外其他雄激素增高的疾病即可确诊。

（四）鉴别诊断

应进行实验室检查排除迟发性、先天性肾上腺皮质增生，甲状腺疾病，库欣综合征，高泌乳素血症。泌乳素、睾酮、脱氢表雄酮硫酸盐（DHEA-S）、促肾上腺皮质激素刺激的17α-羟孕酮水平正常，可排除上述疾病。

（五）治疗

1. 治疗原则

治疗针对雄激素过多和持续无排卵，根据患者最关心的问题，以及是否要求妊娠而制订治疗方案。抗雄激素药物治疗，或做一侧卵巢楔形切除。根据临床表现及寻常性痤疮的分级选择治疗方案。

2. 治疗措施

（1）一般治疗：肥胖者减轻体重，脂肪堆积过多会加剧高胰岛素和高雄激素的程度，也是导致无排卵的重要因素之一。

（2）抗雄激素治疗。①口服避孕药：避孕药中雌激素成分使性激素结合球蛋白浓度增加，结果游离睾酮减少。孕激素成分通过抑制LH而减少卵巢产生雄激素。②醋酸环丙孕酮：具较强的抗雄激素作用。目前多用达英-35（Diane-35），每片含醋酸环丙孕酮2 mg、炔雌醇（EE）0.035 mg，作周期疗法，即月经第一天起，口服每日1片，连续21天，停药7天后重复用药，共3~6个月。可对抗雄激素过多症状。③螺内酯：抗雄激素剂量为50~200 mg/d，尚具有抑制卵巢和肾上腺生物合成雄激素，治疗多毛需要用药6~9个月。④非那雄胺：5 mg，1次/d，可能出现乳房触痛和肿大，过敏反应，禁用于孕妇或准备妊娠者。⑤促性腺激素释放激素激动药：可用曲普瑞林（Triptorelin）3.75 mg，每个周期的第2天肌内注射，每28日1次，共6个月。⑥糖皮质激素：适用于本病雄激素过多为肾上腺来源或混合性来源者。常用地塞米松0.25 mg/d 口服，即可有效抑制脱氢表雄酮硫酸盐浓度。

（3）不孕症：妇科专科诊治。

（4）多毛症的治疗：如轻度多毛而且局限，可采用剃毛、激光、电针或脱毛剂治疗。多毛症严重时，在抑制雄激素药物起效前可采用非药物方法：①治疗相关的代谢病症（胰岛素抵抗和糖耐量低减），如二甲双胍（胰岛素增敏药）、噻唑烷二酮类（胰岛增敏药）。②治疗相关的内分泌紊乱（高泌乳素血症），如溴隐亭。

（5）手术治疗：适用于血睾酮高、双侧卵巢增大，经促排卵治疗6周仍不奏效者，可行腹腔镜电凝、激光术，卵巢楔形切除术。

### （六）预后

随着妇科治疗，多囊卵巢综合征、高雄激素得到控制，痤疮症状自然好转。

## 五、青春前期痤疮

随着在青春期特征出现前出现的青春期痤疮的发生增多，使人们认识到此现象应与青春期发育的实际相联系考虑而非年龄，显而易见遗传因素有其重要地位。

青春期发育有两部分，与肾上腺功能成熟相关的初期内分泌改变，以及由下丘脑、垂体轴所致的睾丸、卵巢成熟引起的真性青春期发育。

肾上腺功能成熟初期可见脱氢异雄酮（DHEA）及硫酸脱氢异雄酮（DHEAS）水平升高，女性多始于6～7岁，男性多始于7～8岁，伴随在青春发育中期DHEA及DHEAS增高。此外，过多的雄激素可由肾上腺雄激素增多症，先天性肾上腺增生症，及Cushing综合征，21-羟化酶缺乏症所致，少见DHEA及DHEAS升高是雄激素产生性肿瘤所致。

### （一）临床表现

**1. 青春成熟过早**

痤疮可为青春期成熟的征象，常伴尿、皮脂雄激素分泌增多，在长期的对青少年研究中发现，痤疮的流行与严重性同过早的青春期成熟有关。类似于青少年早期的女性研究发现，痤疮可为青春期成熟的第一标志。

Stewast等在一项长期的对痤疮及激素相关性研究中发现，女性患本病者在统计学上呈现显著的月经初潮提前（12.2岁），而患轻中度者则较晚（12.4及12.7岁）。有时在月经初潮前3年便可出现这一现象。

**2. DHEAS水平增高**

明显的DHEAS水平与青春期女性粉刺及炎性痤疮呈正相关，通常皮损见于前额中部、鼻及下颌。这一人群在早期即呈现高水平的DHEAS。DHEAS，皮脂腺分泌物及激素睾酮间的对应关系在严重粉刺性痤疮患者呈正相关。

**3. 皮损特点**

Lucky等的研究发现，最常见的痤疮为粉刺性，女童患严重痤疮者10岁前有较多粉刺及炎性皮损，在月经初潮前2.5年即可见。患严重痤疮且伴高水平皮脂DHEAS以及高水平总的及游离睾酮者月经初潮较患轻中度者早。早出现的粉刺性痤疮，DHEAS、游离及总睾酮水平对预示粉刺性痤疮严重与否及疾病长短有一定意义。

### （二）治疗

对此阶段的治疗中，外用维A酸、过氧化苯甲酰，抗生素可用于轻中度粉刺性及炎性痤疮，在严重者尤其是可能严重瘢痕者，口服抗生素及异维A酸常为必要的措施。抵抗性、持续性及不适当年龄出现的痤疮常需考虑激素水平并给予适当治疗。肾上腺疾病可能需口服低剂量皮质激素。螺内酯在本病中也可考虑适当应用。

### （三）预后

无内分泌异常，即无肾上腺雄激素增多等症者，治疗反应及预后良好。

## 六、脂溢性皮炎

脂溢性皮炎（Seborrheic dermatitis）是发生在皮脂溢出基础上的一种慢性炎症性皮肤病，可能与表面和毛囊部马拉色菌大量生长和精神因素、饮食、维生素$B_6$缺乏有关。表现为暗红色或黄红色斑片上覆有油腻性鳞屑或痂皮，常发生于皮脂腺丰富区。

### （一）病因与发病机制

**1. 特应性**

婴儿脂溢性皮炎与特应性皮炎有关，或是特应性皮炎的一种表现。

**2. 马拉色菌**

成人脂溢性皮炎与马拉色菌、皮脂及皮脂溢出有关。本病患者曾发现对马拉色菌的高滴度抗体，此菌能激活补体替代途径，也能释放脂肪酸，引起皮肤炎症。

3. 免疫抑制

免疫抑制者及 HIV 感染者的发病较高，严重顽固的脂溢性皮炎可能是 HIV 感染的线索。

4. 其他

棒状痤疮杆菌等也能分解出游离脂肪酸，加重皮炎。帕金森病、某些物质（锌、烟酸、维生素 $B_6$）缺乏可发生本病。

（二）临床表现

1. 青少年和成人脂溢性皮炎

青少年和成人脂溢性皮炎为经典型脂溢性皮炎。

（1）头部损害：轻型者，为轻度潮红斑片，上覆灰白色糠状鳞屑，伴轻度瘙痒，皮疹扩展，可见油腻性鳞屑性地图状斑片，严重者伴有渗出、厚痂、有臭味，可侵犯整个头部，眼眉亦可发生类似损害。

（2）面部损害：多见于鼻翼、鼻唇沟和眉弓，有淡红色斑，覆以油腻性黄色鳞屑，常有满面油光。

（3）皱襞部损害：皮疹多见于腋窝、乳房下等，为境界清楚的红斑，屑少，湿润，常伴糜烂、渗出，耳后皱褶有结痂、皲裂。

（4）躯干部损害：常见于上胸部、肩胛部，为圆形或椭圆形或不整形黄红色或淡红色斑，有的形成环状、多环状损害。严重者，皮疹泛发全身，呈弥漫性潮红，脱屑显著，为脂溢性红皮病。

2. 婴儿脂溢性皮炎

常于出生后 1 ~ 3 个月发病，前头顶或整个头皮可覆满厚薄不等的油腻性灰黄色或黄褐色痂屑，可累及眉区、鼻唇沟、耳后等处，微痒。一般在 3 ~ 4 周痊愈，若持续不愈，常并发感染或异位性皮炎。

3. AIDS 型脂溢性皮炎

脂溢性皮炎是 AIDS 最常见的皮肤表现之一，皮肤症状常在 AIDS 症状出现之前发生，表现严重，且与 AIDS 严重程度有关。

4. 好发部位

本病好发于多脂、多毛、多汗的部位，往往开始时局限于头皮（图 14-8），后逐渐向下发展至眉、鼻旁沟、耳后、上胸背、腋窝、脐部、外阴、肛门等处，由于皮脂腺开口于毛囊，皮疹初起为毛囊口周红色小丘疹，渐发展融合成黄红色斑片，上覆有油腻性鳞屑或痂皮。

（三）诊断与鉴别诊断

根据好发于头皮、颜面等皮脂溢出区，红斑上有油腻性鳞屑，对称分布，病程慢性，反复发作等，诊断不难。

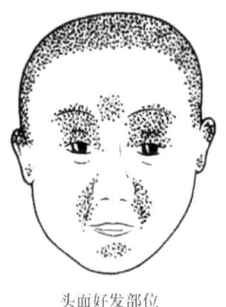

头面好发部位

**图 14-8 脂溢性皮炎**

（四）鉴别诊断

应与下列疾病鉴别。

（1）婴儿脂溢性皮炎：尿布皮炎、婴儿银屑病、异位性皮炎、组织细胞增生症、多发性羧化酶缺乏症、免疫缺陷病。

（2）成人脂溢性皮炎：银屑病、口周皮炎、玫瑰糠疹、花斑癣。

（3）其他：应与面癣、皮肤型狼疮、酒渣鼻、落叶型天疱疮鉴别。

## （五）治疗

（1）系统治疗，应用维生素 $B_6$、维生素 B 或复合维生素 B。酌情补充锌、烟酸。

（2）瘙痒者用抗组胺药物。炎症明显者可用抗生素（如四环素或红霉素口服）。

（3）顽固性病例选用酮康唑（200 mg/d，连用 14 天）或伊曲康唑（100 mg/d，连用 21 天），严重者短期试用糖皮质激素，泼尼松（30 mg/d）、异维 A 酸（1 mg/kg）非常有效，亦可选用 UVB。

（4）基础疾病治疗，如帕金森病、糖尿病、面部单侧神经损害、HIV 感染。

（5）局部治疗：①头部皮损可用含煤焦油或硫化硒的洗发剂、2% 酮康唑洗发剂、5% 硫黄霜与糖皮质激素霜混合应用。有糜烂渗出者，可用 3% 硼酸液或 1∶5 000 高锰酸钾液湿敷。②婴儿头皮结痂可用植物油、抗生素软膏外用，使之软化脱落。③外用 3% 克霉唑霜、2% 咪康唑霜、联苯苄唑霜等。④1% 氢化可的松霜 2～3 次/d，面部不用氟化糖皮质激素，因可引起毛细血管扩张、皮肤萎缩及口周皮炎。1% 吡美莫司乳膏、0.03% 他克莫司乳膏有效。

## （六）循证治疗选择

局部使用酮康唑[A]，局部使用氢化可的松[A]，琥珀酸锂[A]，硝酸咪康唑[C]，卡泊三醇[B]，甲硝唑[B]，外用他克莫司[D]，外用吡美莫司[D]，硫化硒[C]，光疗法[E]，过氧化苯甲酰[B]，1, 2-丙二醇[B]，吡硫翁锌，磺胺醋酰钠[FDA]，口服伊曲康唑[B]，糖皮质激素口服与外用[FDA]。

## （七）预后

婴儿脂溢性皮炎一般为自限性。由于病因不明，成人脂溢性皮炎可持续较长时间。

## 七、酒渣鼻

酒渣鼻（Rosacea）又名玫瑰痤疮，是发生于面部中央和鼻部的慢性皮肤病。面部中央出现弥漫性红斑、毛细血管扩张、丘疹和脓疱为其特征，晚期形成鼻赘。

### （一）病因与发病机制

病因与饮食及胃肠道疾病、过热食物和饮料、辛辣食物或饮酒、环境因素（热、冷）、日光、上消化道幽门螺杆菌感染、蠕形螨感染、体质及免疫因素有关。可能是各种因素的作用使患部血管舒缩神经失调，毛细血管长期扩张所致。

目前的研究集中于细胞因子和其他炎症介质的作用，酒渣鼻患者在受到心理和物理因素的刺激时，比对照人群有更强烈和更频繁的"潮红反应"，这可能是潜在的血管疾病引起的。皮损区的血流量是正常的 3～4 倍。

### （二）临床表现

40～60 岁年龄组多见；女性较多，男女比例为 1∶3，但发生鼻赘者基本上为男性；淡肤色人种易于发病。皮损位于面部中央，即鼻、颊、颏和眉间，常为双侧性，偶为单侧或局灶性；耳后、颈、胸部 V 形区、背、头皮发病者罕见。本病系一种慢性病程，症状可加重或减轻，但一般不会自行消退。

Plewig 将酒渣鼻分类如表 14-3 所示。

**表 14-3　酒渣鼻的分类和主要特征**

| 酒渣鼻的分期 |
| --- |
| 发作性红斑（酒渣鼻素质）：面部中央发作性红斑 |
| Ⅰ期：持久性中度红斑伴散在的毛细血管扩张 |
| Ⅱ期：持久性红斑，大量毛细血管扩张，丘疹和脓疱 |
| Ⅲ期：持久性深色红斑，密集的毛细血管扩张使血管呈小树枝状（特别是鼻部）、丘疹、脓疱、结节、大小不等的斑块样水肿 |
| 酒渣鼻的变形 |
| 持久性酒渣鼻性水肿，狼疮样或肉芽肿性酒渣鼻，类固醇性酒渣鼻，革兰阴性菌性酒渣鼻，聚合性酒渣鼻，暴发性酒渣鼻（面部脓皮病） |
| 酒渣鼻肿块 |
| 鼻赘，颌赘，颏赘，耳赘，睑赘 |

酒渣鼻的临床表现变化很大，而临床较为常见的有4个亚型。

1. 红斑毛细血管扩张型（红斑型）

红斑可以持续数小时至数天，不伴有瘙痒，但有些患者主诉有剧烈疼痛。继而发生持久性红斑和毛细血管扩张（图14-9）。毛细血管扩张，粗细不一，出现在颊部、鼻唇沟和鼻部。

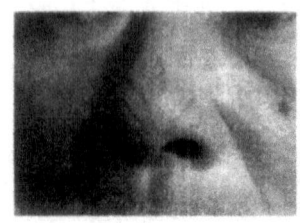

红斑期

图14-9 酒渣鼻

2. 丘疹脓疱型

在前额、颧部、鼻和下颌出现多个丘疹和脓疱（不常见）。不伴有疼痛也不形成瘢痕。许多具有血管表现的酒渣鼻患者并不产生丘疹或脓疱，反之亦然。极个别的情况下，丘疹慢性化，发展成棕黄色的肉芽肿性酒渣鼻（Levan-dowsky酒渣鼻样结核疹、狼疮样粟粒疹）。血管性改变在女性中更常见一些。

3. 肥大型酒渣鼻（鼻赘）

男性中"赘样"改变可以发生在前额、颧部、鼻和颏，最严重时形成鼻赘（图14-10）。这种鼻部的毁容性增大是由持久的淋巴水肿和皮脂腺及其周围结缔组织增生导致的。毛囊变明显并经常有凝结的物质栓塞。

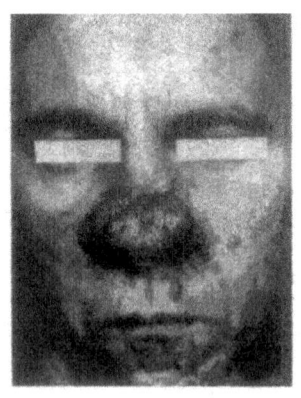

图14-10 鼻赘

4. 眼玫瑰痤疮

其中约20%的患者在皮肤损害出现之前有过眼部症状。表现有干燥感，水肿，常见轻度溃疡性结膜炎、异物感、灼热感、磨砂感、流泪、疼痛。表现有结膜充血（86%）、眼睑毛细血管扩张（63%）、眼睑炎（47%）、角膜浅表斑点（41%）、睑板腺囊肿（霰粒肿）（22%）、角膜血管形成和浸润（16%）、角膜的毛细血管形成和变薄（10%）。多西环素，10 mg/d，可以改善眼部疾病并提高眼泪生成时间。

（三）组织病理

毛囊和毛细血管扩张，周围淋巴细胞炎性浸润，偶见"结核样肉芽肿"，晚期结核组织增生，皮脂腺增生。

（四）诊断与鉴别诊断

1. 诊断依据

（1）主要症状：皮肤发红、持续性红斑、丘疹和脓疱、毛细血管扩张。

（2）次要症状：刺痛及灼热感、斑块、皮肤干燥、水肿、眼部症状、累及面部以外的其他部位皮肤、皮肤增厚。

（3）诊断标准：存在一种或以上的主要症状，并同时存在一种或以上的次要症状即可诊断。

2. 鉴别诊断

本病好发于中年人，损害在鼻部及面部中央，具有各期典型症状，慢性经过，诊断不难。应与下列疾病相鉴别。

（1）寻常痤疮：好发于青春期男女。皮损多在面部外侧缘，躯干上部亦可受累。有黑头粉刺，鼻部常不受侵犯。

（2）口周皮炎：好发于20～35岁妇女。可有长期用含氟皮质激素或含氟牙膏史。损害对称分布于鼻唇沟、唇周及颊部等处，鼻部不受累。

（五）治疗

1. 系统治疗

避光防晒，美容遮盖，减少和避免饮酒和热饮料，纠正胃肠功能障碍。

（1）四环素，每次0.25 g，3～4次/d，连服2周后改为0.5 g/d，共服1～3个月；米诺环素或多西环素0.1 g，2次/d。

（2）氯喹，每次0.25 g，2次/d，连服2周后改为0.25 g/d，或选用羟氯喹。

（3）甲硝唑，每次0.2 g，3次/d，连服2周后减为2次/d，可服1～3个月。对各型酒渣鼻有效。

（4）异维A酸对抗生素治疗无效的酒渣鼻及其变种有效。对油性、毛孔扩大的皮肤及皮脂腺增生有效。治疗方案：低剂量0.1～0.5 mg/(kg·d)对大多数有效，偶有需要1 mg/(kg·d)。

（5）根治幽门螺杆菌：奥美拉唑、克拉霉素、阿莫西林三联疗法。

（6）对于暴发性酒渣鼻，治疗需口服泼尼松每日1.0 mg/kg，1周后加服异维A酸每日0.2～0.5 mg/kg，2～3周减少激素用量。

（7）雌激素或可乐定（Clonidine）对绝经期妇女有效，减少绝经期潮红。

（8）纳洛酮（Naloxone）。推测阿片肽可能介导潮红（特别是乙醇诱导者），试用纳洛酮口服治疗取得了明显效果。

2. 局部治疗

（1）分级阶梯治疗：Dr.Bikowski根据不同情况制订了四线用药选择法。①一线治疗：外用药包括0.75%甲硝唑凝胶或15%壬二酸凝胶，两者疗效基本相当，选择的标准主要看患者以前是否用过类似的药物，如果使用过就选择另一种或联合用药。②二、三线治疗：外用药为磺胺醋酸钠－硫黄洗剂、10%乙酰磺胺和5%硫黄软膏，均可以联用1%甲硝唑凝胶，但不同类别药物的不同基质可能使患者感到不适。③四线治疗：外用药包括阿片碱软膏和吡美莫司乳膏，使用吡美莫司乳膏因为其基质比软膏更易接受，但阿片碱软膏的疗效似乎更高，有时需要在两者之间选择一种平衡。

上述外用药物均可以联合使用，也可与系统用药配合使用，Dr.Bikowski推荐使用一线外用药与其他药物联合使用，包括皮肤清洁剂。

（2）物理治疗：冷冻、激光治疗，对丘疹期有效，可消除炎症。

（3）毛细血管扩张明显者，可用外科方格划切术治疗。

（4）鼻赘期治疗：可用浅层X射线治疗、射频电刀术、电切除、磨削术或用外科手术治疗，术前术后可用异维A酸缩小增生组织。

（六）循证治疗选择

口服四环素[A]，口服红霉素[C]，局部壬二酸外用[A]，局部红霉素外用[C]，局部克林霉素外用[C]，口服甲硝唑[A]，局部过氧化苯甲酰外用[A]，氨苄西林[A]，系统异维A酸应用[B]，局部维A酸外用[D]，局部硫黄外用[C]，局部糖皮质激素[D]，局部酮康唑外用[D]，系统酮康唑应用[D]，局部联苯苄唑外用（Bifonazole）[D]，昂丹司琼（Ondanse-tron）[E]，螺内酯[D]，根治毛囊蠕形螨[D]，根治幽门螺杆菌[D]，遮光剂[E]。

（七）预后

本病治疗困难，治愈常不可能。病因为多种因素，难以短期治愈。鼻赘期常规治疗无效。

## 八、鼻红粒病

鼻红粒病（Granulosis rubra nasi）可能与遗传有关，是发生于儿童的少见的家族性疾病。皮损见于鼻、面颊及颏部，为局限性红斑，持续多汗，以及粒状深红色小丘疹，有认为是血管舒缩神经功能障碍所致局限性多汗症。

### （一）临床表现

本病多见于儿童，常在1～5岁发病。皮损始于鼻尖部，呈弥漫性潮红伴局部多汗，冬天亦有滴汗不止。以后逐渐蔓延至两颊部及额部，并发生针尖大至帽针头大、圆形、红色或暗红色、顶部尖锐之小丘疹，孤立、密集而不融合，玻片压之可消失，偶见水疱和小囊性损害，一般无自觉症状。

### （二）组织病理

组织学改变为真皮内血管扩张，汗管周围有炎性细胞浸润。

### （三）诊断与鉴别诊断

本病好发于1～5岁的儿童的鼻部，典型的皮损伴局部多汗，易于诊断。应与酒渣鼻、鼻疖等病鉴别。

### （四）治疗

一般无须治疗，可外用收敛剂或止汗剂，也可试用液氮冷冻治疗。

### （五）预后

本病到青春期能自愈，不留痕迹，亦有长期不消退者。

# 参考文献

[1] 魏保生,刘颖主编. 皮肤瘙痒[M]. 北京:中国医药科技出版社,2016.
[2] 欧阳卫权. 皮肤病中医外治特色疗法精选[M]. 广州:广东科技出版社,2015.
[3] 孙乐栋,于磊. 儿童皮肤病学[M]. 辽宁:辽宁科学技术出版社,2016.
[4] 徐正田. 皮肤性病学[M]. 北京:科学出版社,2016.
[5] 高东明,张莉. 皮肤、感觉器官与神经系统[M]. 北京:科学出版社,2016.
[6] 茅伟安. 小儿常见皮肤病诊疗手册[M]. 北京:金盾出版社,2015.
[7] 单士军. 皮肤性病病理诊断[M]. 北京:人民卫生出版社,2015.
[8] 李邻峰. 皮肤病安全用药手册[M]. 北京:科学出版社,2015.
[9] 张建中. 皮肤性病学[M]. 北京:人民卫生出版社,2015.
[10] 何黎. 皮肤性病学[M]. 南京:江苏科学技术出版社,2013.
[11] 吴志华. 皮肤科治疗学[M]. 北京:科学出版社,2013.
[12] 安国芝. 皮肤病诊疗与自我康复[M]. 北京:化学工业出版社,2015.
[13] 米文元,倪容之. 疑难皮肤病彩色图谱[M]. 北京:人民军医出版社,2015.
[14] 马振友,张建中,郑怀林. 中国皮肤科学史[M]. 北京:北京科学技术出版社,2015.
[15] 项蕾红,周展超. 皮肤美容激光治疗原理与技术[M]. 北京:人民卫生出版社,2014.
[16] 席建元. 皮肤性病科中西医诊疗套餐[M]. 北京:人民军医出版社,2013.
[17] 李福秋,曲生明. 皮肤性病学[M]. 长春:吉林大学出版社,2013.
[18] 邓丹琪. 皮肤性病学[M]. 北京:人民卫生出版社,2013.
[19] 常建民. 色素减退性皮肤病[M]. 北京:人民军医出版社,2014.
[20] 周评. 新编临床皮肤性病诊疗学[M]. 陕西:西安交通大学出版社,2014.